100日レシピシリーズ

胃手術後の100日レシピ

退院後の食事プラン

[監修]青木照明／東京慈恵会医科大学客員教授・医学博士
[栄養指導・レシピ作成]加藤チイ／元実践女子大学准教授・管理栄養士
[料理作成]斉藤君江／女子栄養大学生涯学習講師・料理研究家

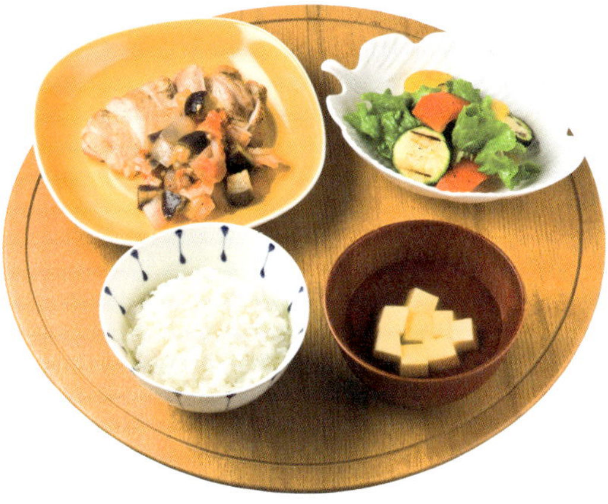

女子栄養大学出版部

100日レシピシリーズ

胃手術後の100日レシピ
～退院後の食事プラン～

Contents

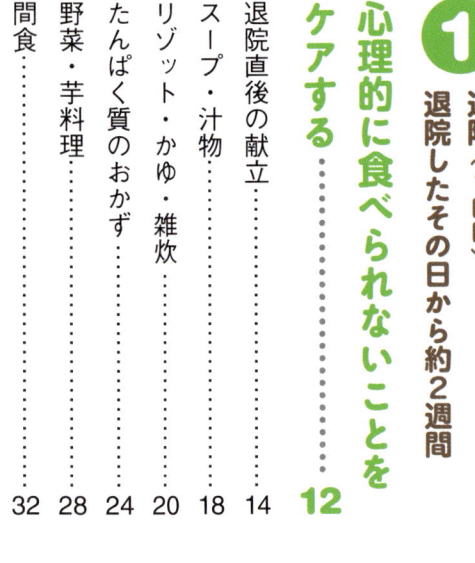

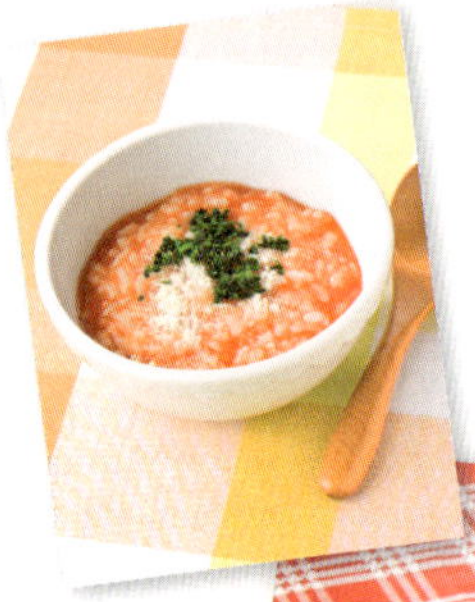

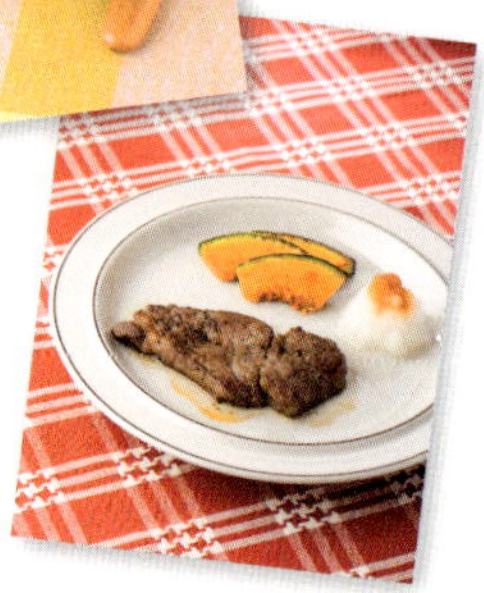

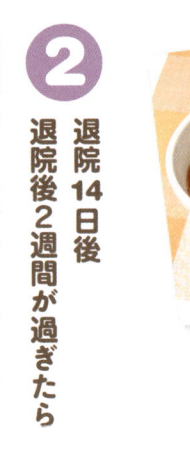

◎退院後の回復には個人差があるので、消化吸収や体調などに不安がある場合は、かならず医師の診察を受けてください（消化酵素薬が必要な場合があります）。

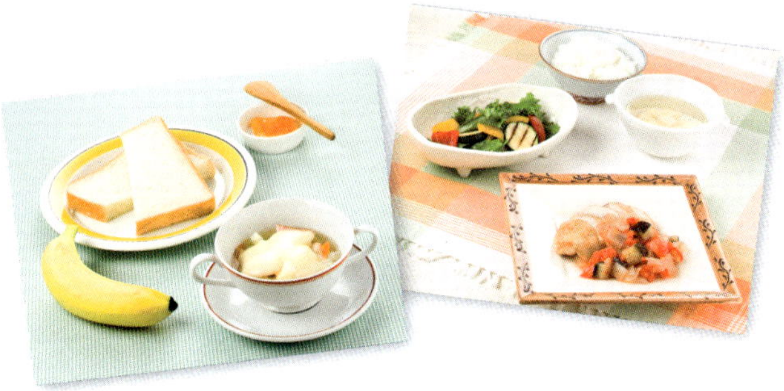

胃切除術後100日間の「食べ方リハビリ」

青木照明　東京慈恵会医科大学客員教授・医学博士

病気が治る一方で後遺症＝新しい病態に悩まされる

昔から「医食同源」という言葉があるように、食事は私たちの健康の礎となるものとしてとらえられてきました。しかし、近年の医学の進歩に伴い、ややもするとこの基本が忘れられ、手術や薬にだけ頼っていれば病気が治るかのように錯覚したり、逆に、科学的根拠がない、いわゆる健康食品やサプリメントなどに過大な期待をかけたりしがちです。

糖尿病、腎臓病、高血圧、肝臓病などは、病気の進行にも治療にも食事が影響することはよく知られています。しかし、消化や吸収に関係する消化器——中でも消化管（胃や食道）の切除術後に、原病であるがんや潰瘍《かいよう》が治ってもさまざまな後遺症が高い頻度で発生することについては、残念ながら医療側も長い間ないがしろにしてきた傾向があります。また患者さんも、病気を治すことに精いっぱいで、手術後に起こるかも知れない後遺症については想像もつかないというのも事実でしょう。

私は、胃手術後に起こる一連の後遺症を「新しい病態」ととらえています。私がかかわる患者会※では、胃を切除した人がいかに多くの後遺症に悩まされているかを、28年間5000人以上の調査などで明らかにしました。後遺症には、骨量や筋肉量が減少する「病的なやせ」、食事がうまく通らなかったり食道の働きに異常が起こったりして感じる「つかえ」、食べ物の内容や調理方法が適さなかったり、よく噛《か》まなかったことなどが原因で腸管が詰まってしまう「腸閉《へい》塞《そく》」、食べたものが未消化のまま腸に落下（ダンピング）するために起こる苦しい症状「ダンピング症候群」などがあげられました。

医学の進歩により、がんや潰瘍を治す技術は格段に向上しました。病気が治る人が増えた一方で、後遺症に悩まされる人の確率は以前よりも高くなっていると推定されるのです。

「食べ方リハビリ」とは？

胃手術後は胃酸や消化酵素の分泌が減るため、栄養素の消化や吸収が不充分になります。食事量がとれるようになっても消化・吸収されるエネルギー量は不足し、体重は減ってしまいます。手術時に肥満の人も、健康維持に必要な栄養素のバランスがよくとれないと「見かけ肥満の栄養失調」状態になりかねません。

それを防ぐには、手術時に一時的に腸瘻《ろう》（腸に穴をあけること）を造設し、退院後、必要な栄養素を就寝中に補給する「経腸経管栄養法」を、口からの食事の摂取と並行して行なう「食べ方リハビリ」をするとよいのですが、実際はそこまで行なわれていないのが現状です。

そのため、「よく噛《か》んで食べること」が重要になります。よく噛んで唾液という消化液をたくさん出すと、栄養素の体内への吸収が高まります。さらに、消化酵素薬を、かならず毎食時服用しましょう（医師の処方箋《せん》が必要です）。

胃を失うと、胃から分泌される「グレリン」という食欲刺激ホルモンが欠如するため、まったく食欲が出なくなる人もいます。食べられないときは無理をせず、市販の高エネルギー食品を利用する方法もあります。よく噛んで食べ、食べられない分のエネルギーを消化態栄養剤（処方薬）などで補うことも「食べ方リハビリ」の一つです。視覚、触覚（口当たり）、味覚による脳の食欲中枢刺激も意識して行ないましょう。

軽いジョギングやダンベル体操などを行ない、骨量の減少や筋肉の萎《い》縮を防ぐことも肝要です。胃手術後に、ある程度（平均3〜5kg）は体重が減っても、骨量や筋肉量は減らないようにしましょう。

体重減少は手術後100日のうちに起こりやすくなります。この時期に体重（骨量や筋肉量）を落とさずに乗りきりたいものです。

手術後100日間をいかに過ごすか

体重減少以外にも、胃手術後100日くらいまでに「つかえ」や「腸閉塞」を多くの患者さんが経験します。これは「食べ方リハビリ」の必要性を認識していなかったり、前述したように適切な食材を使って適切に調理していなかったりするケースが多いからと思われます。

本書は、「手術後に残った機能の回復の過程」と「失われてしまう機能」とを100日間の「食べ方リハビリ」を行なう中で見きわめ、後遺症（＝新しい病態発生）を防ぐのに役立つ内容になっています。手術後の機能の回復は個人で異なるので、体調を見ながら、本書で紹介する献立や単品料理、運動を毎日の生活にとり入れてみてください。定期的に検診を受け、医師または管理栄養士に相談することも重要です。

たいていの人は、100日あれば手術後の後遺症を起こさないような食生活が無意識にできるようになります。手術後100日間をいかに過ごすかがたいせつなのです。本書を活用していただければと願います。

※**胃を切った人　友の会　アルファ・クラブ**
「医師と患者の話し合い」「患者同士の助け合い」をモットーに昭和57年設立。個人会員約４３００名。
http://alpha-club.jp/

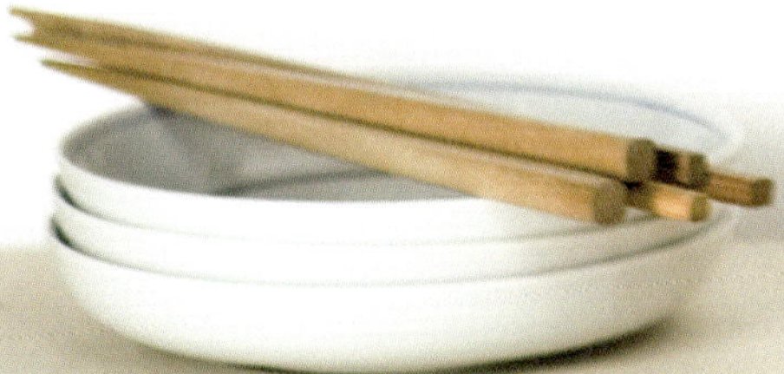

ゆっくり　焦らずに

エネルギー確保を学ぶ

退院（1日目）から100日までの「エネルギーの確保」をテーマに、
機能や体力の回復、メンタル面での回復に合わせた
「食事」と「生活」のポイントをアドバイスします。

入院

1

退院（1日目）

退院したその日から約2週間

●心理的に食べられないことをケアする

いざ退院となると、「なにをどのくらい食べたらいいのか」と本人も家族も不安に思うようです。また、胃を切除したことで、食欲そのものの欠如が起こることもあります。

この時期は、食べられなければ無理のない食事量でOK。焦らずに少しずつエネルギーを補給しましょう。

2

退院14日後

退院後2週間が過ぎたら

●機能的に食べられないことをケアする

胃を切除したあとの縫い合わせた傷もそろそろ癒《い》えてくるころです。精神的に食べられない時期も過ぎ、「普通に食べること」に少しずつ慣れてもきます。

この時期はダンピング症候群や食後の不快感などに注意しましょう。一日5、6回の分食にし、少量ずつゆっくりよく嚙《か》んで食べることがたいせつです。

3

退院30日後

退院後1か月が過ぎたら

●食べる量が増えてきたときの食事&生活

食べることに慣れ、1回の食事量も増えてくる時期です。食事量が増えるに従って注意することは、食べ物が原因の腸閉塞《へいそく》、下痢などです。

規則正しい生活と排便を心がけるなど、食事の内容と生活面に注意して、体調不良を起こさないようにしましょう。

◎退院後の回復には個人差があるので、消化吸収や体調などに不安がある場合は、かならず医師の診察を受けてください（消化酵素薬が必要な場合があります）。

④ 退院45日後

退院後1か月半が過ぎたら

栄養バランスを考えて、体の中から健康に

食べる量が増えてきたら、次は食べるものの「内容」に少し注目してみましょう。

カルシウム、ビタミンD、鉄、亜鉛、ビタミンB_{12}などは私たちの体に必要な栄養素です。これらはまた、胃手術後に不足しやすくもなります。さまざまな食品からこれらの栄養素をとりましょう。

⑤ 退院60日後

退院後2か月が過ぎたら

しっかり食べて吸収させる（体重減少に注意する）

食事の量や回数、内容などを覚えたら、「食べたものを体内にしっかり吸収させる」ことを考えましょう。

食事でエネルギーやたんぱく質をきちんととることが、骨量や筋肉量を減らさない第一歩です。

さらに、運動も行ないましょう。摂取した栄養は運動によって骨や筋肉になるからです。

⑥ 退院100日後

退院後約3か月半

手術後の食事や生活に慣れ、習慣がつく

この100日間に体調不良がなかったら、そのままの食事や生活を続けていきましょう。

今後も引き続き、さまざまな食べ物を少しずつ試して、自分に合った食べ物や食べ方を探していくようにしましょう。

100日間の食べ方のポイント9か条

加藤チイ
管理栄養士

ポイント1 よく嚙《か》むことがいちばんたいせつ！

手術した胃の働きを助けるために、よく嚙んで唾液を出し、口が胃の代わりをするようにしましょう。
唾液にはごはんや芋などの炭水化物を分解する酵素が含まれています。食べ物を口の中でよく嚙んで唾液と混ぜ合わせることで胃の代役をします。

ポイント2 食欲が湧《わ》くメニューに

胃手術後の状態は個人で異なるため、どんな食事がよいかもそれぞれ違います。医師から「なにを食べてもいいですよ」といわれ、実際になにを食べたらいいか困る人も多いと思います。
手術直後のようなやわらかな食事ばかりでは元気が出ない場合もあります。食欲が湧くメニューにし、よく嚙んで食べるようにしましょう。

ポイント3 くふうしだいで家族と同じ食事でOK！

食事量は胃手術前の6～8割にすることをおすすめします。また、食事は特別なものではなく、野菜は皮を除いたり葉先を使ったり、豆腐や魚のすり身、芋類などやわらかな食品を材料に加えるなどのくふうをすれば、家族と同じ食事でもよいのです。
食後に不快感がある人は、医師や管理栄養士に相談しましょう。

ポイント4 健康食よりもまず、食べたいものを

生活習慣病予防の観点から「うす味」「低脂肪」「食物繊維を多く」など健康食がすすめられています。これらの健康食は胃手術後の人には適していません。胃手術後は食事量が減るので、むしろ少し濃いめの味つけでしっかり食事をしたほうがいいでしょう。また、食物繊維を多く含む食品を食べることにより、おなかがはったり腸閉塞《へいそく》を起こしやすくなったりする、といったことも心配されます。健康食は手術後、体調が元に戻ってから考えましょう。

ポイント5 慣れないうちは腹五分目

あまり食欲がないときは「食べられる量」にとどめて、おなかがこなれたら少し間食をとる、あるいは次の食事で食べるようにしましょう。間食にはサンドイッチやクラッカー、小さい肉まん、クッキータイプのバランス栄養食品など食事に近いものもあります。
「栄養をとらなければ」と焦って無理に食べると、つかえ感や膨満感など不快感につながりかねません。1食1食をゆったりとした気持ちで食べましょう。

ポイント6 気が向かない料理は食べない

「前にこれを食べたらおなかがはった」「これはあまり食べたくない」と思いながら食べると調子をくずすことがあります。
たとえ体によいとされるものであっても、「いやだな」と思うものは無理に食べなくていいでしょう。むしろ手術後の胃をいたわるために、心理的ストレスは避けるようにしましょう。

ポイント7 がんばりすぎない

体調に合った食事を家庭で準備することは理想ですが、手作りにこだわらなくてもいいのです。家事や仕事への復帰、病院への通院など、退院後にやることは少なくありません。食事はがんばりすぎないようにしましょう。胃手術後は、やわらかくて栄養バランスがよい食事であればいいので、レトルトタイプの中華調味料、シチューのルー、冷凍食品のシューマイや肉まん、インスタントスープ、缶詰めなどを活用してもいいでしょう。

ポイント8 楽しく食べる

見ための美しさやおいしそうなにおいは唾液の分泌を促します。楽しく食べることで食後の不快感も起こりにくくなります。楽しい雰囲気で食事をしましょう。

ポイント9 心配なときは専門家に相談

思うように食事がとれない、会食があるのだがどうしたらよいか、これまで栄養にあまり関心がなかった、など食事が心配なときは医師や管理栄養士などの専門家に相談しましょう。

胃手術後の人の なにをどれだけ食べたらいいの？

胃手術後の人の注意点

標準体重を維持したくても、退院後しばらくは機能的にも気持ち的にも食事量が減ってしまいます。「エネルギーをとらなくては」と焦って食べるのは体調不良の原因にもなり、逆効果です。

まずは「腹八分目」——手術前の食事量の80%を目標にしましょう。成人男性の場合は、おおよそ1600kcal前後を目指すといいでしょう。

一日1600kcalの食事にするには、なにをどれだけ食べたらいいかを左ページに示します。この食品構成を献立作成の参考にしてください。

1600kcalは成人女性の一日に必要なエネルギー量なので、胃手術後の女性の場合はその食事量では多く感じると思います。無理をせず、食欲や体調に合わせて減らしてください。

男性の場合、1600kcalの食事量がもの足りなく感じるときは、穀類（ごはんやパンやめんなど）の量を2～3割増やしたり、肉や魚を1.5倍くらいの量にしてもOKです。

これらの食品を、一日3食＋間食2、3回でとるようにします。ヨーグルト、ふかし芋、くだもの、ミニパンなど、食事ではとりきれない食品を間食で補うといいでしょう。

一日に何キロカロリーとればいいの？

一日に必要なエネルギーは、体重から算出することができます。体重は現在のものではなく、身長から算出される標準体重（統計的に最も病気にかかりにくい体重。理想体重ともいう）を用います。

標準体重の計算式 ▶ 身長（m）× 身長（m）× 22

【例】身長が170cm（=1.7m）のAさんの場合
1.7（m）×1.7（m）×22≒63.6（kg）

毎日の活動量が事務仕事くらいの人（現代人の多く）は、一日の消費エネルギーは標準体重1kgあたり30～35kcalです。胃手術後の人は、少なめの30kcalを目安にしましょう。

一日の消費エネルギーの計算式 ▶ 標準体重（kg）× 30（kcal）

【例】標準体重が63.6kgのAさんの場合
63.6（kg）×30（kcal）≒1900（kcal）

胃手術後、一時的にやせてしまったとしても、Aさんの場合は一日に1900kcalを摂取すると標準体重に近づけることになります。

穀類、油脂、砂糖

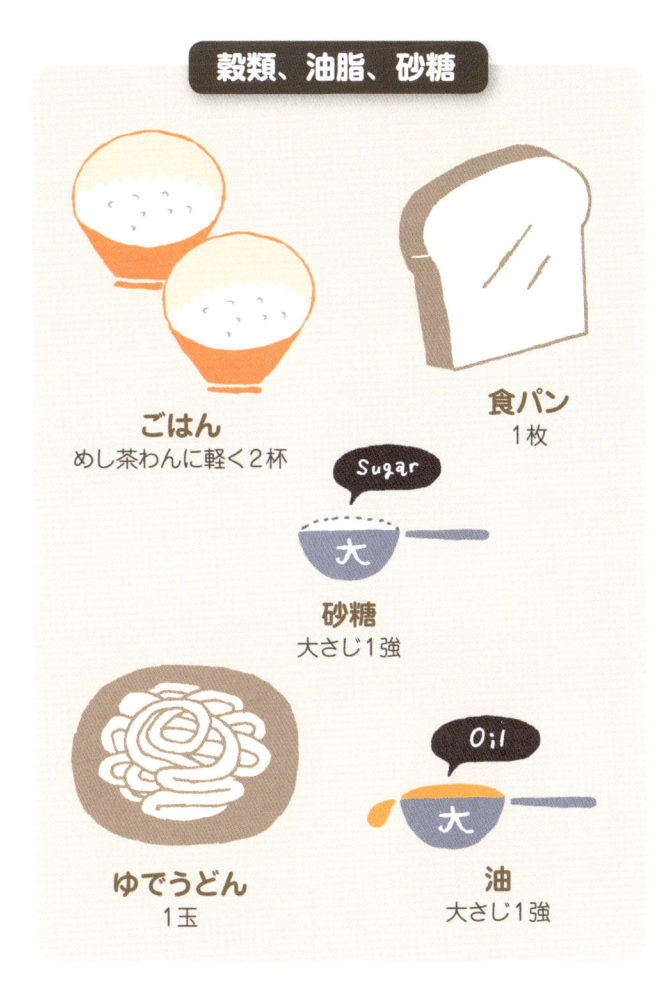

ごはん
めし茶わんに軽く2杯

食パン
1枚

砂糖
大さじ1強

ゆでうどん
1玉

油
大さじ1強

乳・乳製品、卵

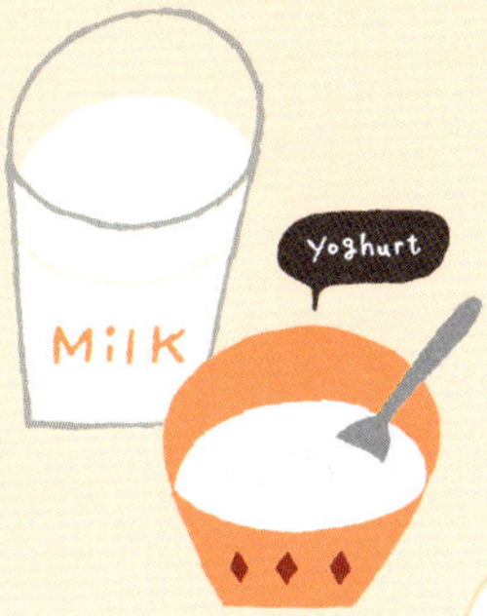

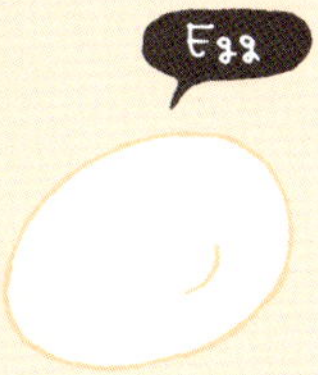

牛乳
コップ1杯

ヨーグルト
小鉢に1杯

卵
1個

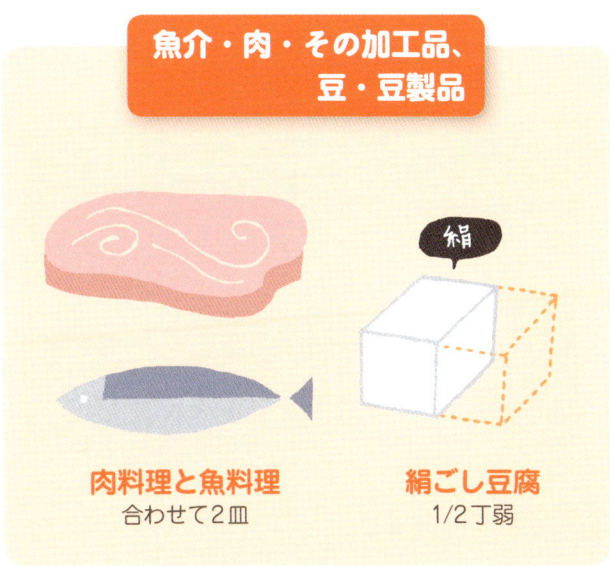

魚介・肉・その加工品、豆・豆製品

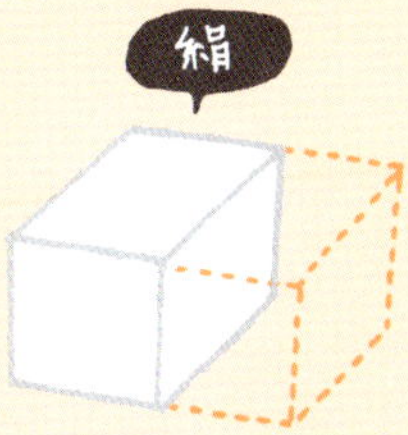

肉料理と魚料理
合わせて2皿

絹ごし豆腐
1/2丁弱

野菜、芋、くだもの

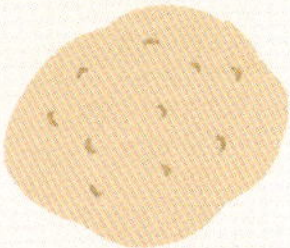

じゃが芋
1個

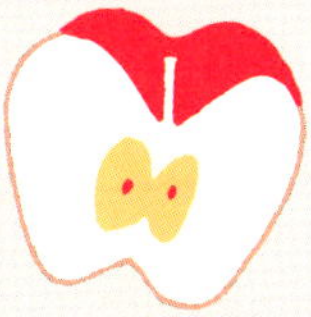

野菜
緑黄色野菜
120g以上と
淡色野菜で計350g※

りんご
1/2個

※各自の体調に合わせて調整する(350gに満たなくてもよい)。また、きのこや海藻は、胃手術後の人は控える。

退院14日後の献立(40~67ページ)では、
1600kcal~1700kcal台の献立を紹介します。

1

退院（1日目）

退院した
その日から
約２週間

心理的に食べられないことをケアする

一日3食＋間食3回の献立と、この時期に食べても安心な料理
（スープ・汁物、リゾット・かゆ・雑炊、
たんぱく質のおかず、野菜・芋料理、間食、
エンシュア・リキッドを使ったデザート）を紹介します

献立は、かならず食べなくてはいけないものではなく、
体調に合わせて量を減らしてください。
また、消化酵素薬が必要な場合があります。

食べたいものを少しずつ

手術したことにより胃の働きが弱くなっていますが、細かく噛《か》み砕かれてかゆ状になった食べ物であれば、消化酵素の作用を受けやすくなり小腸で栄養素が吸収されます。
手術後しばらく食べていなかったものは、最初は様子を見ながら、1人分の半量程度から食べてみましょう。
手術後、初めて食べて、つかえ感やもたれ感がなくおいしく食べられたらOKです。次からは自信を持って食べることができます。少しずつ試しながら自分のペースに戻しましょう。

食欲がないときは……

胃を切った人の最大の課題は、胃から分泌される食欲刺激ホルモンがなくなってしまうことです。人によっては食欲をまったく感じなくなることもあります。食事どきの雰囲気をたいせつにし、また視覚、触覚（口当たり）、味覚などをフルに使って食事を楽しみましょう。
胃手術後は、一度に食べる量は減りますが、内容はさほど変えずに自分が食べたいメニューでだいじょうぶです。
食欲がないときは、カロリーメイトなどの栄養補助食品やエンシュア・リキッドなどの栄養剤を利用するのも一案です。

おいしく食べる

おいしく楽しく食べることがいちばんです。胃手術後の人だけ特別な食事を用意する必要もありません。家族や同僚と同じ食事の中から、自分の体調や食欲に合ったものをとり分けて食べてもいいのです。
和洋中をとり合わせ、ときには少量の香辛料、風味づけの酒類やバターやごま油などを効果的に使い、おいしく調理しましょう。

食べる気分をたいせつにする

旬の食材や行事食など、「食べたい気分」に気づきましょう。春は菜の花やせり、夏はアユやウナギ、秋は松たけや栗、冬は煮込み料理や甘酒などが食べたくなります。
一年じゅう、いつも同じような料理ではなく、季節を感じて料理を用意し、気分を変えることもよいでしょう。

消化力は落ちていることに注意しよう

手術後は食べるペースがつかめずに心配になりますが、1年もたてば次第に食事ができるようになるでしょう。
ただ、食事量は戻っても消化力は落ちていることを意識しましょう。場合によっては消化酵素薬を用いることも必要です。

退院直後の献立

朝食 menu

- スクランブルエッグ
- ホワイトアスパラガスのサラダ
- トースト/マーガリン
- 牛乳

1食分**402**kcal　塩分**1.7**g

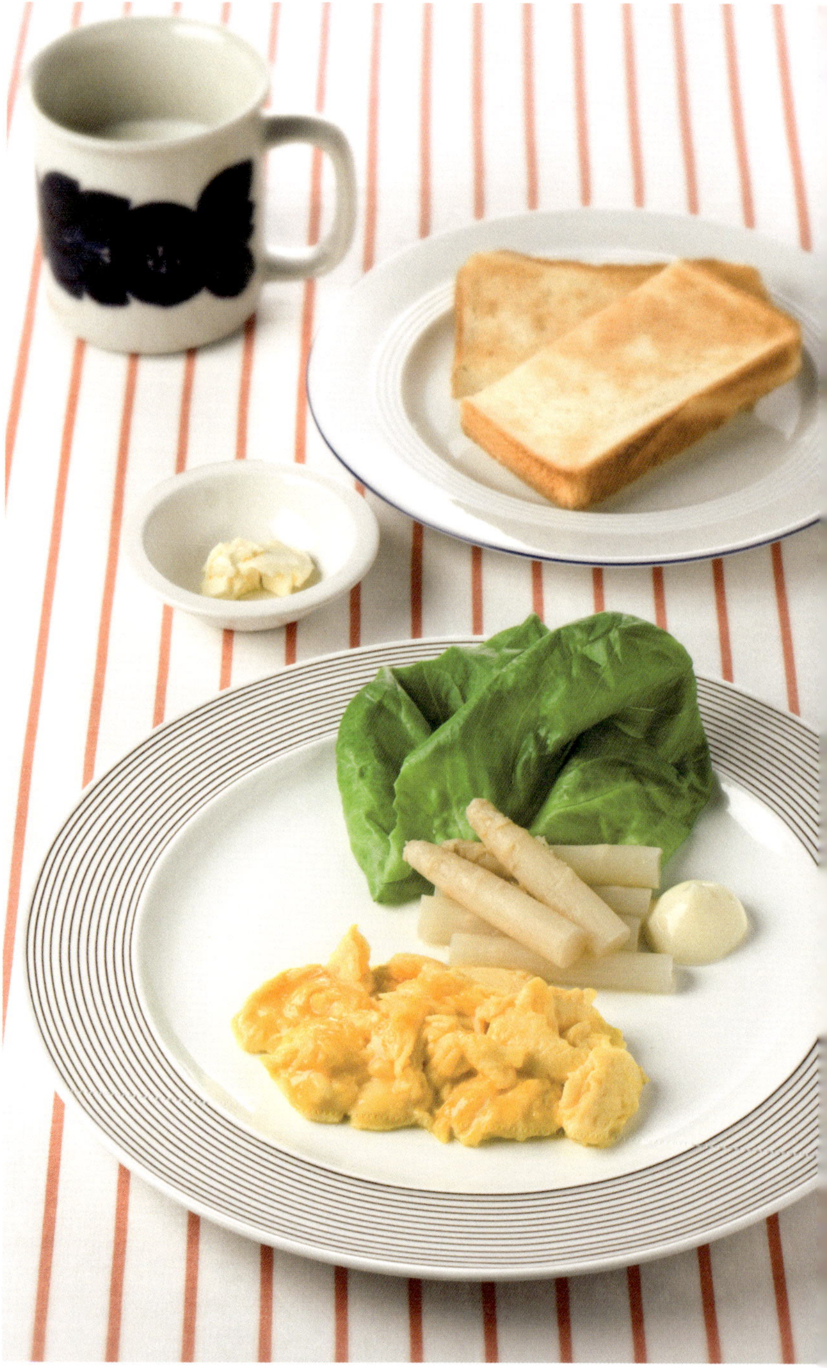

スクランブルエッグは
さっと火を通してふわりとした
食感に仕上げます。
サラダにはやわらかな
ホワイトアスパラを使って。
つかえやもたれなどを感ずる
ことなく食べられる献立です。

■ スクランブルエッグ

材料［1人分］

卵……1個
牛乳……大さじ1
塩・こしょう……各少量
バター……小さじ1

1 卵はときほぐし、牛乳、塩、こしょうを加え混ぜる。

2 フライパンにバターをとかして卵を流し入れ、大きくかき混ぜてやわらかくいため上げ、皿に盛る。

■ ホワイトアスパラガスのサラダ ［1人分］

1 ホワイトアスパラガス（缶詰め）30gは缶汁をきって長さを半分に切る。

2 1とサラダ菜小2枚（5g）をスクランブルエッグの皿に盛り合わせ、マヨネーズ小さじ1¼を添える。

■ トースト／マーガリン ［1人分］

食パン8枚切り1枚（40g）はトースターで軽く焼き、マーガリン小さじ1¼（5g）を添える。

■ 牛乳

牛乳……150g

昼食

menu

- 鶏肉団子とかぶの煮物
- トマト
- 全がゆ
- アミの佃《つくだ》煮

1食分**243**kcal　塩分**2.3**g

かぶは加熱するととろけるほどにやわらかくなります。
低脂肪の鶏ひき肉を使った団子と合わせて煮、胃腸にやさしい主菜に。
トマトの皮は消化が悪いので除きます。

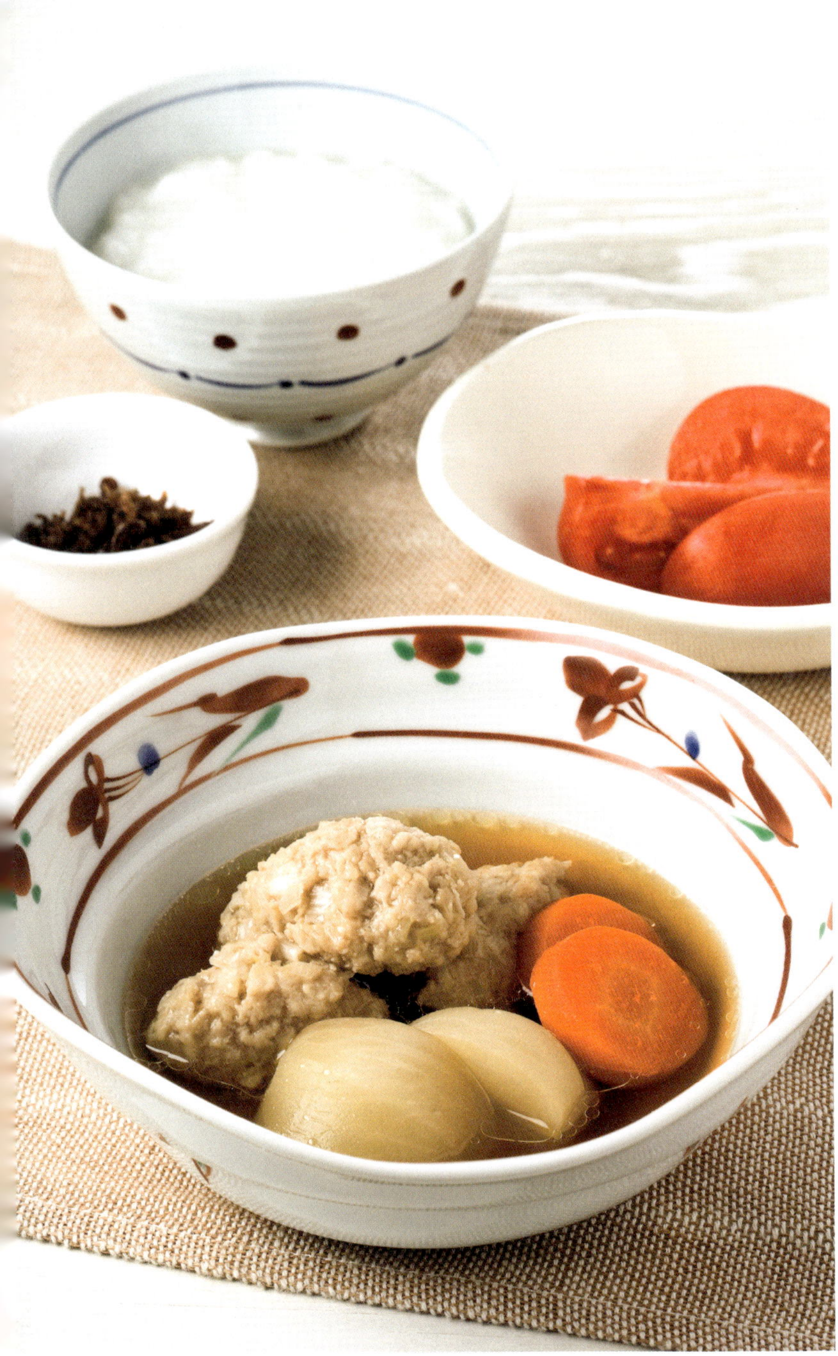

■ 鶏肉団子とかぶの煮物

材料［1人分］

鶏肉団子	鶏ひき肉	50g
	ねぎ（みじん切り）	10g
	しょうが（みじん切り）	小1かけ
	かたくり粉	小さじ⅔
	水	小さじ2
かぶ		½個（30g）
にんじん		10g
a	だし	¾カップ
	しょうゆ	小さじ1
	みりん	小さじ⅓
	塩	少量

1 鶏肉団子の材料を合わせてよく練り混ぜ、一口大の団子に丸める。
2 かぶは皮を除いて縦半分に切る。にんじんは皮を除いて5mm厚さの輪切りにする。
3 なべに**a**を入れて煮立て、**1**を入れて煮る。浮いてきたらとり出し、**2**を入れて落としぶたをし、やわらかくなるまで弱火で煮る。鶏肉団子を戻し入れて約1分煮る。

■ トマト ［1人分］

皮を除いたトマト50gはくし形に3つに切る。

■ 全がゆ ［1人分］※

全がゆ150gに塩ミニスプーン½を混ぜてめしわんに盛る。

■ アミの佃煮 ［1人分］

アミの佃煮（市販品）……5g

※ 全がゆの作り方
（でき上がり2カップ［400g］）

1 米½カップは洗い、ざるにあげて水けをきる。
2 厚手のなべに**1**を入れ、水2½カップを加えて30分おく。
3 **2**のなべを強火にかけ、煮立ったら一度だけ木べらでなべ底をこすって混ぜる。弱火にし、吹きこぼれないようにふたをずらしてかけ、約30分煮る。
4 火を消して約5分蒸らす。

夕食 menu

- アジの塩焼き
- 里芋とにんじんの煮物
- 菜果なます
- 豆腐のすまし汁
- 全がゆ

1食分**288**kcal　塩分**2.5**g

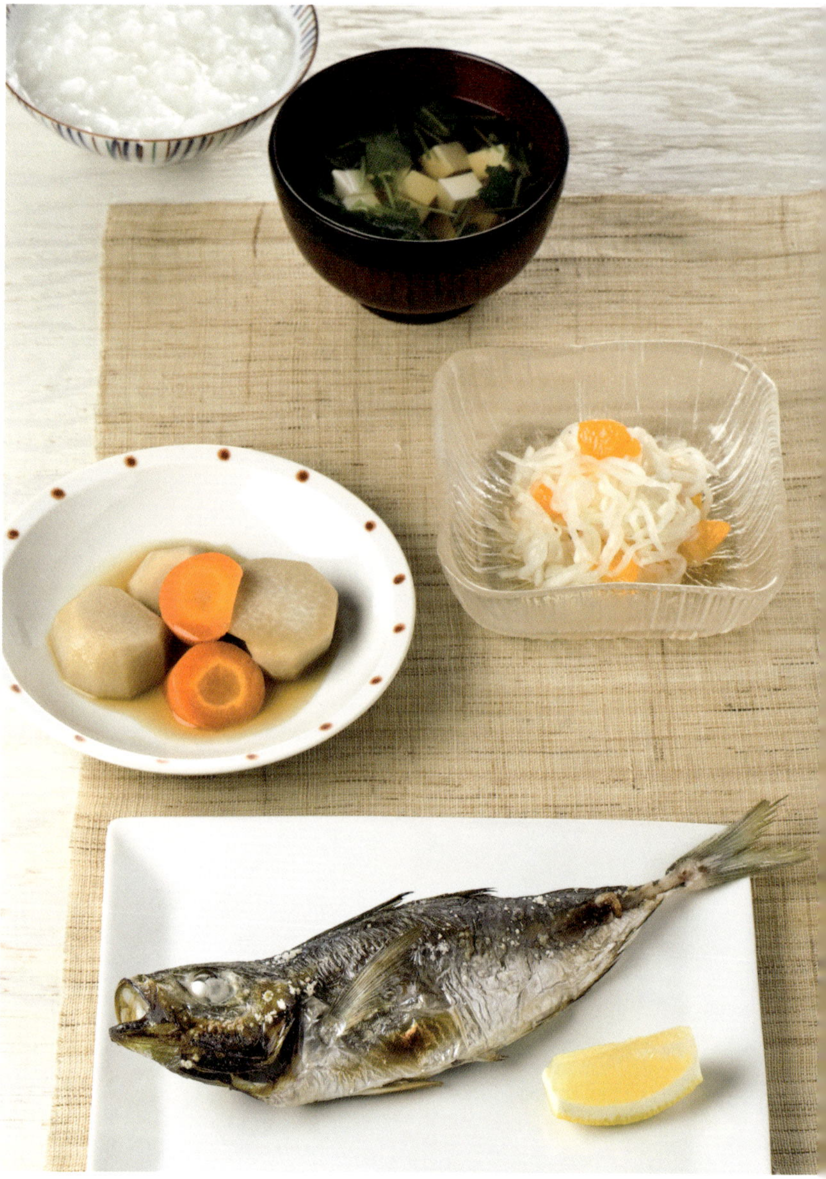

アジは良質の油を多く含み、
しっとりとして食べやすい魚です。
里芋とにんじんのシンプルな
煮物でエネルギーをプラス。
なますの大根はすりおろしても。
消化がよくなります。

アジの塩焼き

材料［1人分］

- アジ……1尾（60g）
- 塩……ミニスプーン½
- レモン（くし形切り）……1切れ

1 アジはえら、はらわた、ぜいごを除いて水洗いし、水けをふきとる。塩をふってしばらくおく。
2 グリルで両面を焼いて火を通す（竹串を踊り串に打つと姿よく焼き上がる）。
3 皿に盛り、レモンを添える。

里芋とにんじんの煮物

材料［1人分］

- 里芋……1個（40g）
- にんじん……10g
- だし……½カップ弱（80g）
- しょうゆ……小さじ1弱
- みりん……小さじ⅓

1 里芋は皮を除いて1.5㎝厚さの輪切りにしてぬめりを洗う。にんじんは皮を除いて2つに切る。
2 なべにだしと**1**を入れて煮立て、調味料を加えて落としぶたをし、里芋とにんじんがやわらかくなるまで弱火で煮る。

菜果なます

材料［1人分］

- 大根……50g
- 塩……少量
- みかん（缶詰め）……15g
- 甘酢
  - 酢……小さじ1½
  - 砂糖……小さじ1⅔
  - 塩……少量

1 大根は皮を除いてせん切りにし、塩をふってもむ。しんなりとなったら水洗いし、水けをかたく絞る。
2 みかんは缶汁をきってほぐす。
3 甘酢の調味料を混ぜ合わせ、大根とみかんを合わせてあえ混ぜる。

豆腐のすまし汁

材料［1人分］

- 絹ごし豆腐……40g
- 切り三つ葉……3g
- a
  - だし……⅔カップ弱（130g）
  - 塩……ミニスプーン½
  - しょうゆ……小さじ⅓

1 豆腐は1㎝角に切り、三つ葉は2㎝長さに切る。
2 なべに**a**を温めて豆腐を入れる。豆腐が熱くなったら三つ葉を散らし入れて火を消す。

全がゆ

- 全がゆ（作り方15ページ）……150g

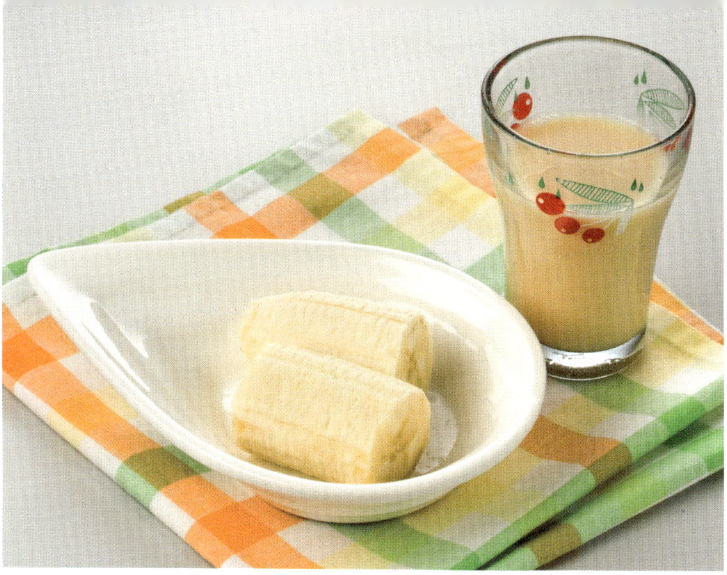

間食

10:00

食物繊維が多くて消化もよいバナナと、おなかの調子を整える飲み物との組み合わせ。

■ バナナ

バナナ……………………½本（50g）

■ 乳酸菌飲料

乳酸菌飲料（商品名ヤクルト）
……………………1本（65g）

1食分**81**kcal　塩分**0**g

15:00

甘いココアとビスケットでおいしくエネルギー補給を。

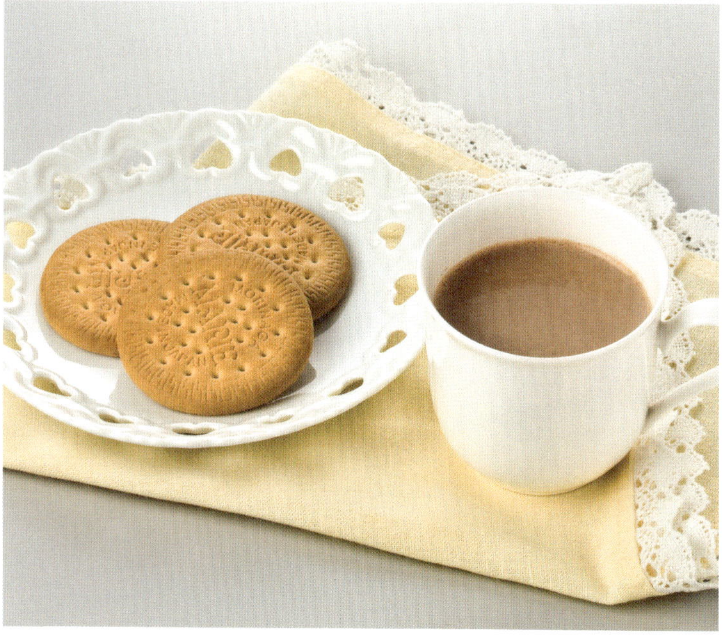

■ ココア

材料［1人分］

ココアパウダー……………………大さじ1
砂糖……………………小さじ1⅔
牛乳……………………150g

1 なべにココアパウダー、砂糖、牛乳少量を入れてよく混ぜ、ペースト状にする。
2 火にかけ、残りの牛乳を少しずつ加えながらときのばし、煮立つ直前に火を消す。

■ ビスケット

ビスケット……………………20g

1食分**248**kcal　塩分**0.3**g

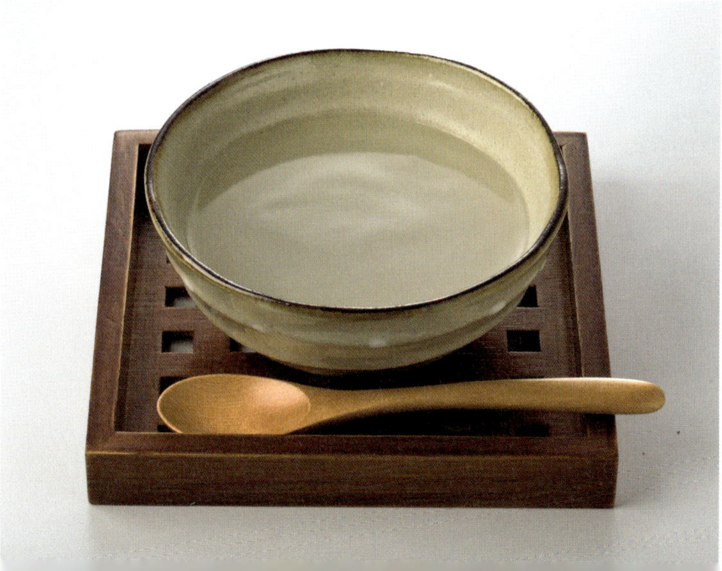

20:00

食欲がないときも食べやすく、エネルギー源になる一品。

■ くず湯

材料［1人分］

かたくり粉※・砂糖
……………………各大さじ1強（各10g）
沸騰湯……………………¾カップ
※くず粉を使うと本格的。

1 器にかたくり粉と砂糖を入れて混ぜる。
2 沸騰湯を注ぎ入れ、手早くよくかき混ぜる。　1食分**71**kcal　塩分**0**g

退院したその日から約2週間
スープ・汁物

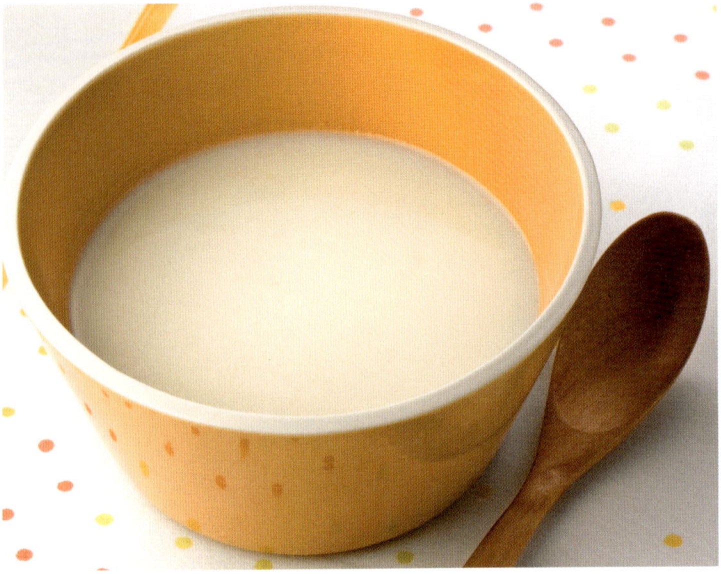

じゃが芋のスープ

じゃが芋は炭水化物が主成分。なめらかなスープに仕立て、
エネルギーを補給します。

材料［1人分］

- じゃが芋……60g
- 玉ねぎ……20g
- バター……小さじ1
- 顆粒ブイヨン……小さじ⅓
- 牛乳……50g
- 塩……ミニスプーン½
- こしょう……少量

1 じゃが芋は皮を除いて薄く切る。玉ねぎは繊維に垂直に薄く切る。

2 なべにバターをとかして**1**をいため、水½カップとブイヨンを加えてやわらかくなるまで煮る。

3 ミキサーでなめらかになるまで撹拌《かくはん》し、なべに戻し入れる。火にかけ、牛乳を加えて塩とこしょうで調味し、ひと煮立ちさせる。

1人分**119**kcal　塩分**1.1**g

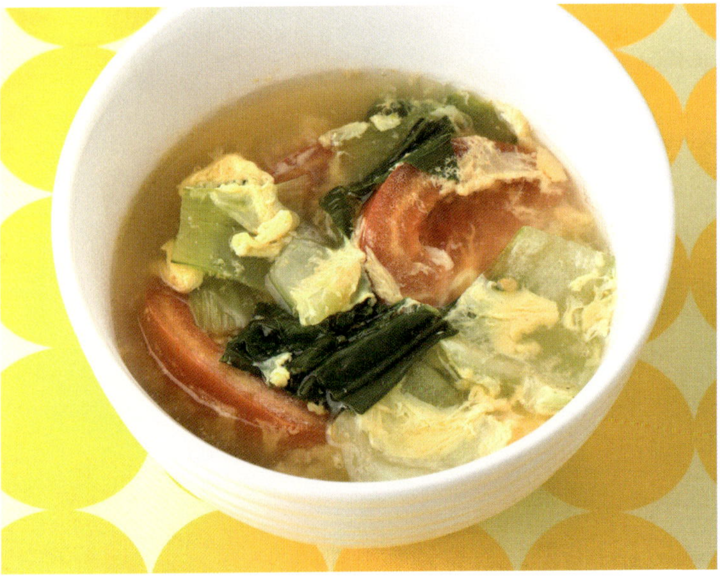

トマトと青梗菜のかきたまスープ

具だくさんの汁物。食欲がないときは、
このスープにごはんかパンを添えて軽い1食にしても。

材料［1人分］

- トマト……¼個（50g）
- 青梗菜……½株（50g）
- 卵（ときほぐす）……½個
- 顆粒ブイヨン……小さじ⅓
- 塩・こしょう……各少量

1 トマトは皮を除いてくし形に3つに切る。青梗菜は根元に縦に切り込みを入れ、3㎝長さに切る。

2 なべに水¾カップとブイヨンを入れて煮立て、**1**を入れてさっと煮る。塩とこしょうで調味し、卵をまわし入れる。

1人分**54**kcal　塩分**0.9**g

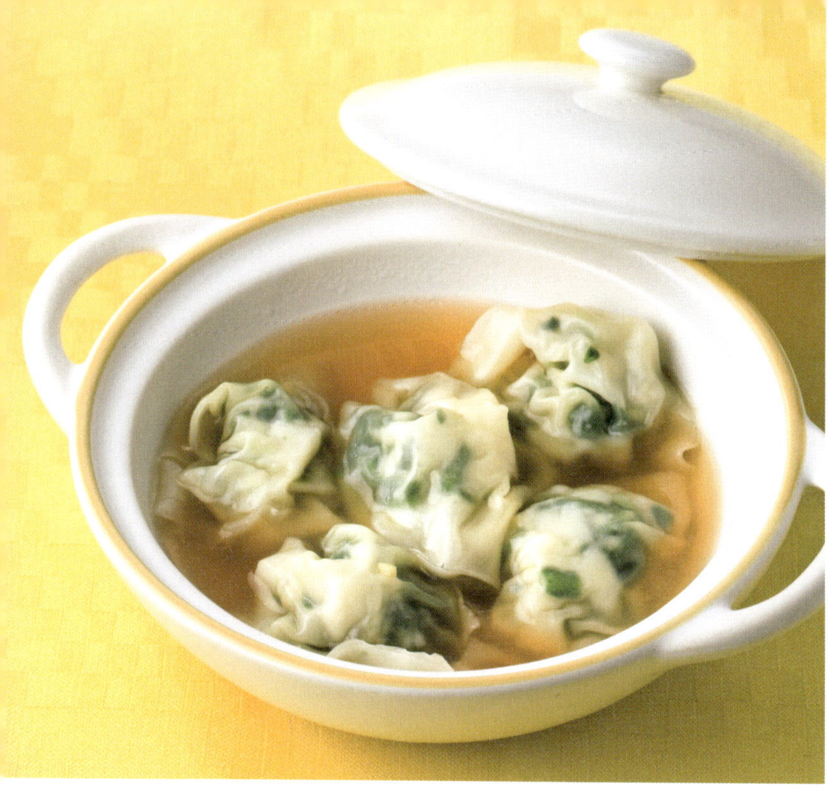

ホタテと春菊のワンタンスープ

ワンタン入りの”食べる”スープです。
ホタテのうま味と春菊の香りを包んで。

材料［1人分］

- ホタテ貝柱……30g
- 春菊……20g
- a
  - ねぎ（みじん切り）……5g
  - 酒……小さじ1/2
  - しょうが（みじん切り）……小1かけ
  - 塩・こしょう……各少量
- ワンタンの皮……4、5枚（20g）
- 顆粒ブイヨン……小さじ1/3
- しょうゆ……小さじ1/3
- 塩……少量

1 ホタテは小さく切る。春菊はかたい茎を除いて沸騰湯でゆで、水にとって水けを絞り、刻む。

2 1とaの材料を混ぜ合わせ、ワンタンの皮に等分に包む。

3 なべに水3/4カップとブイヨンを入れて煮立て、しょうゆと塩で調味する。2を入れて煮、浮いてきたら火を消す。

1人分**100**kcal　塩分**1.5**g

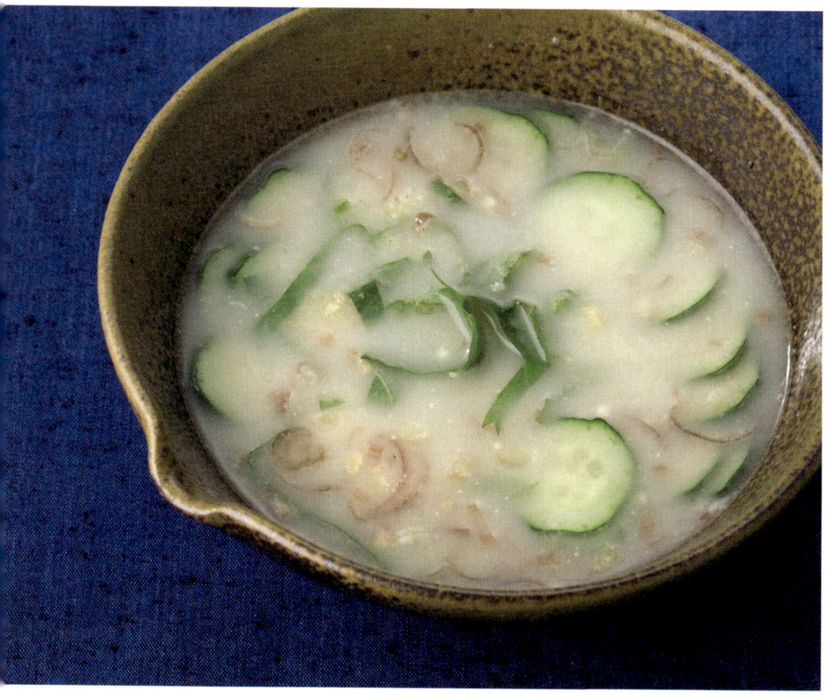

焼きアジ入り冷やし汁

焼いたアジに調味料をすり混ぜ、さらに焼くと香ばしさがアップ。
ごはんにかけても美味です。

材料［1人分］

- アジ※……30g
- すり白ごま……小さじ1
- みそ……小さじ1 2/3
- 冷たいだし……3/4カップ
- きゅうり（小口切り）……1/4本（20g）
- みょうが（小口切り）……1/2個
- 青じそ（せん切り）……1枚

※タイなどの白身魚もよい。

1 アジはグリルで焼き、骨と皮を除いて身をほぐす。

2 アジとごま、みそを合わせて混ぜ、アルミ箔《はく》に広げ、グリルで焼き色がつくまで焼く。

3 2をボールに入れ、だしでときのばす。器に盛り、きゅうり、みょうが、青じそを加える。

1人分**80**kcal　塩分**1.5**g

退院したその日から約 2 週間

リゾット・かゆ・雑炊

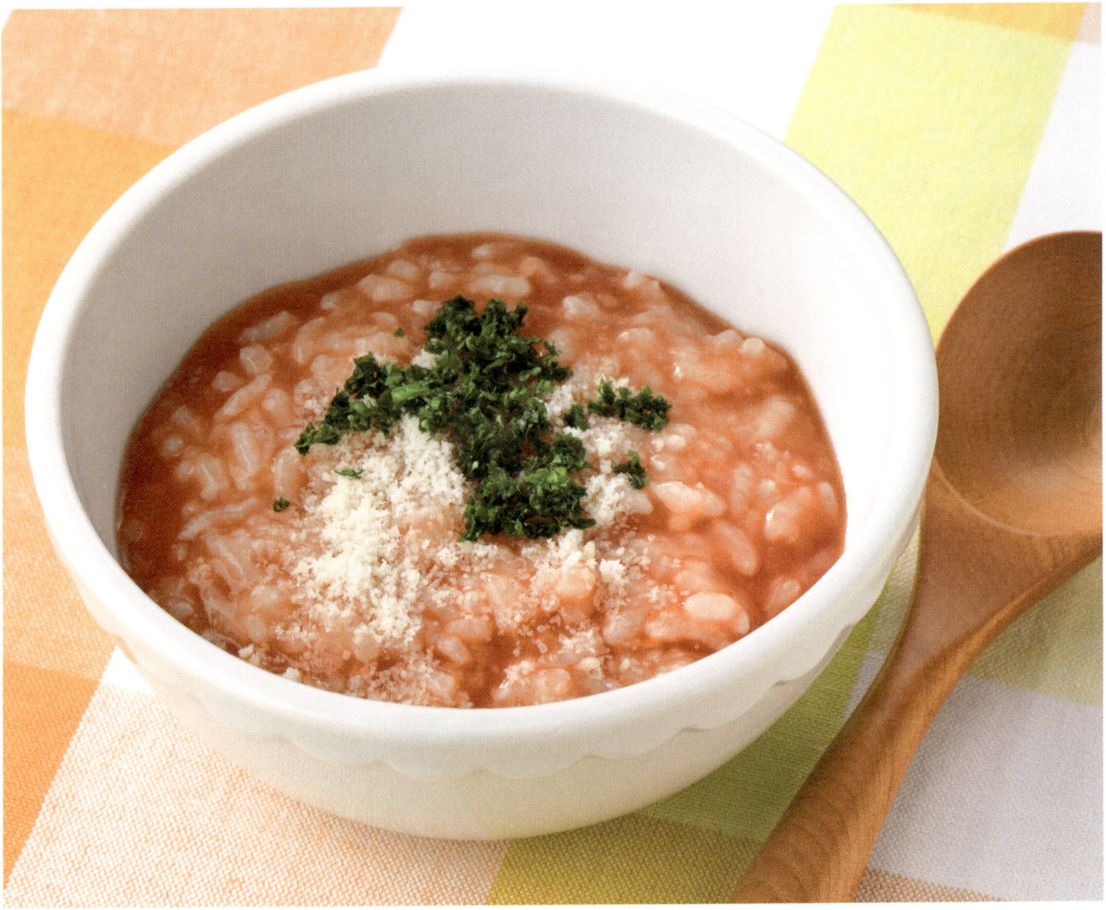

トマト風味の即席リゾット

トマトジュースの酸味と塩けで味わいも高まります。手軽に作れるのもうれしい。

材料［1人分］

全がゆ（作り方15ページ）……150g
トマトジュース……50g
顆粒ブイヨン……小さじ1/3
パルメザンチーズ（粉）……小さじ2
パセリ（みじん切り）……少量

1 なべにかゆ、トマトジュース、ブイヨンを入れて混ぜ合わせ、火にかけて温める。

2 器に盛り、パルメザンチーズとパセリをふる。

1人分**137**kcal　塩分**0.9**g

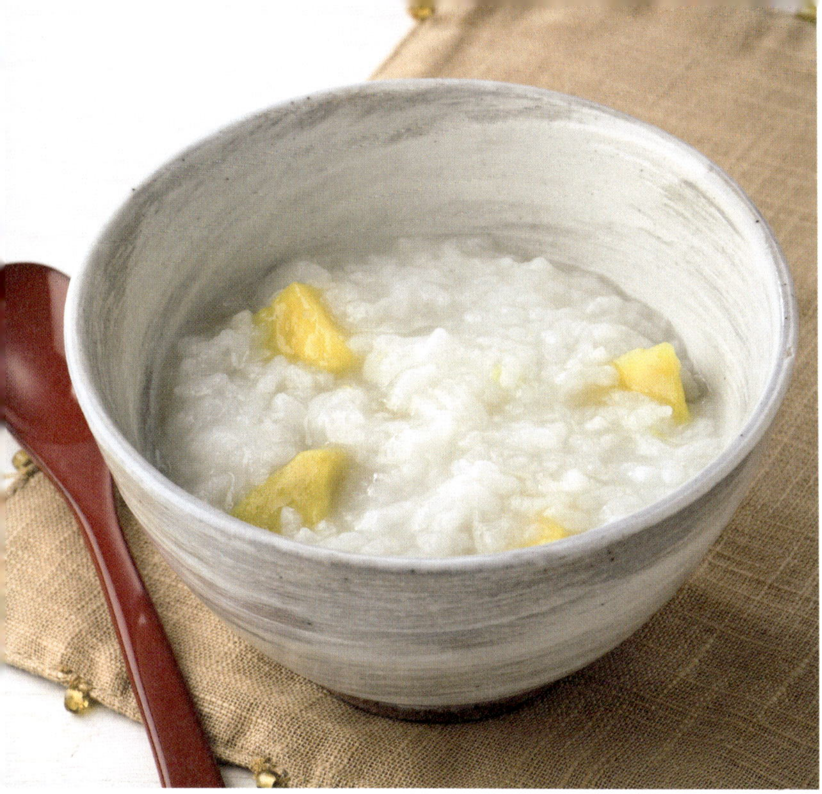

材料［1人分］

米 ……………………… 大さじ2½
さつま芋 ……………………… 30g
塩 ……………………… 少量

1 米は洗って水けをきり、なべに入れて水1カップ弱を加え、30分以上おく。

2 さつま芋は皮を除いて1cm角に切り、水にさらして水けをきる。

3 **1**のなべを火にかけ、沸騰したら弱火にして20分煮る。

4 さつま芋を加え混ぜてさらに10分煮、塩を加え混ぜる。

★全がゆ（作り方15ページ）150gに電子レンジでやわらかくしたさつま芋30gと塩少量を加え混ぜてもよい。

1人分**146**kcal　塩分**0.5**g

さつま芋がゆ

おかゆにさつま芋の甘味と食物繊維をプラス。
エネルギーも増やせます。

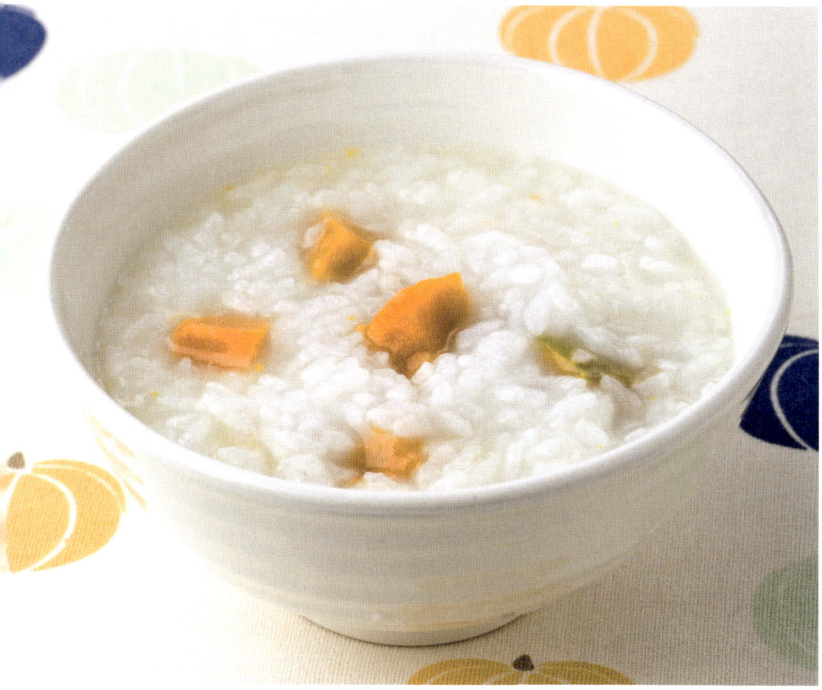

材料［1人分］

米 ……………………… 大さじ2½
かぼちゃ ……………………… 30g
塩 ……………………… 少量

1 米は洗って水けをきり、なべに入れて水1カップ弱を加え、30分以上おく。

2 かぼちゃは皮を除いて1.5cm角に切る。

3 **1**のなべを火にかけ、沸騰したら弱火にして10分煮る。

4 かぼちゃを加え混ぜてさらに10分煮、塩を加え混ぜる。

★全がゆ（作り方15ページ）150gに電子レンジでやわらかくしたかぼちゃ30gと塩少量を加え混ぜてもよい。

1人分**134**kcal　塩分**0.3**g

かぼちゃがゆ

消化がよくてカロテンが豊富なかぼちゃ。
おかゆに加えて味わいに変化をつけます。

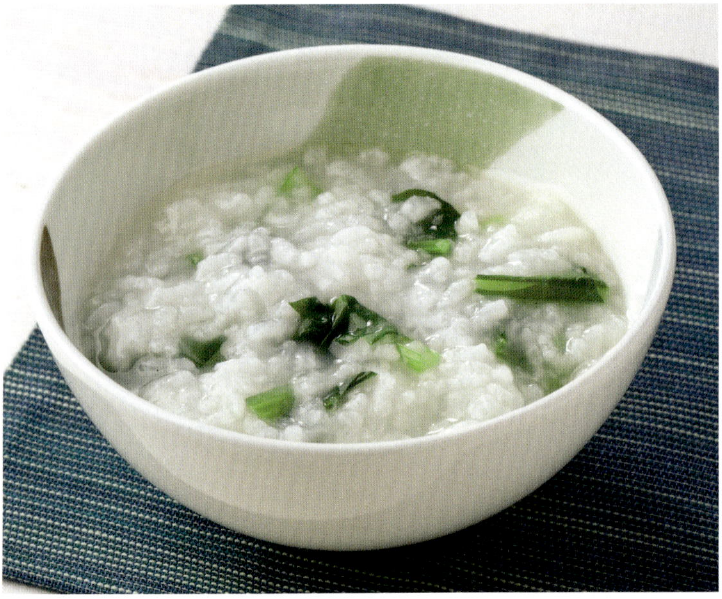

小松菜入りかゆ

小松菜は下ゆでなしでもアクが出ない便利な野菜。
カルシウムや鉄が多いのも利点です。

材料 [1人分]

全がゆ（作り方15ページ）	150g
小松菜	20g
塩	少量

1 小松菜は2cm長さに切る。
2 なべにかゆを入れて温め、小松菜を加えて1〜2分煮、塩を加え混ぜる。

1人分**109**kcal　塩分**0.5**g

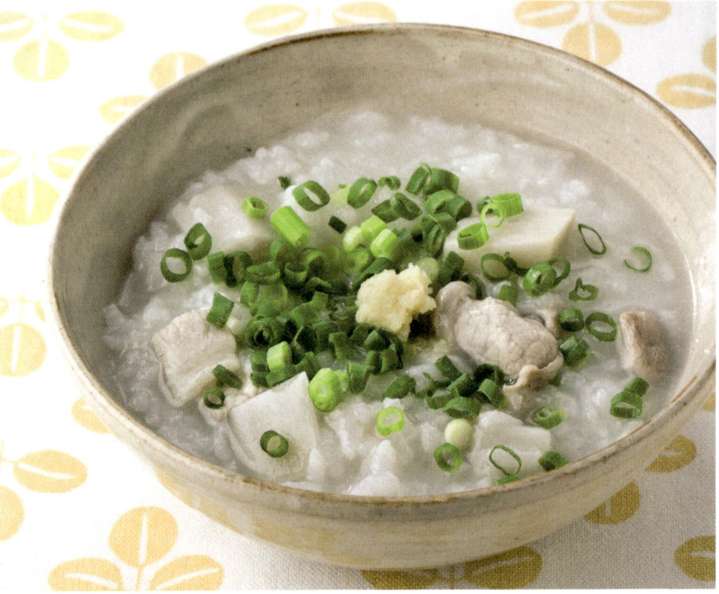

里芋と豚肉入りかゆ

里芋でエネルギーとなめらかな食感を、豚肉でたんぱく質を加えたおかゆです。

材料 [1人分]

全がゆ（作り方15ページ）	150g
里芋	30g
豚もも赤身薄切り肉	20g
塩	少量
小ねぎ（小口切り）	3g
しょうが（すりおろす）	小1かけ

1 里芋は皮を除いて1.5cm角に切る。豚肉は2cm幅に切る。
2 なべに水1/2カップと**1**を入れ、アクを除きながら里芋がやわらかくなるまで煮、かゆを加え混ぜ、塩で調味する。
3 めしわんに盛り、小ねぎを散らしてしょうがをのせる。

1人分**154**kcal　塩分**0.5**g

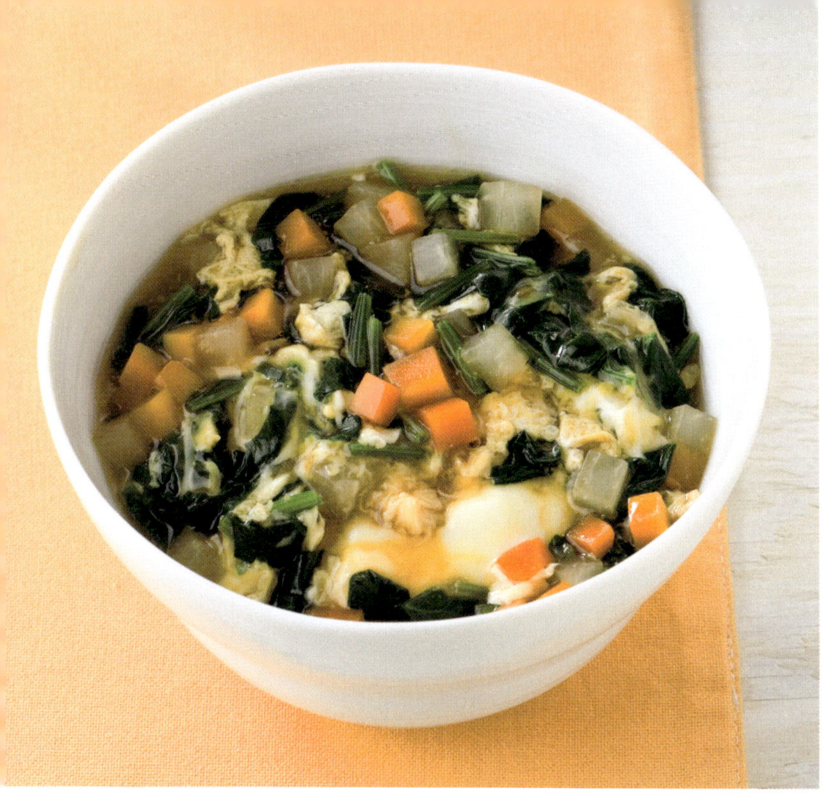

野菜と卵のあんかけがゆ

かたくり粉でとろみをつけた
のど越しのよいあんをおかゆにかけます。

材料［1人分］

- 全がゆ（作り方15ページ）……150g
- 大根・ほうれん草……各20g
- にんじん……10g
- だし……1/4カップ
- しょうゆ……小さじ1
- みりん……小さじ1/3
- かたくり粉……小さじ2/3
- 水……小さじ1弱
- 卵（ときほぐす）……1/2個

1 大根とにんじんはそれぞれ皮を除いて1cm角に切る。ほうれん草はゆでて水にとり、水けを絞って1～2cm長さに切る。

2 なべにだしを入れて大根とにんじんをやわらかくなるまで煮、ほうれん草を加え混ぜてしょうゆとみりんで調味する。

3 水どきかたくり粉でとろみをつけ、卵をまわし入れる。

4 かゆを温めてめしわんに盛り、**3** をかける。

1人分**172**kcal　塩分**1.0**g

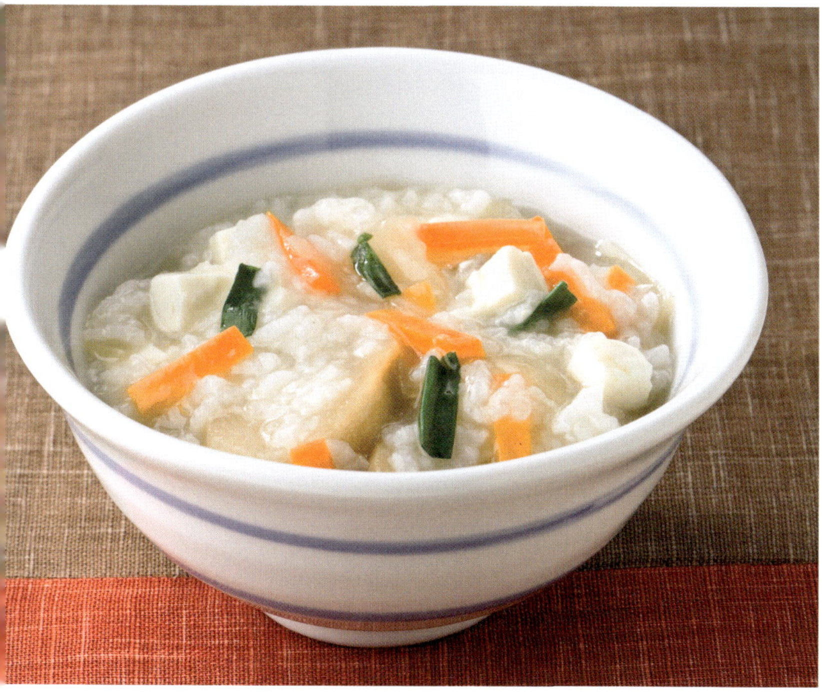

五目雑炊

おかゆに５つの素材をあわせて。
食欲不振のときはこの１杯の雑炊で元気をつけて。

材料［1人分］

- 全がゆ（作り方15ページ）……150g
- もめん豆腐・大根……各20g
- にんじん……10g
- 小ねぎ……3g
- 焼き麩《ふ》……2g
- だし……1/4カップ
- うす口しょうゆ……小さじ1

1 豆腐は1cm角に切る。大根とにんじんはそれぞれ皮を除いて細い棒状に切る。小ねぎは1～2cm長さに切る。麩は水でもどして水けを絞る。

2 なべにだしを入れて大根とにんじんをやわらかくなるまで煮、かゆ、豆腐、小ねぎ、麩を加えてひと煮し、しょうゆを加え混ぜる。

1人分**141**kcal　塩分**1.0**g

たんぱく質のおかず

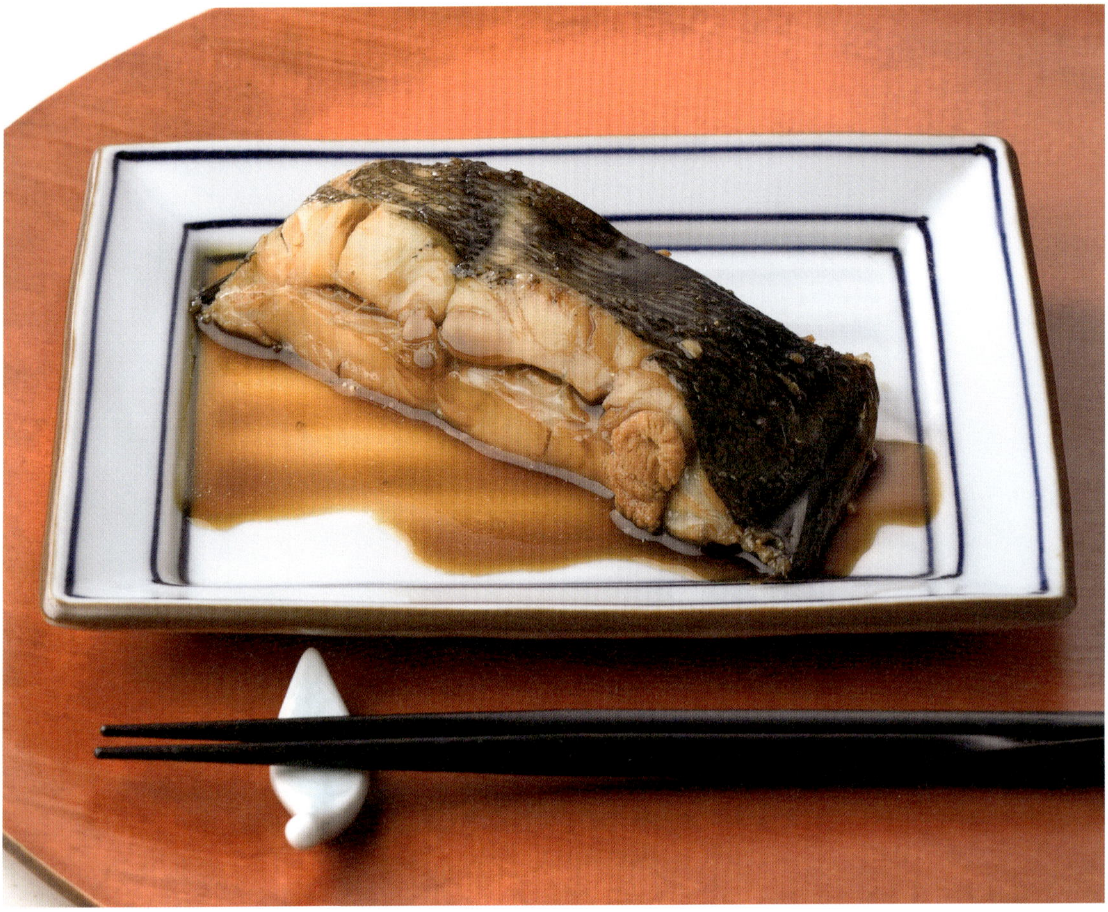

カレイの煮つけ

脂質が多くて高エネルギーの子持ちガレイを使って。
照りよくこっくりと煮つけます。

材料［1人分］

子持ちガレイ ……… 1切れ（80g）

a
- 酒 ………………… 大さじ1
- しょうゆ ………… 小さじ1⅔
- みりん …………… 小さじ½

1 なべに水¼カップとaを入れて煮立て、カレイを入れてスプーンで煮汁をすくってはかけながら煮汁が少なくなるまで弱火で煮る。

2 皿に盛り、煮汁をかける。

1人分**145**kcal　塩分**1.6**g

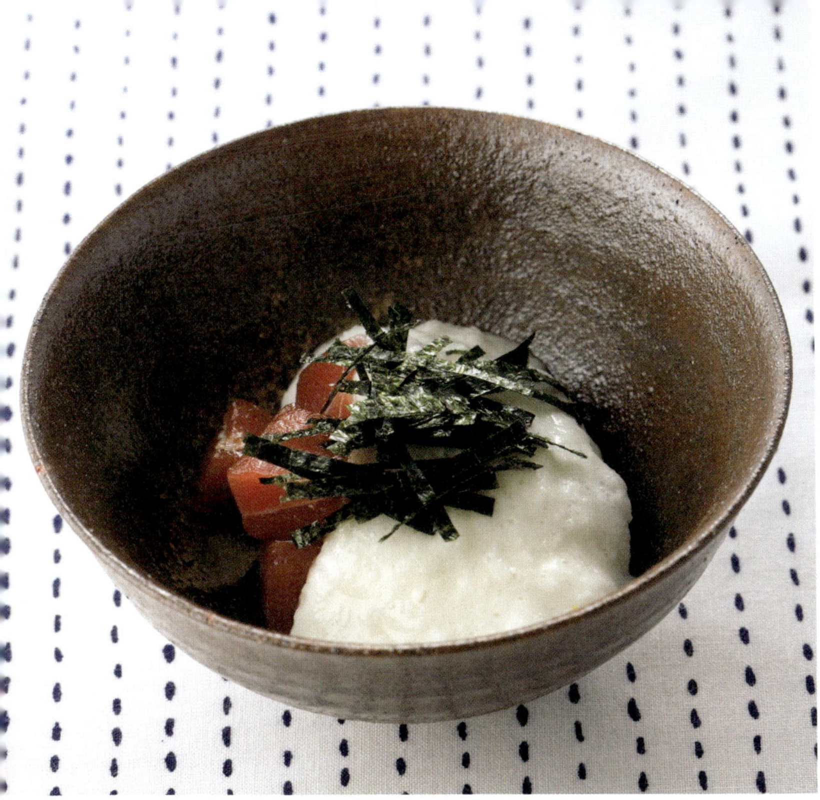

材料［1人分］

- マグロ赤身（刺し身用さく）……40g
- しょうゆ……小さじ½
- 長芋……30g
- 刻みのり……少量
- しょうゆ……小さじ½

1 マグロは1.5cm角に切り、しょうゆをからめる。

2 長芋は皮を除いてすりおろす。

3 小鉢にマグロを盛って長芋をかけ、刻みのりを天盛りにしてしょうゆをかける。

1人分**74**kcal　塩分**0.9**g

マグロの山かけ

マグロに下味をつけて長芋をかけます。
長芋はでんぷん分解酵素を持ち、消化がよい素材です。

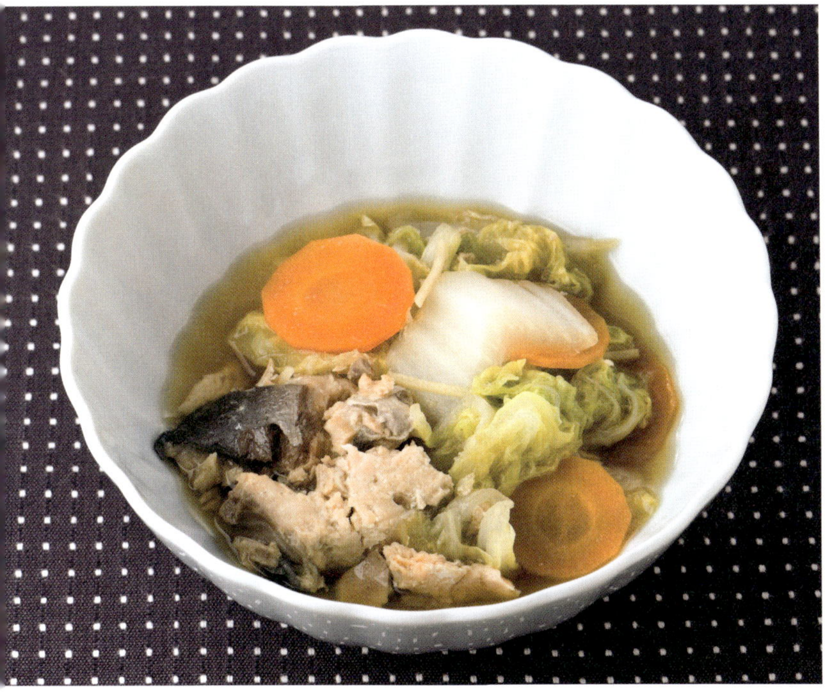

材料［1人分］

- サケ（水煮缶詰め）……40g
- 白菜……70g
- にんじん……15g
- しょうが（せん切り）……小1かけ
- だし……¼カップ
- うす口しょうゆ……小さじ1
- 酒……小さじ½

1 白菜は葉と軸に切り分け、軸は繊維に垂直に3cm幅のそぎ切りにし、葉は3cm幅に切る。にんじんは皮を除いて薄い輪切りにする。

2 なべにだしを温めて白菜とにんじんを煮、やわらかくなったらサケとしょうがを加えてひと煮し、しょうゆと酒を加え混ぜて約2分煮る。

1人分**90**kcal　塩分**1.3**g

サケ缶と野菜の煮物

たっぷりの白菜をだしとサケ缶で蒸し煮にします。
キャベツで代用可。

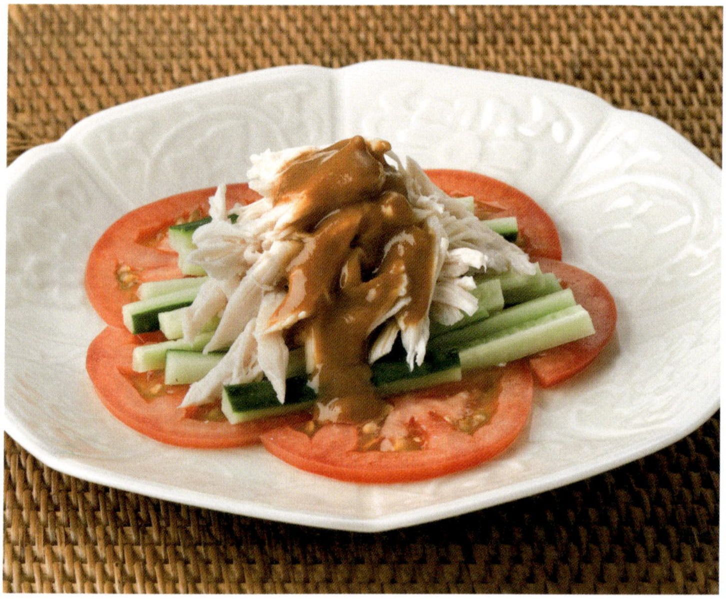

棒々鶏《ばんばんじー》

鶏ささ身は低脂肪で高たんぱく質。
コクのあるごまだれをかけて食べます。

材料［1人分］

- 鶏ささ身 ……………… 50g
- 酒 ……………… 小さじ½
- 塩 ……………… 少量

トマト・きゅうり ……………… 各30g

a
- 練り白ごま ……………… 小さじ2
- しょうゆ ……………… 小さじ1
- 砂糖 ……………… 小さじ⅔
- 酢 ……………… 小さじ½

1 ささ身は耐熱容器に入れて酒と塩をふり、ラップをして電子レンジ（500W）で約1分加熱する。さめるまでおき、細く裂く。

2 トマトは皮を除いて薄く切り、きゅうりは細い棒状に切る。

3 aを混ぜ合わせる（ごまだれ）。

5 皿にトマトを敷いてきゅうりを並べ、ささ身をこんもりと盛ってごまだれをかける。

1人分**138**kcal　塩分**1.2**g

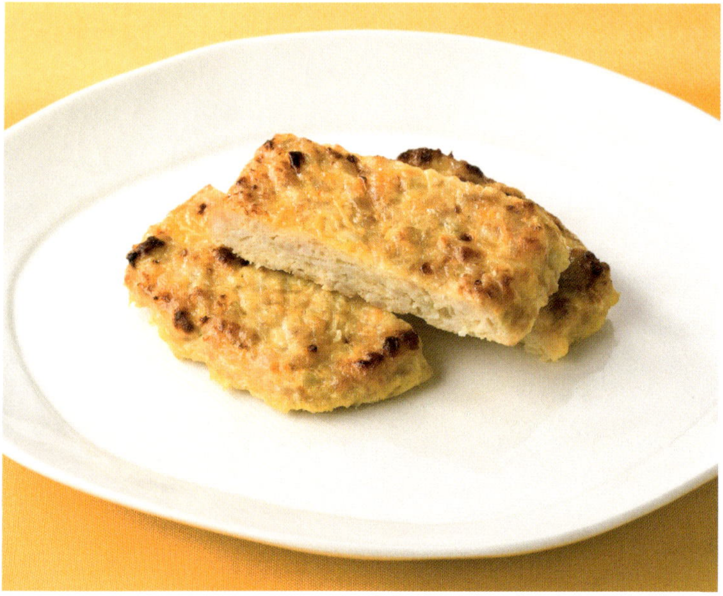

鶏肉の松風焼き

みその香味豊かな一品。お正月料理の定番でもあります。
まとめて作り、冷凍保存しても。

材料［1人分］

- 鶏ひき肉 ……………… 50g
- 玉ねぎ ……………… 15g
- パン粉 ……………… 大さじ1
- 卵（ときほぐす） ……… ⅕個（10g）
- みそ ……………… 小さじ1
- 油 ……………… 小さじ½

1 玉ねぎはみじん切りにする。パン粉は水小さじ1にしとらせる。

2 **1**、ひき肉、卵、みそを合わせてよく練り混ぜ、平らな長方形に整える。

3 アルミ箔《はく》に油を塗って**2**を置き、180℃に熱したオーブンで約15分焼く。あら熱がとれたら食べやすく切る。

1人分**145**kcal　塩分**0.9**g

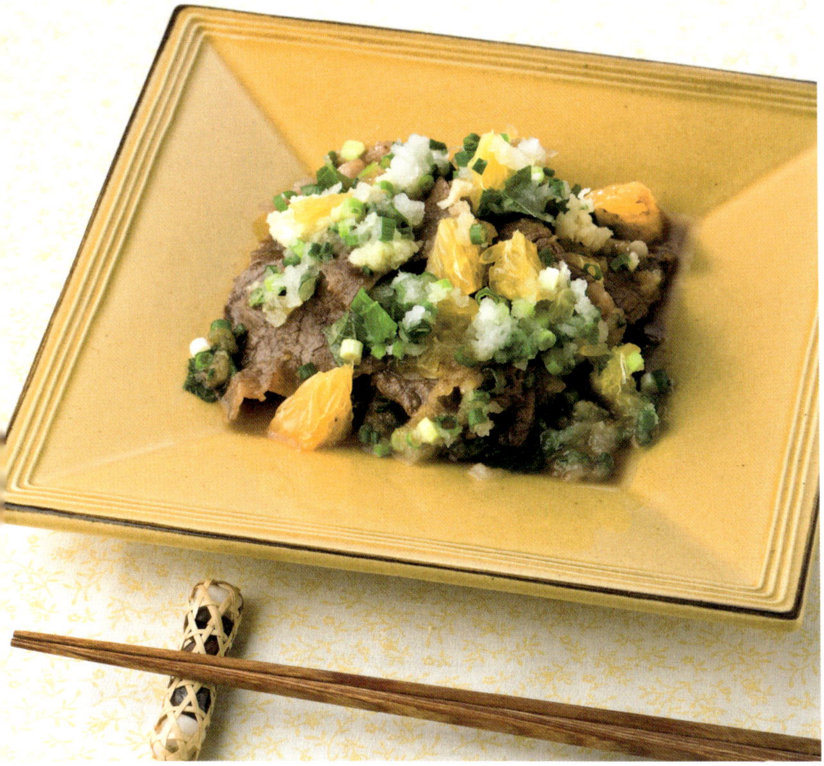

牛肉の薬味おろしあえ

ノンオイルで焼いた牛肉を、
柑橘《かんきつ》類の香味をきかせたおろし大根であえてさっぱりと。

材料［1人分］

牛もも赤身薄切り肉 …… 80g
a ┌ しょうゆ …… 小さじ1⅔
  └ 夏みかん※の搾り汁 …… 小さじ2
┌ おろし大根 …… 50g
│ 小ねぎ …… 3g
│ 青じそ …… 1枚
│ 夏みかん※ …… 30g
└ しょうが（すりおろす） …… 小1かけ

※オレンジで代用可。

1 牛肉は網焼きにする（またはフライパンで油を引かずに焼く）。一口大に切る。

2 aを混ぜ合わせる。

3 大根は汁けを軽くきる。小ねぎは小口切りにし、青じそは小さくちぎる。夏みかんは薄皮を除いてほぐす。

4 3にしょうがを加え、混ぜ合わせる。

5 牛肉に2をまぶして4であえる。

1人分**187**kcal　塩分**1.6**g

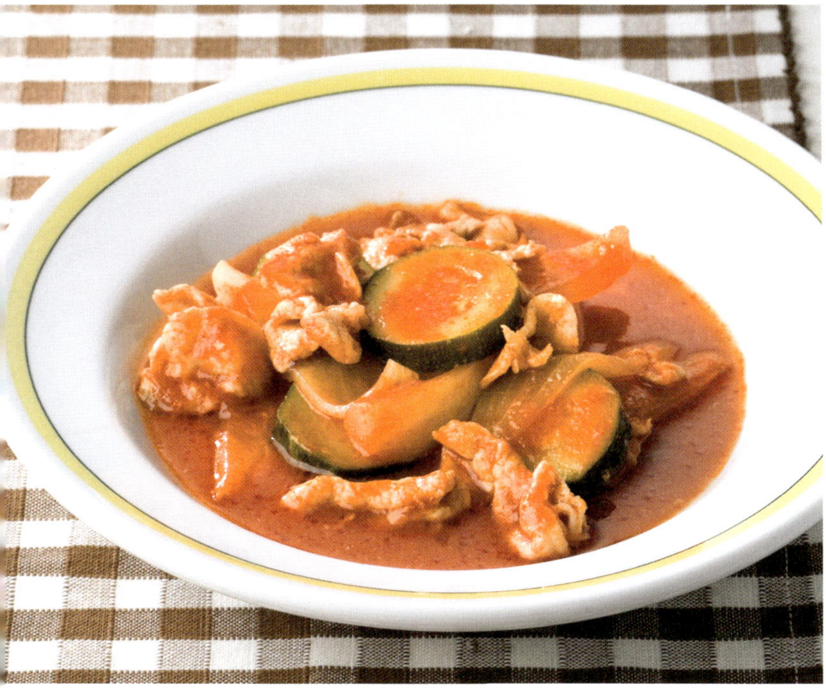

豚肉とズッキーニのトマト煮

夏の味いっぱいの主菜。
パンを添えて、暑くて食欲が落ちる日の献立にしても。

材料［1人分］

┌ 豚ロース薄切り肉 …… 60g
└ 塩・こしょう …… 各少量
ズッキーニ・玉ねぎ …… 各30g
油 …… 小さじ¾
トマトジュース …… 60g
顆粒ブイヨン …… 小さじ½

1 豚肉は一口大に切り、塩とこしょうをふる。ズッキーニは1cm厚さの輪切りにする。玉ねぎは1cm幅のくし形に切る。

2 なべに油を熱してズッキーニと玉ねぎをいため、豚肉を加えていため合わせる。

3 トマトジュースとブイヨンを加え混ぜてふたをし、約10分煮る。

1人分**178**kcal　塩分**1.4**g

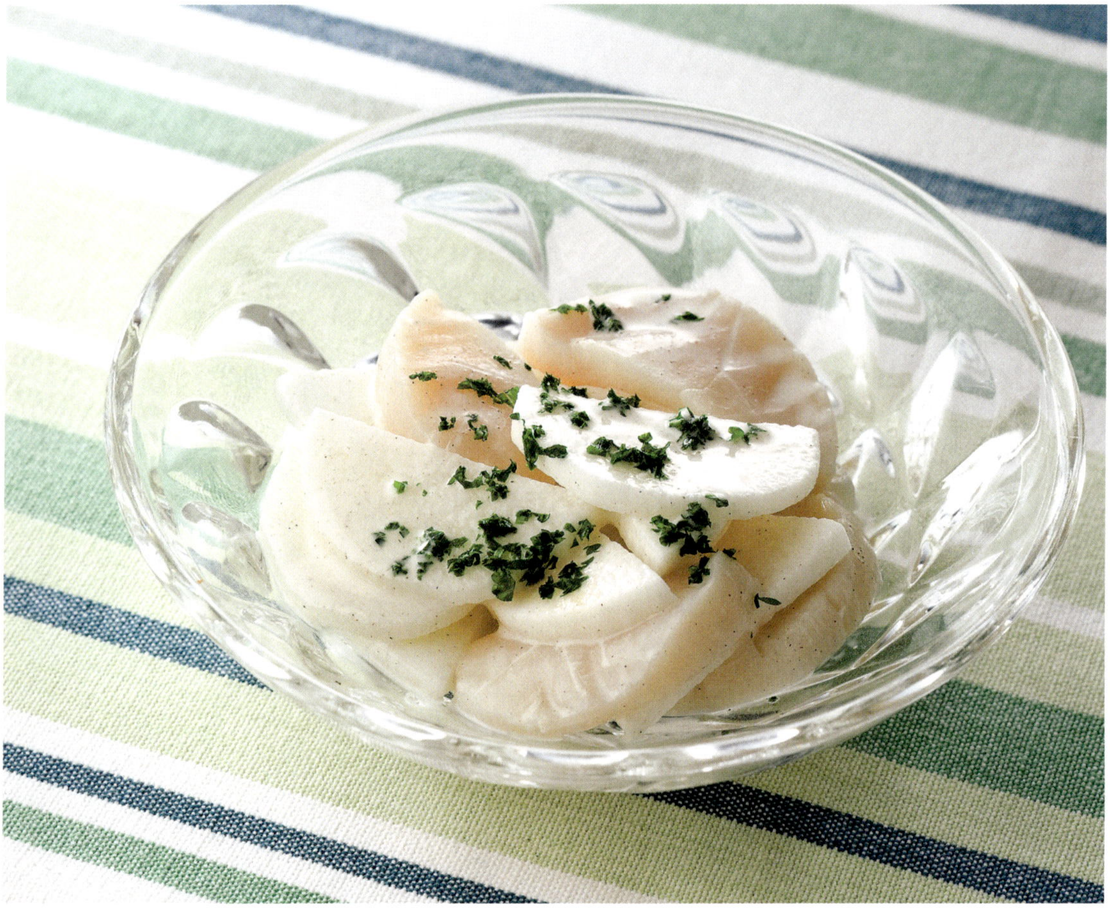

長芋とホタテのレモン風味マヨネーズあえ

長芋とホタテの食感の違いが楽しい。
マヨネーズにレモンの酸味をきかせて涼やかに。

材料［1人分］

長芋……60g
ホタテ貝柱……30g
塩・こしょう……各少量
マヨネーズ……小さじ3/4
レモンの搾り汁……小さじ1/2
パセリ（みじん切り）……少量

1 長芋は皮を除いて7㎜厚さの半月切りにする。
2 ホタテは厚みを2等分にして半月切りにし、さっとゆでて湯をきる。
3 長芋とホタテを合わせて塩とこしょうをふり、マヨネーズとレモン汁を加えてあえ混ぜる。
4 器に盛り、パセリをふる。

1人分**90**kcal　塩分**0.2**g

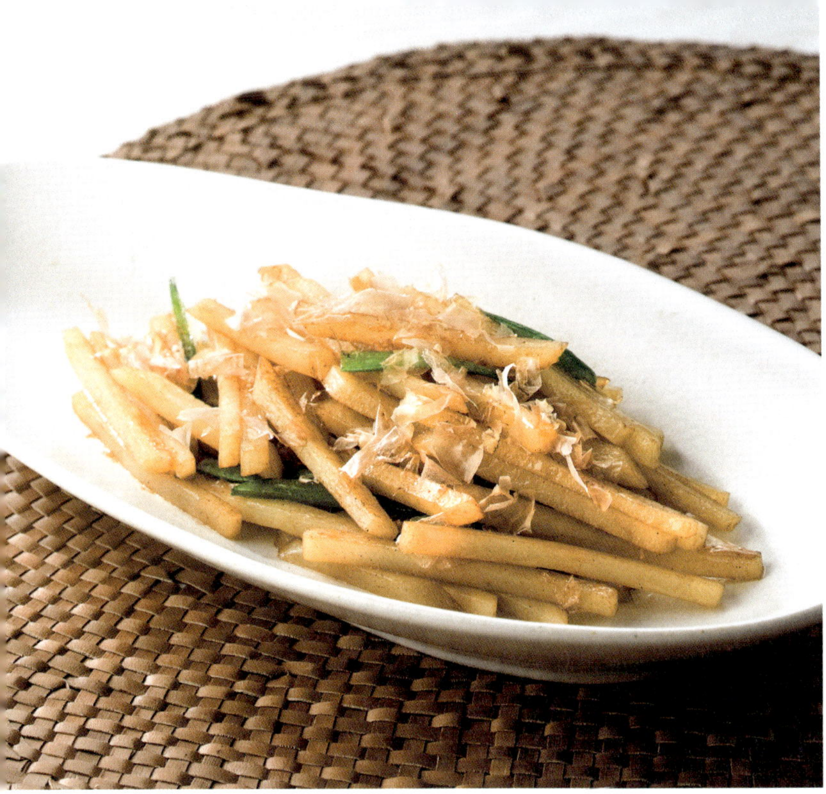

材料［1人分］
じゃが芋……………小1個（70g）
さやえんどう……………2枚（5g）
油・ウスターソース………各小さじ1
削りガツオ…………………少量

1 じゃが芋は皮を除いて3～4㎜角の棒状に切り、さっと洗って水けをきる。さやえんどうは筋を除いて斜めに細く切る。
2 フライパンに油を熱し、じゃが芋をいためる。透き通ってきたらさやえんどうを加えてさらにいため、ウスターソースで調味する。
3 器に盛り、削りガツオをふる。

1人分**100**kcal　塩分**0.5**g

じゃが芋のソースいため

ウスターソースをからめていため上げます。
簡単なのにあとを引くおいしさです。

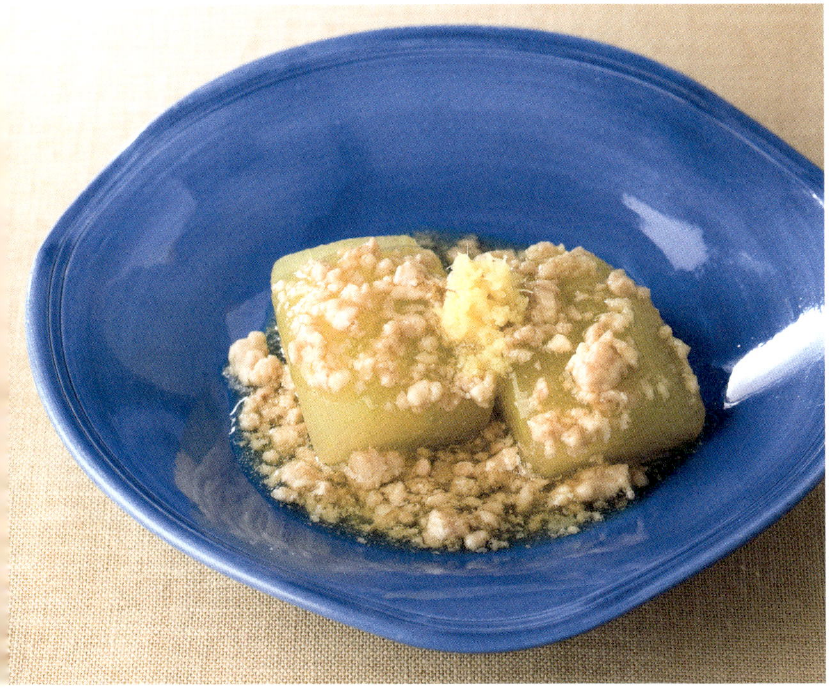

材料［1人分］
とうがん……………………………70g
だし……………………………½カップ
みりん……………………………小さじ⅓
塩……………………………ミニスプーン½
しょうゆ……………………………小さじ½
鶏ひき肉……………………………15g
［かたくり粉……………………………小さじ⅔
［水……………………………小さじ1弱
しょうが（すりおろす）………小1かけ

1 とうがんはわたと皮を除いて一口大に切り、沸騰湯でさっとゆで、湯をきる。
2 なべにとうがんとだしを入れて煮立て、みりん、塩、しょうゆを加えてふたをし、弱火で15分煮る。煮汁を残して器に盛る。
3 **2**のなべにひき肉を入れて火にかけて煮、水どきかたくり粉でとろみをつける。
4 器に盛ったとうがんに**3**をかけ、しょうがをのせる。

1人分**52**kcal　塩分**1.1**g

とうがんのひき肉あんかけ

とうがんは果肉がやわらかくて食べやすい素材。
下ゆですると味がよくしみ込みます。

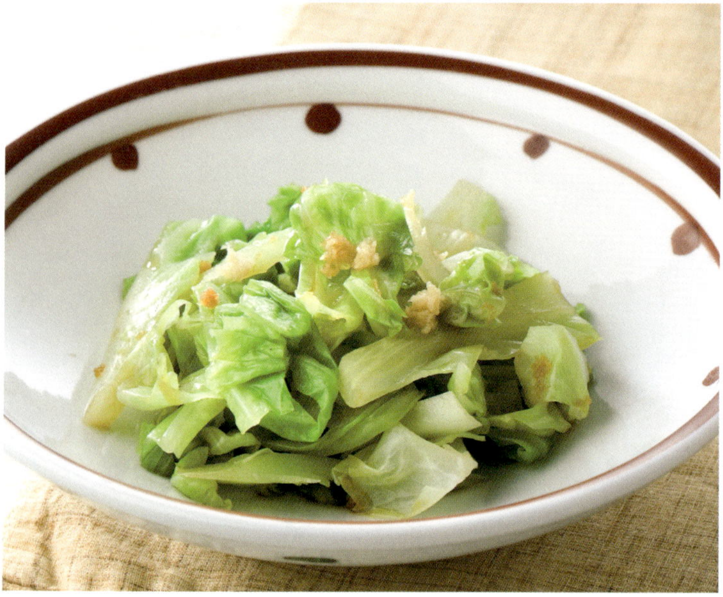

材料［1人分］

キャベツ……小1枚（40g）
しょうゆ……小さじ1/2
しょうが（すりおろす）……小1かけ

1 キャベツは沸騰湯でさっとゆでて湯をきり、1cm幅に切って汁けを絞る。

2 しょうゆとしょうがを合わせてキャベツをあえる。

1人分**12**kcal　塩分**0.4**g

キャベツのしょうがじょうゆあえ

新キャベツを使うとみずみずしく、
冬のキャベツを使うとほのかに甘いあえ物に。

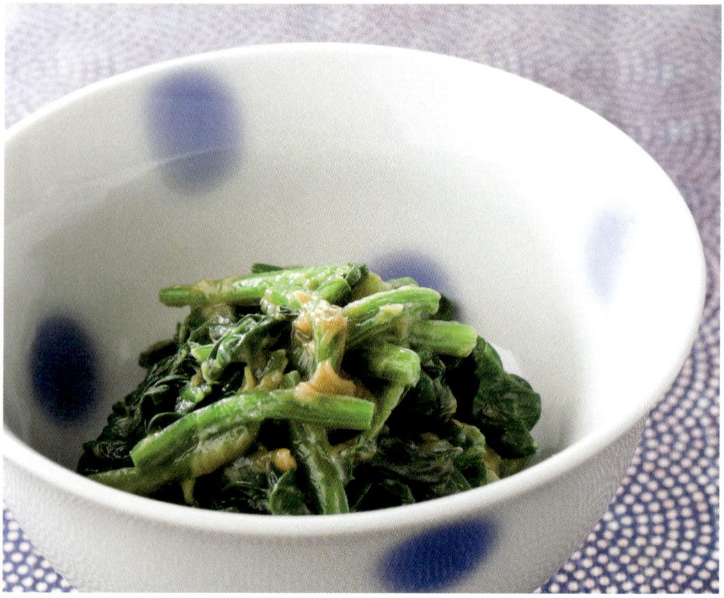

材料［1人分］

ほうれん草……50g
ピーナッツバター……小さじ1
しょうゆ……小さじ2/3
砂糖……小さじ1/2

1 ほうれん草は沸騰湯で色よくゆでて水にとり、水けを絞って3～4cm長さに切る。

2 ピーナッツバター、しょうゆ、砂糖は混ぜ合わせる。

3 ほうれん草を**2**であえる。

1人分**57**kcal　塩分**0.6**g

ほうれん草のピーナッツバターあえ

種実の香ばしい衣でエネルギーもアップ。
ごま、くるみ、アーモンドも合います。

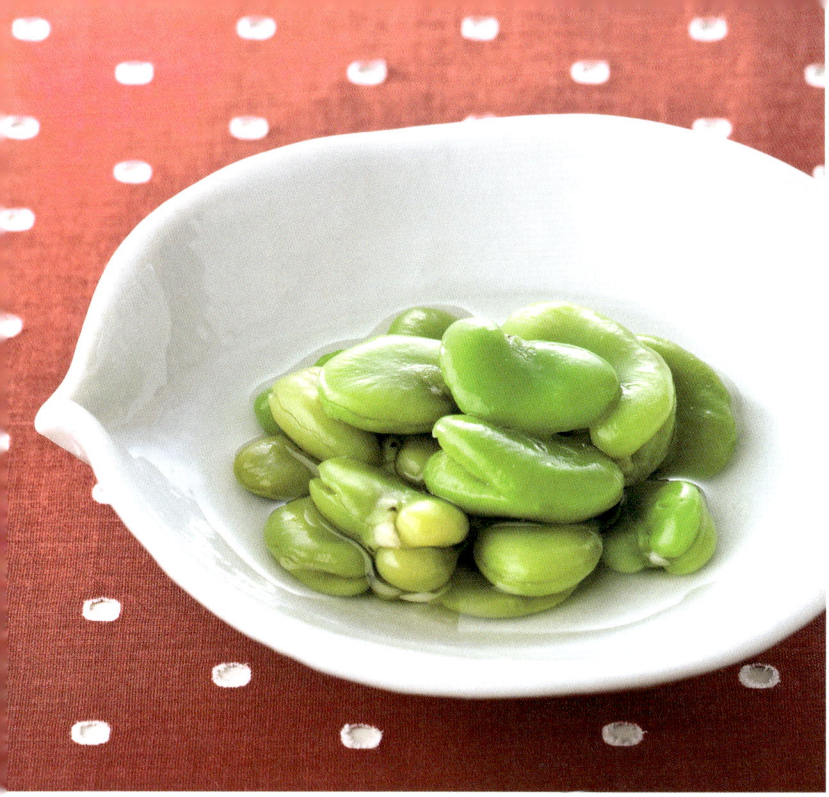

材料［1人分］
そら豆……　さやと薄皮を除いて50g
砂糖………………………小さじ2⅓
塩…………………………少量

1 なべに水¼カップ、砂糖、塩を入れて煮立てる。
2 そら豆を加えて紙ぶたをし、弱火で5〜6分煮る。

1人分**81**kcal　塩分**0.2**g

そら豆の甘煮

箸《はし》休めに、間食に。
そらまめの旬は初夏で、たんぱく質や炭水化物が主成分です。

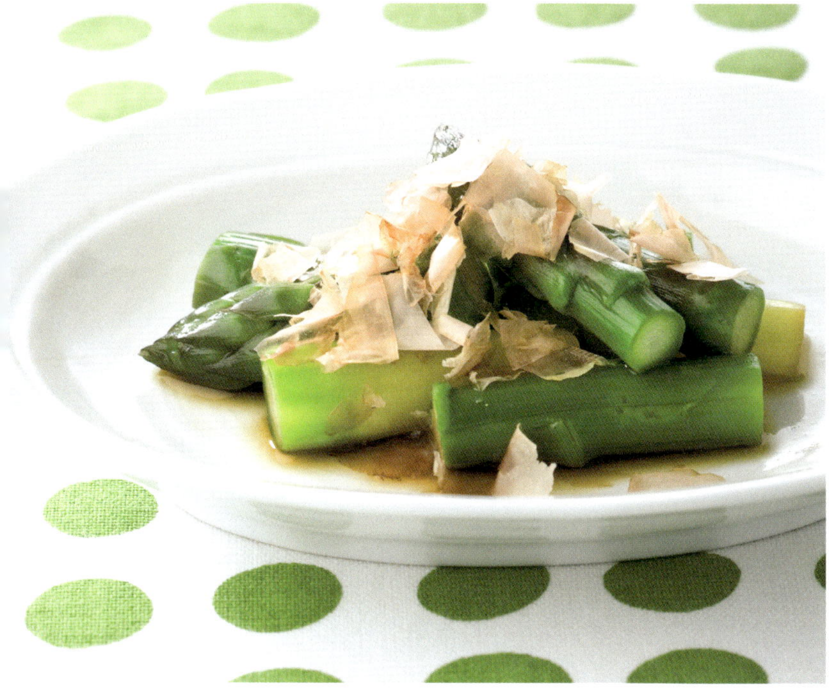

材料［1人分］
グリーンアスパラガス‥2本（40g）
- しょうゆ…………………小さじ½
- だし………………………小さじ½

削りガツオ…………………少量

1 アスパラは根元のかたい皮を除き、沸騰湯で色よくゆでて湯をきる。3〜4cm長さに切る。
2 しょうゆとだしを混ぜ合わせ、ゆでたてのアスパラにからめる。
3 皿に盛り、削りガツオをふる。

1人分**12**kcal　塩分**0.4**g

アスパラガスのお浸し

ゆでたてのアスパラにだし割りじょうゆをからめ、
味をなじませます。

退院したその日から約2週間
間食

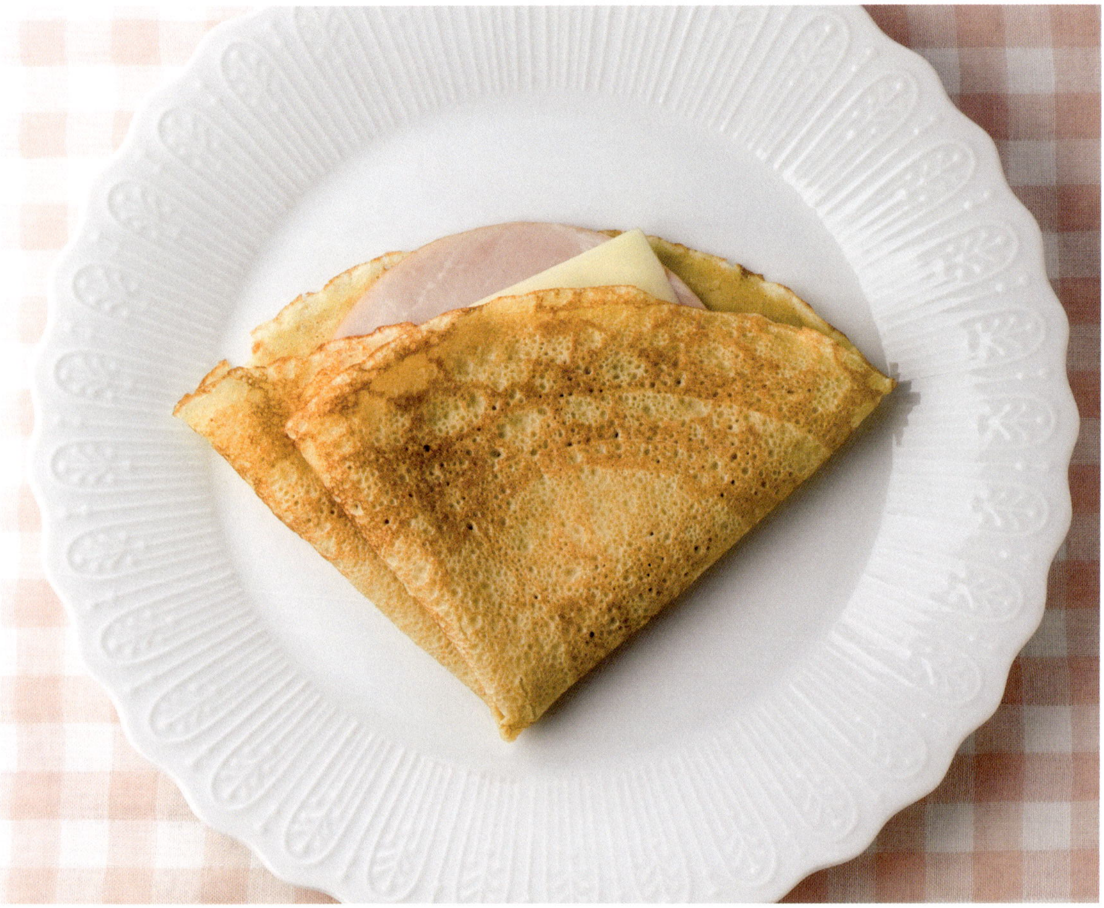

そば粉のクレープ　ハムとチーズ包み

そばの香りのクレープ。
スモークサーモンやベーコン、くだもののジャムも合います。

■ そば粉のクレープ

材料［5枚分］

そば粉……50g
卵（ときほぐす）……1½個
牛乳……100g
バター（食塩不使用、とかす）……小さじ1¼
塩……ミニスプーン½
油……小さじ1¼

1 ボールにそば粉を入れ、卵を加えて泡立て器でよく混ぜる。牛乳を少しずつ加え混ぜ、バターと塩を加えて混ぜ合わせる（たね）。
2 フライパンに油の⅕量（小さじ¼）を薄く塗り、たねの⅕量を流し入れて丸く薄く広げる。焼き色がついたら裏返して焼く。
3 残り4枚も同様に焼く。

★4枚は1枚ずつラップに包み、冷凍保存する。

■ そば粉のクレープ ハムとチーズ包み ［1人分］

そば粉のクレープ1枚を広げてロースハムの薄切り10gとスライスチーズ10gを重ね、4つに折りたたむ。

1人分**142**kcal　塩分**0.7**g

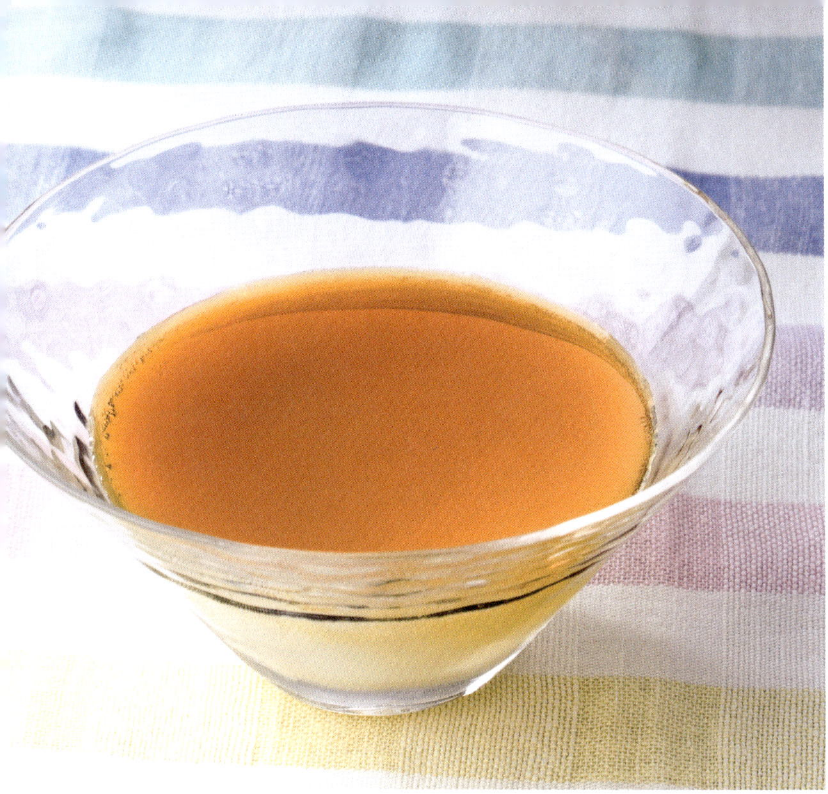

豆乳ゼリー　メープルシロップかけ

豆乳のすっきりとした味わいのゼリーに、
甘味と香りが豊かなシロップをかけて。

材料［1人分］

豆乳 ……………… 100g
┌粉ゼラチン ……… 小さじ½
└水 ………………… 小さじ2
メープルシロップ … 大さじ1⅔（35g）

1 ゼラチンは水にふり入れてしとらせる。

2 なべに豆乳を入れて温め、**1**を加えて煮とかす。火を消し、あら熱がとれるまでおく。

3 器に流し入れ、冷蔵庫で冷やしかためる。

4 食べる直前にメープルシロップをかける。

1人分**141**kcal　塩分**0**g

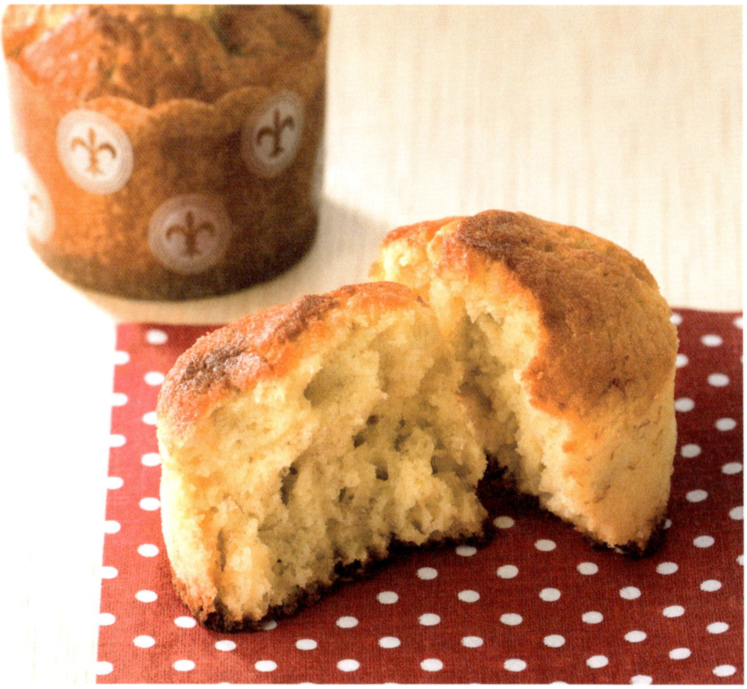

バナナマフィン

よく熟したバナナを使うとより美味。
焼きたても、一晩おいて味がなじんだころもおいしい。

材料［5個分］

バナナ（熟したもの）……… 100g
a┌小麦粉 ……………… 100g
　└ベーキングパウダー … 小さじ½
バター（食塩不使用）……… 50g
砂糖 …………………… 75g
卵 ……………………… 1個
牛乳 …………………… 50g

1 **a**は合わせてふるう。バターは室温にもどす。

2 ボールにバターと砂糖を入れて泡立て器でクリーム状になるまで混ぜ、卵をときほぐして少しずつ加え混ぜ、牛乳を加えてよく混ぜ合わせる。

3 バナナをフォークでつぶして加え混ぜ、**1**の粉を加えてさっくりと混ぜ合わせる。

4 マフィン型に等分に流し入れ、170℃に熱したオーブンで15〜20分焼く。

1個分**247**kcal　塩分**0.1**g

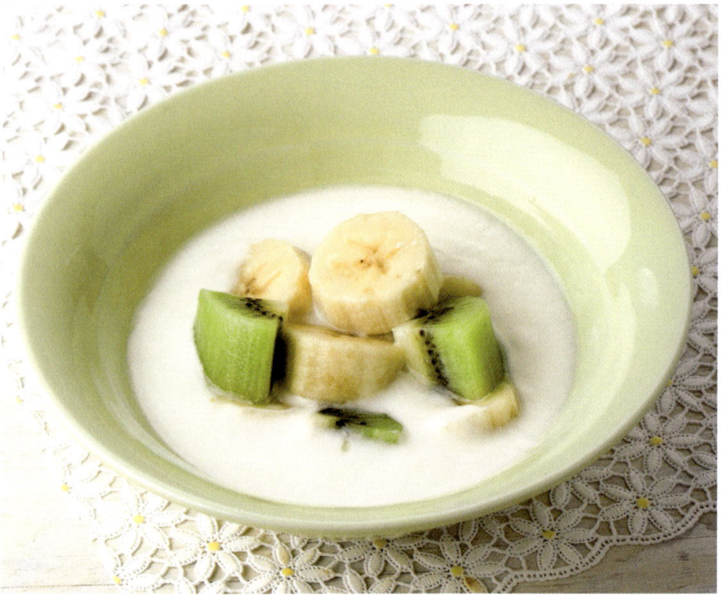

フルーツヨーグルト

食物繊維が多いバナナとキウイフルーツ、
乳酸菌が多いヨーグルトの組み合わせでおなかも快調に。

材料［1人分］
バナナ ……………… ½本（50g）
キウイフルーツ ……… ⅓個（30g）
プレーンヨーグルト ……… 100g
コンデンスミルク ……………… 小さじ2（10g）

1 バナナは1㎝厚さの輪切りにする。キウイは食べやすく切る。
2 ヨーグルトとコンデンスミルクを混ぜ合わせ、バナナとキウイを合わせてあえる。

1人分**154**kcal　塩分**0.1**g

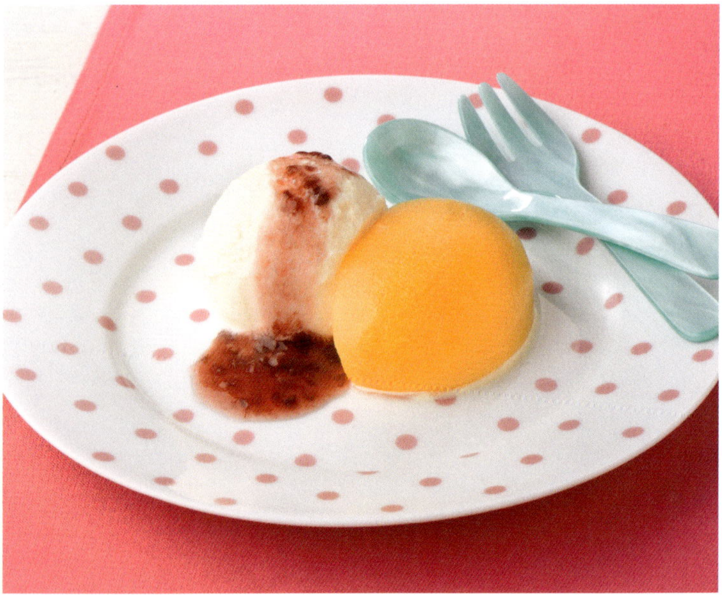

ピーチメルバ

メルボルン生まれのオペラ歌手の名前を冠したデザート。
甘ずっぱいジャムが合います。

材料［1人分］
バニラアイスクリーム ……… 60g
黄桃（缶詰め） ……………… 50g
ラズベリージャム ……… 小さじ1弱

1 ジャムに水小さじ½を加え混ぜる（ソース）。黄桃は缶汁をきる。
2 皿にバニラアイスと黄桃を盛り合わせ、1のソースをかける。

1人分**179**kcal　塩分**0.1**g

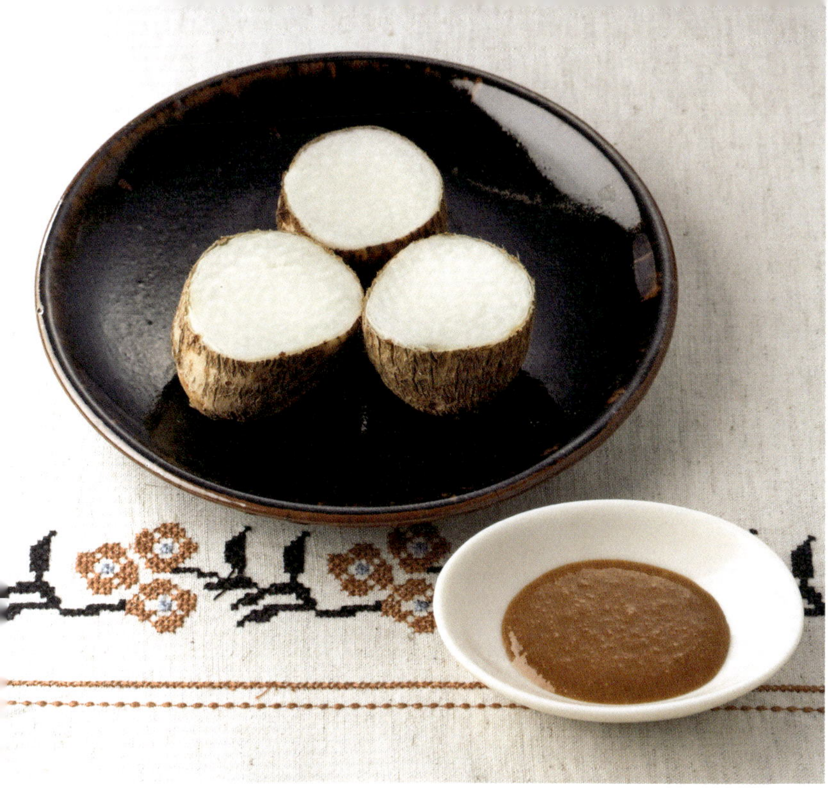

材料［1人分］
里芋 ……………………… 100g
すり白ごま・砂糖 ……… 各小さじ1
しょうゆ ………………… 小さじ1/2

1 里芋は皮つきのままたわしでよく洗い、大きいものは2つ3つに切り、小さいものは片方の端を切る。
2 蒸気の上がった蒸し器で15〜20分蒸す（または耐熱容器に入れてラップをし、電子レンジ（500W）で約3分加熱する）。
3 ごま、砂糖、しょうゆを混ぜ合わせる（ごまだれ）。
4 皿に里芋を盛り、ごまだれを添える（里芋の皮は除いて食べる）。

1人分**90**kcal　塩分**0.4**g

きぬかつぎ

小ぶりの里芋を皮つきのまま蒸して香味を閉じ込めます。
コクのあるたれを添えて。

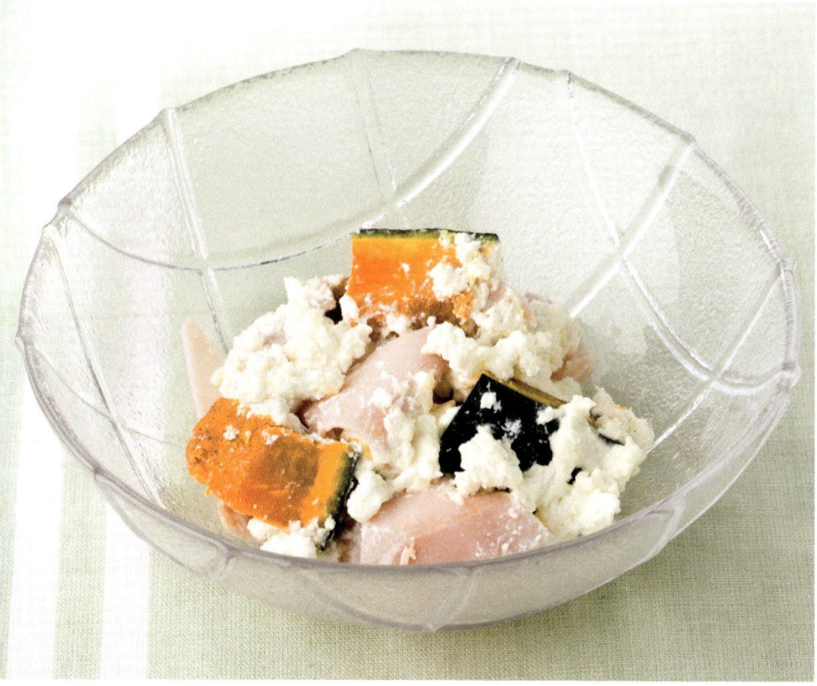

材料［1人分］
かぼちゃ ………… 皮つきで40g
塩・こしょう ……………… 各少量
ロースハムの薄切り …… 1枚（15g）
カテージチーズ ……………… 40g
マヨネーズ ……………… 小さじ1 1/4

1 かぼちゃは種とわたを除いて一口大に切る。耐熱容器に入れてラップをし、電子レンジ（500W）で1分加熱し、熱いうちに塩とこしょうをふる。さめるまでおく。
2 ハムは放射状に8つに切る。
3 カテージチーズとマヨネーズを混ぜ合わせ、かぼちゃとハムを合わせてあえる。

1人分**143**kcal　塩分**1.1**g

かぼちゃのカテージチーズあえ

かぼちゃの皮がかたくて気になるときは除きます。
カテージチーズでカルシウムをプラスします。

退院したその日から約 2 週間

エンシュア・リキッドを使って

エンシュア・リキッドは少量で高エネルギーですが、
コクが強くて飲みにくいという声もあります。
そこで、エンシュア・リキッドの香味を生かした
デザート 4 品をご紹介します。

★電子レンジには耐熱容器を用いてください。
★保存はいずれも冷蔵で2日間です。

チョコレートのムース

材料［1人分×2回］

- エンシュア・リキッド（コーヒー味）……100g
- a ミルクチョコレート……20g
- a 牛乳……小さじ2
- 粉ゼラチン……小さじ⅔
- 水……小さじ2
- 砂糖……大さじ1
- 生クリーム……大さじ2

1 エンシュア・リキッドは電子レンジ（500W）で20秒加熱して人肌に温める。
2 別の容器に**a**を合わせ入れ、電子レンジで10秒加熱してチョコレートをとかす。
3 ゼラチンは水にふり入れてしとらせ、電子レンジで10秒加熱してとかす。
4 ボールに**1**、**2**、**3**と砂糖を合わせてかき混ぜる。氷水に浮かせ、とろみがつくまでかき混ぜる。
5 生クリームは八《はち》分《ぶ》立てにし、**4**のボールに加えてさっくりと混ぜ合わせる。
6 器に流し入れ、冷蔵庫で冷やしかためる。

1人分**197**kcal　塩分**0.1**g

いちごのババロア

材料［1人分×2回］

- エンシュア・リキッド（ストロベリー味）……140g
- 粉ゼラチン……小さじ⅔
- 水……小さじ2
- 生クリーム……大さじ1⅓
- いちご……40g
- 砂糖……小さじ2

1 エンシュア・リキッドは電子レンジ（500W）で30秒加熱して人肌に温める。
2 ゼラチンは水にふり入れてしとらせ、電子レンジで10秒加熱してとかす。
3 **1**に**2**を加えて混ぜ合わせ、あら熱がとれたら生クリームを加えて混ぜ合わせる。
4 器に流し入れ、冷蔵庫で冷やしかためる。
5 いちごは砂糖をふり、フォークなどでつぶして**4**にかける。

1人分**135**kcal　塩分**0.1**g

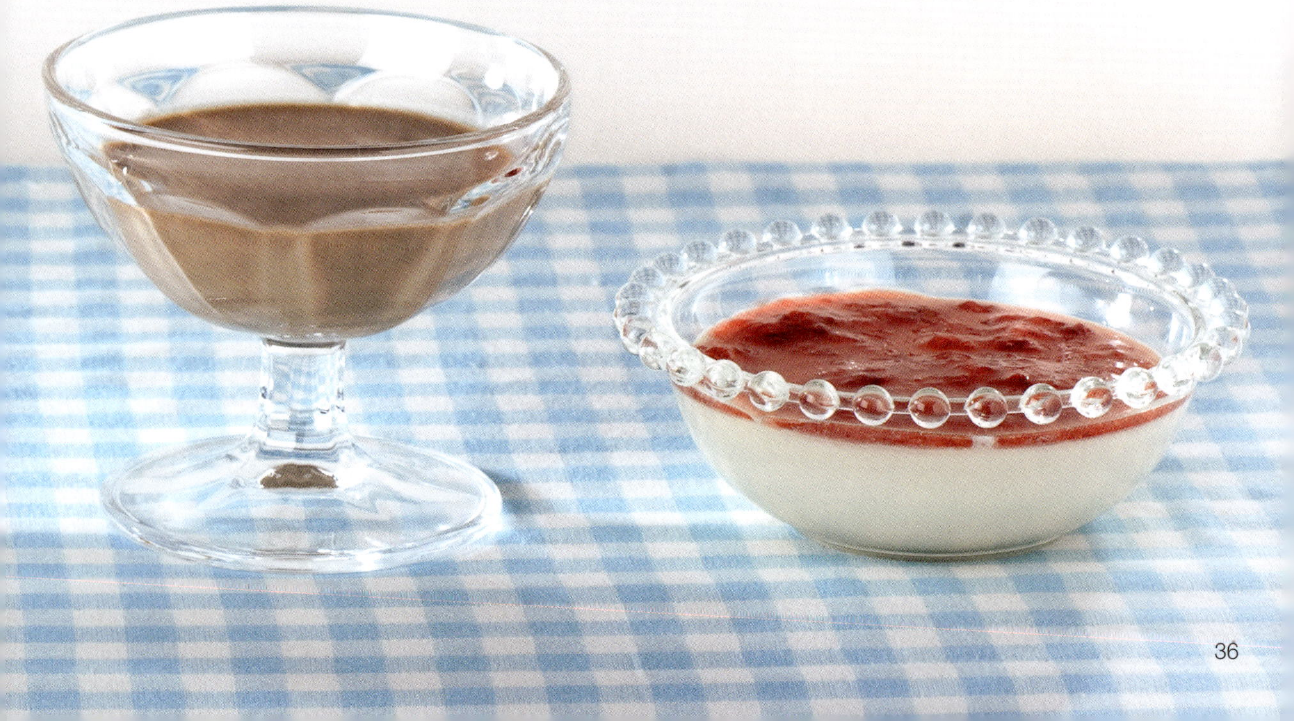

エンシュア・リキッドとは

たんぱく質、脂質、炭水化物、ビタミン類、ミネラルがバランスよく配合され、さらに、腸からじかに吸収できるように消化された栄養剤。
エネルギーが１缶（250ml）で250kcalと高く、手術後などで普通食がとれないときにも用いられます。ストロベリー味、コーヒー味、バニラ味の３種類があり、購入には医師の処方箋《せん》が必要です。

いちごのムース

材料［1人分×2回］

エンシュア・リキッド（ストロベリー味）……100g
a
　いちご……40g
　砂糖……大さじ1
　粉ゼラチン……小さじ⅔
　水……小さじ2
生クリーム……大さじ2⅔
b
　いちご……30g
　砂糖……小さじ2

1 エンシュア・リキッドは電子レンジ（500W）で20秒加熱して人肌に温める。
2 aのいちごはフォークなどでつぶし、砂糖を混ぜ合わせる。
3 ゼラチンは水にふり入れてしとらせ、電子レンジで10秒加熱してとかす。
4 ボールに1、2、3を入れてかき混ぜる。氷水に浮かせ、とろみがつくまで静かに混ぜる。
5 生クリームは八分立てにし、4のボールに加えてさっくりと混ぜ合わせる。
6 器に流し入れ、冷蔵庫で冷やしかためる。
7 bのいちごは5㎜角に切り、砂糖を混ぜ合わせて6にのせる。

1人分**183**kcal　塩分**0.1**g

ごまプリン

材料［1人分×2回］

エンシュア・リキッド（バニラ味）……140g
練り黒ごま……小さじ2強
　粉ゼラチン……小さじ⅔
　水……小さじ2
砂糖……大さじ1⅓

1 エンシュア・リキッドは電子レンジ（500W）で30秒加熱して人肌に温める。
2 ゼラチンは水にふり入れてしとらせ、電子レンジで10秒加熱してとかす。
3 ボールに練りごまを入れ、1を少しずつ加えてのばし、2と砂糖を加えて混ぜ合わせる。
4 器に流し入れ、冷蔵庫で冷やしかためる。

1人分**132**kcal　塩分**0.1**g

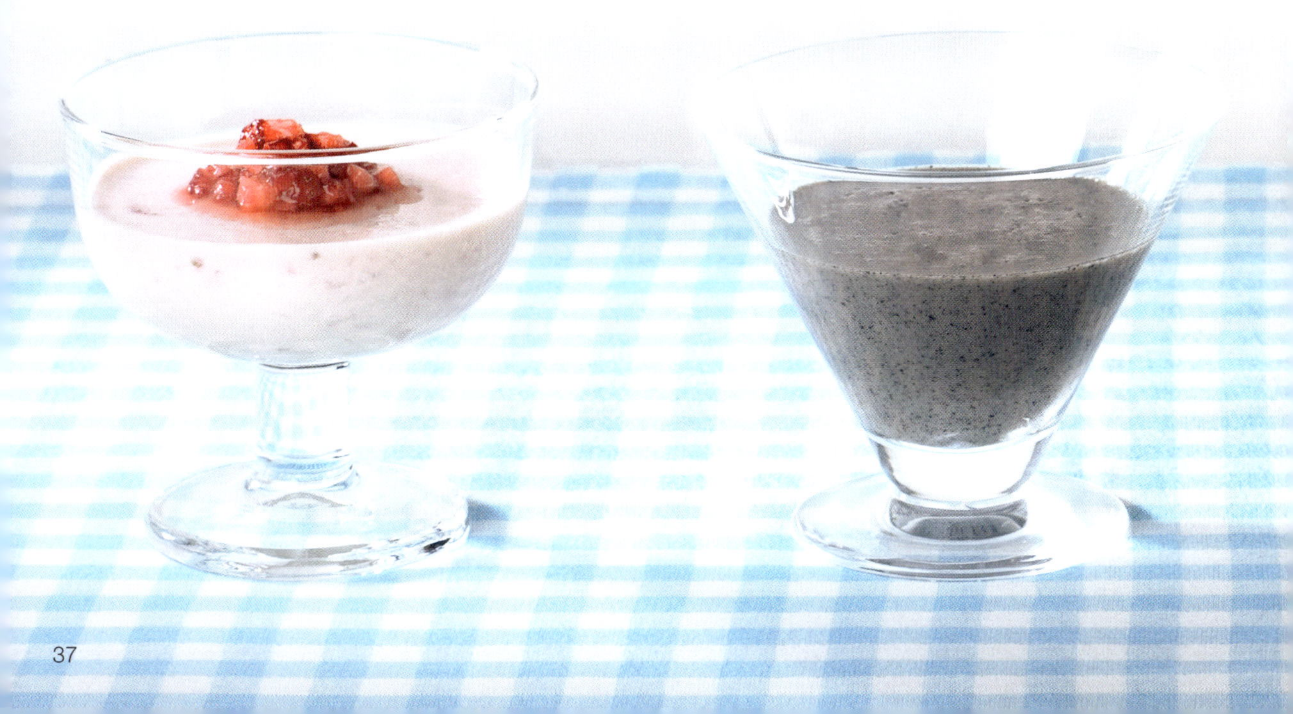

2

退院
14日後

退院後
2週間が
過ぎたら

機能的に食べられないことをケアする

たんぱく質、脂質、炭水化物のバランスがよい、
一日3食＋間食2回の献立（1週間分）を紹介します。
昼食を外で食べる人は、68㌻の「外食アドバイス」も
あわせてごらんください。

ダンピング症候群を防ぐ

ダンピング症候群とは、食べ物が腸に急に落下（ダンピング）することで起こる症状（冷や汗、動《どう》悸《き》、めまい、脱力感、低血糖状態など）です。炭水化物が腸で急激に吸収されることが原因の一つです。また、炭水化物に偏った食事は倦怠感の一因になります。

その予防には、ゆっくりよく噛《か》んで食べる、一日5、6回の分食にして少量ずつ食べる、主食・主菜・副菜がそろった栄養バランスのよい食事をとることなどがたいせつとされます。また、甘いもののとりすぎも原因になるので、注意が必要です。

少量でエネルギーを高める

たくさんは食べられない時期なので、脂質が多い食品を使ってエネルギーを補いましょう。薄切りのロース肉やひき肉、イワシ、ギンザケ、ブリ、サンマなどがおすすめ。油脂が多い肉や魚はしっとりとしていて食べやすい利点もあります。ロースは冷しゃぶ風に、ひき肉はハンバーグにしておろし大根を添える、魚は塩焼きにしてレモンを搾ったり梅干しや酢を加えた煮汁で煮る、などすれば、もたれずにおいしく食べられます。

乳製品ではクリームチーズや生クリーム、練乳などを使うといいでしょう。調理にごまやピーナッツバター、マヨネーズなどを使うとエネルギーがアップします。

分けて食べる

手術したことで胃の容量が減り、一度に食べられる量は少なくなります。そのため、必要なエネルギーや栄養素は何回かに分けてとります。一日3食のほかに、間食を2回組み合わせるといいでしょう。これは、一度にたくさんは食べられない小さな子どもが、おやつを食べてエネルギーや栄養素を補うことに似ています。

分けて食べることは、ダンピング症候群の予防にもつながります。

消化がよい食品や料理を選ぶ

食べ物を胃から腸へスムーズに送るためには、やわらかく調理した食事をよく噛んで食べるようにします。何回噛めばよい、ということは一概に決められませんが、おいしく満腹感を味わうには「30回噛む」といった程度が目安でしょう。

水分はほどほどに

汁物や飲み物など、水分を先にとってしまうと、肝心の主食やおかずが食べられなくなります。食事をとりながら水分を摂取しましょう。

また、水分が不足すると便秘になりやすいので、飲み物は適度に補給しましょう。

献立 1 日目

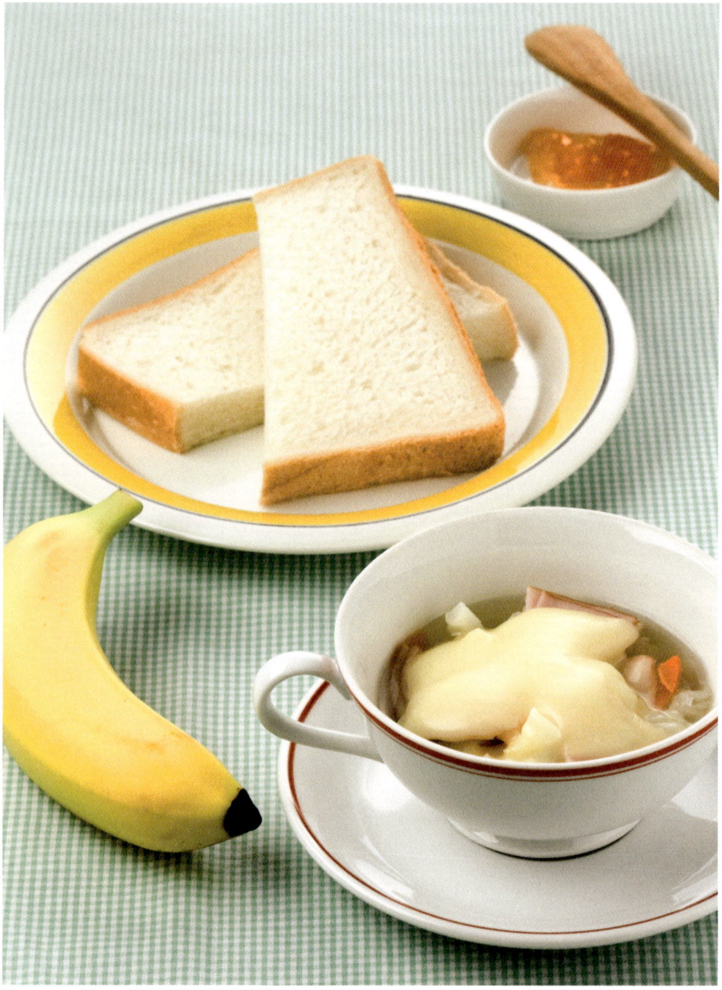

野菜の具だくさんのスープにハムとチーズでたんぱく質をプラス。
バナナはエネルギー源としても優秀なくだものです。
しっかりよく噛《か》んで食べ、一日をスタートしましょう。

朝食 menu

- 野菜のチーズスープ
- 食パン / あんずジャム
- バナナ

1食分411kcal 塩分2.6g

■ 野菜のチーズスープ

材料［1人分］

カリフラワー・玉ねぎ・ロースハムの薄切り・とろけるタイプのチーズ …… 各20g
にんじん …… 15g
顆粒ブイヨン …… 小さじ1/3
塩・こしょう …… 各少量

1 カリフラワーは小房に分け、玉ねぎは薄く切る。にんじんは皮を除いて薄く切り、ハムは放射状に6～8等分に切る。
2 なべに水3/4カップとブイヨンを入れて煮立て、野菜、塩、こしょうを加えて煮る。
3 野菜がやわらかくなったらハムを加え、チーズをのせて火を消す。

■ 食パン / あんずジャム

食パン …… 6枚切り1枚（60g）
あんずジャム …… 大さじ2/3

■ バナナ

バナナ …… 1本（100g）

10:00 間食

ココアでエネルギーを確保。
軽い口あたりのウエハースといっしょに。

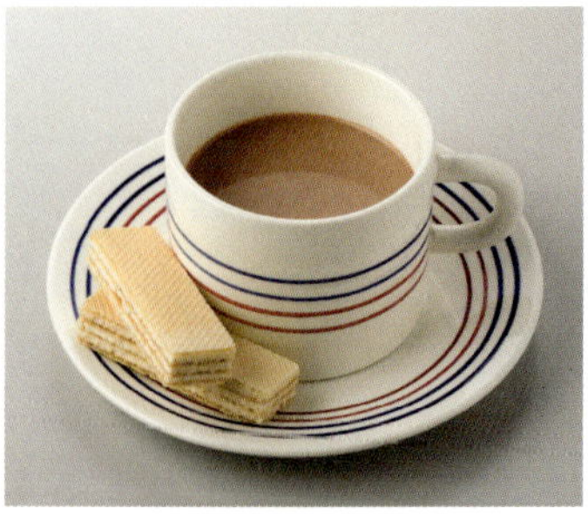

■ ココア

材料［1人分］

ココアパウダー …… 小さじ2 1/2
砂糖 …… 大さじ1強
牛乳 …… 180g

1 なべにココアパウダー、砂糖、牛乳少量を入れてよく混ぜ、ペースト状にする。
2 火にかけ、残りの牛乳を少しずつ加えながらときのばし、煮立つ直前に火を消す。

■ ウエハース

ウエハース …… 20g

1食分264kcal 塩分0.4g

昼食

menu

- そら豆の卵とじ
- トマトのサラダ
- 鶏がゆ

1食分**334**kcal　塩分**1.5**g

卵とじはだしを含ませてふっくらと。
そら豆で香味を添えます。
マヨネーズをかけてエネルギーを高めたサラダ、
蒸した鶏肉を加えて味わいに変化をつけたおかゆを組み合わせます。

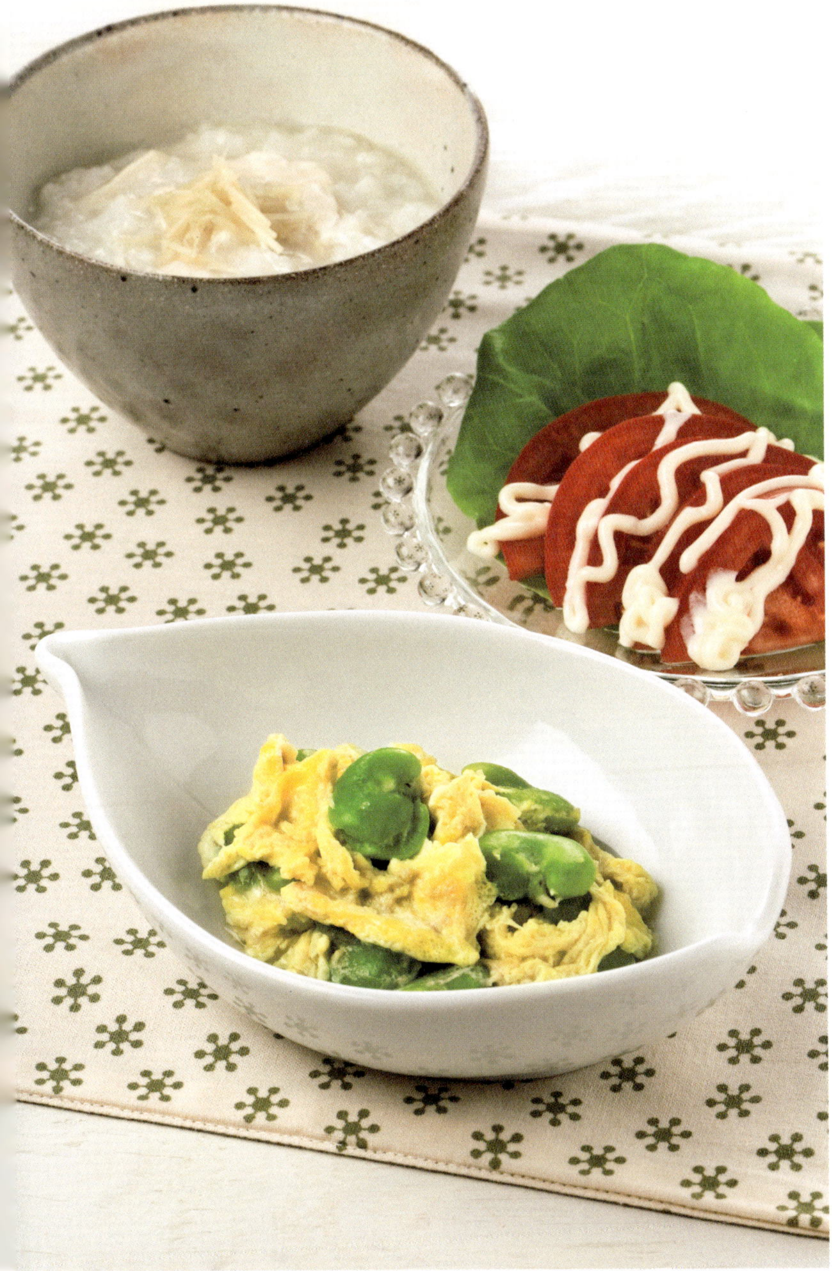

そら豆の卵とじ

材料［1人分］

卵……1個
そら豆……さやと薄皮を除いて50g
だし……¼カップ
みりん・しょうゆ……各小さじ⅓
塩……少量

1 なべにだしと調味料を入れて煮立て、そら豆を入れてやわらかくなるまで弱火で煮る。
2 卵をときほぐしてまわし入れ、ふたをしてさっと煮る。

トマトのサラダ

材料［1人分］

トマト……¼個（50g）
サラダ菜……小2枚（5g）
マヨネーズ……小さじ1¼

1 トマトは皮を除いて5㎜厚さの半月に切る。
2 皿にサラダ菜を敷いてトマトを盛り、マヨネーズをかける。

鶏がゆ

材料［1人分］

全がゆ（作り方15ページ）……150g
鶏ささ身……40g
塩……ミニスプーン½
酒……小さじ½
しょうが（せん切り）……小1かけ

1 耐熱容器にささ身を入れて塩と酒をふり、ラップをかけて電子レンジ（500W）で1分加熱する。手で細く裂く。
2 炊きたてのかゆにささ身を蒸し汁ごと加え混ぜ、蒸らす。
3 めしわんに盛り、しょうがを散らす。

15:00 間食

甘いいちごジャムとコクのあるホイップクリームは好相性。
ロールパンに添えて。

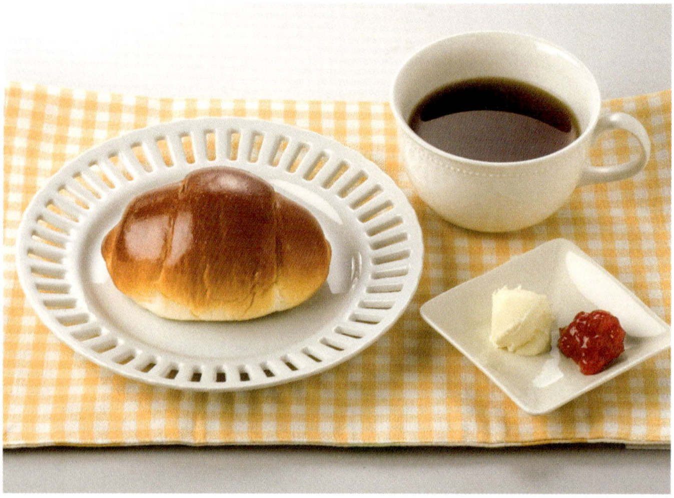

■ロールパン / いちごジャム・ホイップクリーム

ロールパン ……………… 1個(30g)
いちごジャム ……………… 小さじ1弱
ホイップクリーム ……………… 10g

■紅茶

紅茶 ……………… 3/4カップ

1食分**152**kcal　塩分**0.4**g

夕食 menu

- 白身魚のかぶら蒸し
- 白菜とりんごのサラダ
- 湯葉のすまし汁
- 全がゆ
- 柴《しば》漬け
- オレンジゼリー

1食分**446**kcal　塩分**3.5**g

■白身魚のかぶら蒸し

材料［1人分］

マダイ ……………… 1切れ(60g)
塩 ……………… 少量
かぶ ……………… 1個(60g)
卵白 ……………… 1/2個分(15g)
かぼちゃ ……………… 10g
かけ汁
　うす口しょうゆ ……………… 小さじ1
　だし ……………… 小さじ1/2強
　レモンの搾り汁 ……………… 小さじ1/2

1 マダイは2、3切れのそぎ切りにし、塩をふる。

2 かぶは皮を除いてすりおろし、汁けをきって卵白を加え混ぜる。かぼちゃは皮を除いて5mm角に切って加え、混ぜ合わせる。

3 器にマダイを汁けをふきとって盛り、**2**を重ねる。

4 蒸気の上がった蒸し器に入れて15分蒸す。

5 かけ汁の材料を混ぜ合わせ、添える。

■白菜とりんごのサラダ

材料［1人分］

白菜 ……………… 25g
りんご ……………… 20g
a
　油 ……………… 大さじ1/2
　酢 ……………… 小さじ1/2強
　砂糖・塩・こしょう ……………… 各少量

1 白菜は繊維に垂直に細く切る。りんごは皮をしま目にむき、いちょう切りにする。

2 **a**の材料をよく混ぜ合わせ(ドレッシング)、**1**をあえる。

★ドレッシングは市販のフレンチドレッシングで代用可。

■湯葉のすまし汁

材料［1人分］

湯葉 ……………… 乾3g
ほうれん草 ……………… 20g
だし ……………… 3/4カップ
塩 ……………… ミニスプーン1弱
うす口しょうゆ ……………… 小さじ1/2

1 湯葉は水にさっと通し、水を充分に含ませたふきんに包んでしばらくおき、もどす。1cm幅に切る。

2 ほうれん草は沸騰湯でゆでて水にとり、水けを絞って3cm長さに切る。

3 なべにだしと調味料を入れて火にかけ、熱くなったら湯葉とほうれん草を加えてひと煮する。

■全がゆ

全がゆ(作り方15ページ) ……………… 200g

■柴漬け

柴漬け(刻む) ……………… 10g

■オレンジゼリー

オレンジゼリー(市販品) ……………… 80g

マダイにかぶのすりおろしを重ね、しっとりと蒸し上げます。
かぼちゃの角切りを彩りに散らして。
サラダの白菜は繊維を断ち切るように切ると消化がよくなります。

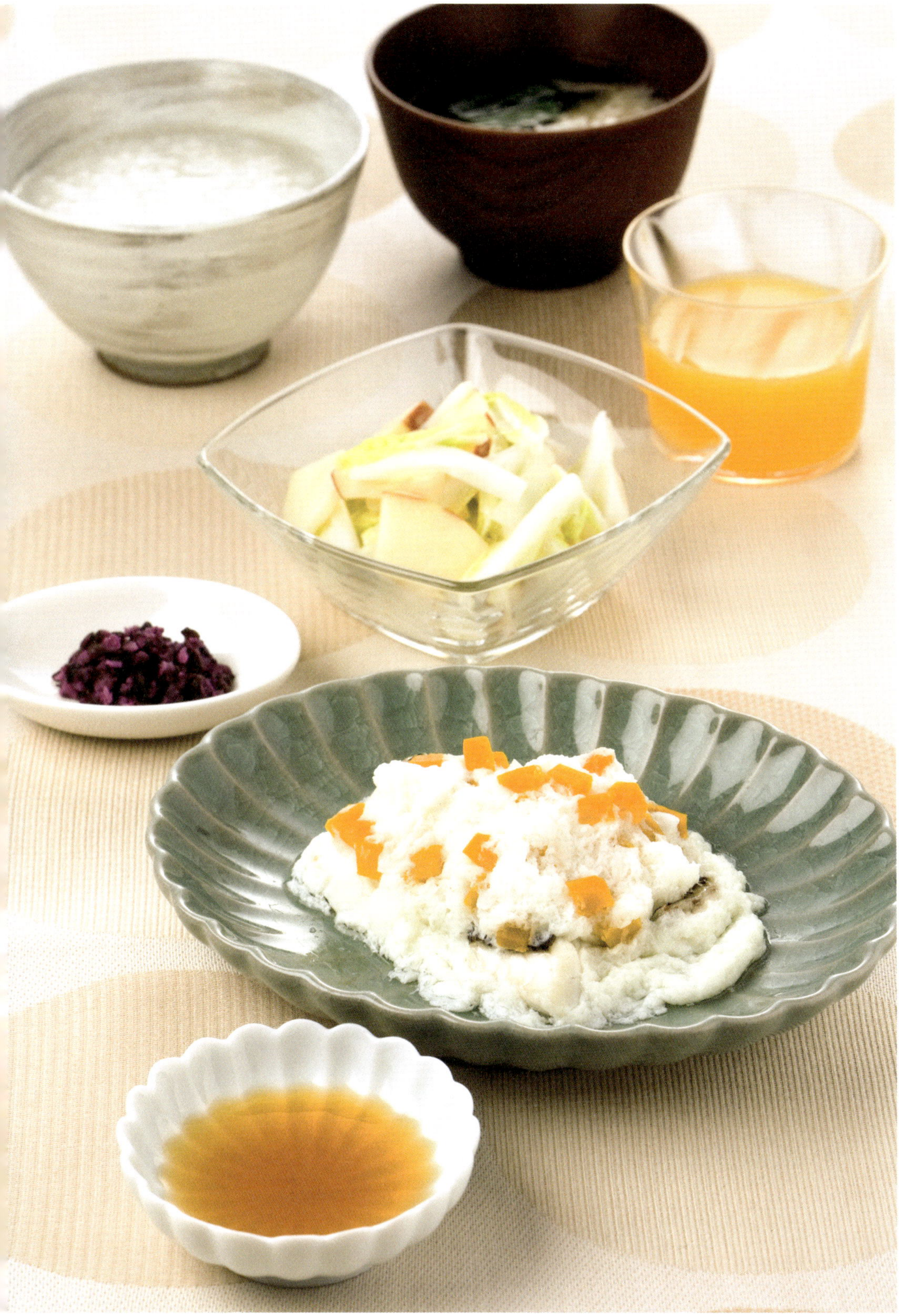

献立

2日目

朝食

menu

- カマスの塩焼き
- キャベツとちくわのおかかいため
- とろろこんぶと梅干しのすまし汁
- 全がゆ
- キウイフルーツ

1食分335kcal　塩分3.5g

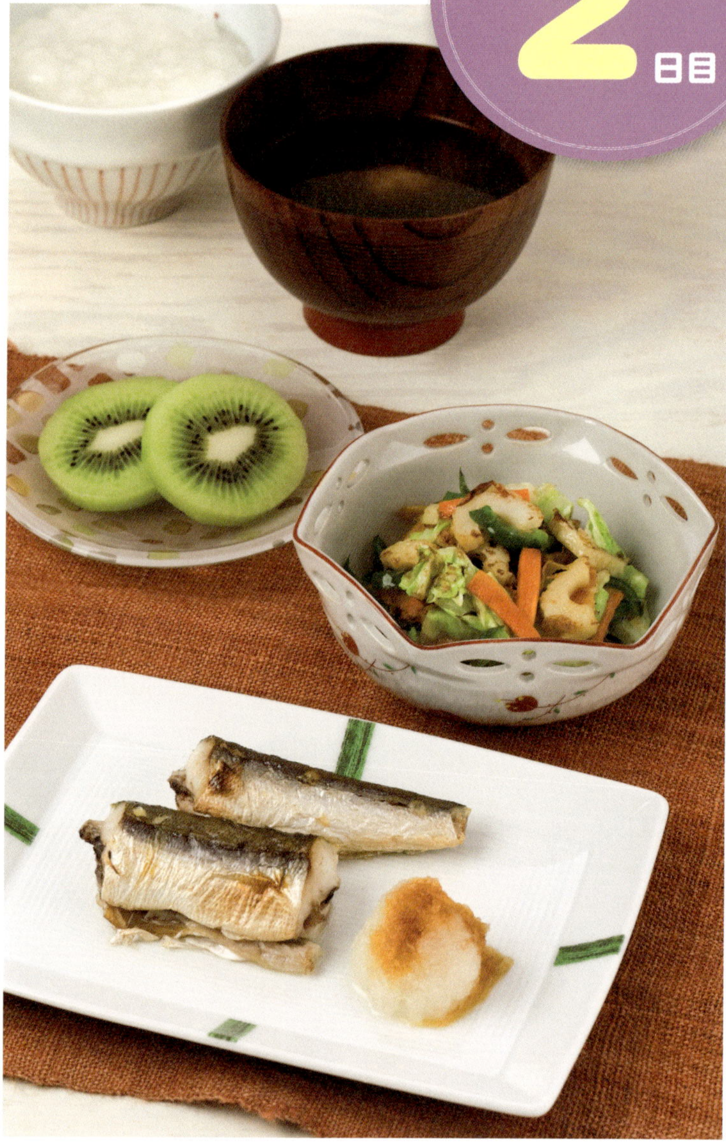

カマスの旬は夏。
新鮮なら薄く塩をして焼くのがいちばん美味です。
ちくわと削りガツオを味だしに使ったいため物を副菜に。
とろろこんぶは少量を、梅干し風味のすまし汁でいただきます。

カマスの塩焼き

材料［1人分］

カマス……1尾（60g）
塩……ミニスプーン1/2
おろし大根……50g
しょうゆ……小さじ1/3

1 カマスはうろこ、頭、尾、はらわたを除いて水洗いし、水けをふきとる。塩をふってしばらくおく。
2 グリルで両面をこんがりと焼いて火を通す。
3 大根は汁けを軽くきる。
4 皿にカマスを盛り、大根を添えてしょうゆをかける。

キャベツとちくわのおかかいため

材料［1人分］

キャベツ……30g
焼きちくわ……20g
にんじん・ピーマン……各10g
油・しょうゆ……各小さじ1/2
削りガツオ……少量

1 キャベツは短冊切りにする。にんじんは皮を除いて短冊切りにする。ピーマンは太いせん切りにする。ちくわは縦半分に切り、薄く小口切りにする。
2 フライパンに油を熱し、にんじん、キャベツ、ピーマン、ちくわの順に加えてはいため合わせる。
3 しょうゆを加え、削りガツオをふり入れて混ぜ合わせる。

とろろこんぶと梅干しのすまし汁

材料［1人分］

とろろこんぶ……ひとつまみ
梅干し……1個（5g）
だし……3/4カップ
うす口しょうゆ……小さじ1/3

1 汁わんにとろろこんぶと梅干しを入れる。
2 なべにだしとしょうゆを入れて熱し、**1**に注ぎ入れる。

全がゆ

全がゆ（作り方15ページ）……200g

キウイフルーツ

キウイフルーツ……50g

昼食 menu

- 豆腐とアスパラの
  カニあんがらめ
- レタスの
  オイスターソースいため
- さつま芋のオレンジ煮
- 全がゆ

1食分**414**kcal　塩分**2.0**g

アスパラは根元の
かたい皮を除きます。
豆腐と合わせ、カニあんの
とろみでのど越しよく
食べられます。
レタスはシンプルないため物に。
加熱してかさが減り、
食べやすくもなります。

豆腐とアスパラの カニあんがらめ

材料［1人分］

絹ごし豆腐	100g
グリーンアスパラガス	1本（20g）
ズワイガニ（缶詰め）	20g
中国風だし	½カップ
a 塩	ミニスプーン1
a 酒	小さじ½
a 砂糖	小さじ⅔
a こしょう	少量
かたくり粉	小さじ⅔
水	小さじ½
ごま油	小さじ½

1 豆腐は1cm厚さに切る。
2 アスパラは根元のかたい皮を除き、沸騰湯でさっとゆでて水にとり、水けをきって斜めに2cm長さに切る。
3 カニは軟骨を除いて身をほぐす。
4 なべにだしを入れて熱し、豆腐とアスパラを入れて1～2分煮る。カニを加えて煮立て、aで調味して水どきかたくり粉を加え混ぜてとろみをつける。
5 仕上げにごま油を加え混ぜる。

レタスのオイスターソースいため

材料［1人分］

レタス	40g
オイスターソース	小さじ½弱
酒	小さじ½強
塩	少量
油	小さじ½

1 レタスは一口大にちぎる。
2 フライパンに油を熱してレタスをさっといため、オイスターソース、酒、塩を加え混ぜる。

さつま芋のオレンジ煮［1人分］

1 皮を除いたさつま芋50gは1cm厚さの輪切りにして水に放し、水けをきる。
2 なべにさつま芋、オレンジジュース60g、砂糖小さじ2⅔（ジュースの酸味で加減する）、水大さじ2を入れて落としぶたをし、さつま芋がやわらかくなるまで弱火で煮る。

全がゆ

全がゆ（作り方15ページ）　200g

10:00 間食

おもちはまだ
控えたほうがいい時期。
かわりに、プルプルッとした
わらびもちの食感を堪能して。

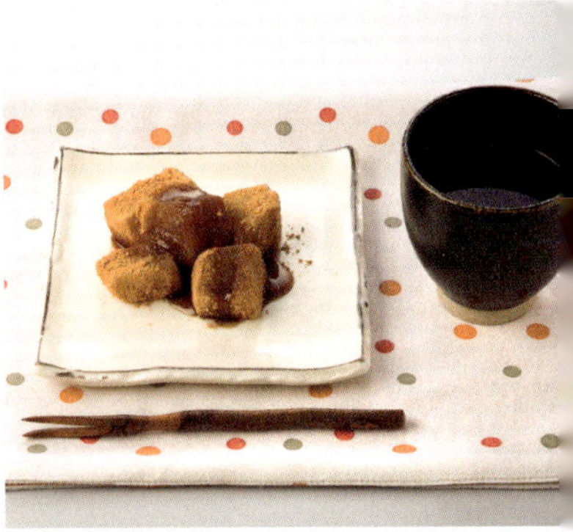

わらびもち

わらびもち（市販品）　50g

煎茶

煎茶　130g

1食分**100**kcal　塩分**0.1**g

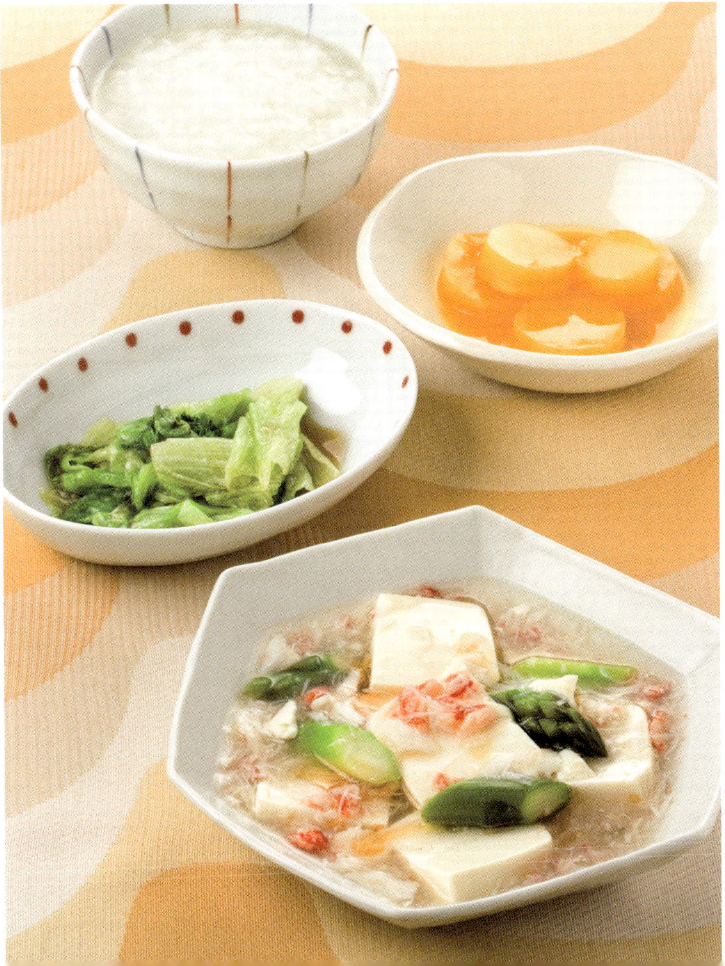

15:00 間食

ホットケーキにりんごのソテーを添えて。おいしさもエネルギーもアップします。

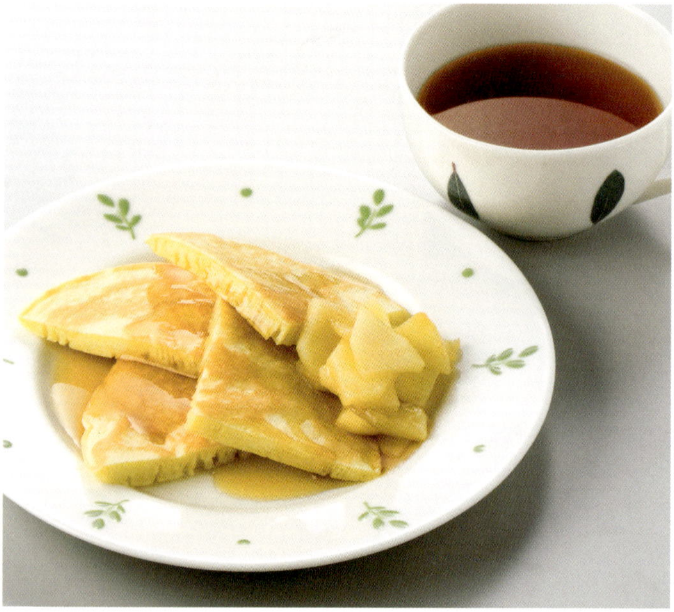

■ ホットケーキ りんごのソテー添え

材料［1人分］

ホットケーキミックス・牛乳 …… 各30g
卵（ときほぐす）…… ⅕個（10g）
油 …… 小さじ¼
りんご …… 30g
バター（食塩不使用）…… 小さじ¾
レモンの搾り汁 …… 小さじ½
メープルシロップ …… 大さじ1

1 ボールに牛乳と卵を入れて混ぜ、ホットケーキミックスを加えてなめらかになるまで混ぜる。

2 フライパンに油を熱して**1**を流し入れ、両面を焼き、とり出す。

3 りんごは皮と芯《しん》を除いて薄く切る。**2**のフライパンにバターをとかしてりんごをいため、レモン汁を加える。

4 ホットケーキを食べやすく切り、皿に盛って**3**を添え、メープルシロップをかける。

■ 紅茶

紅茶 …… ¾カップ

1食分**247**kcal　塩分**0.4**g

夕食 menu

- 鶏肉とかぶのクリームシチュー
- カリフラワーのピクルス風
- ロールパン／バター

1食分**538**kcal　塩分**2.3**g

■ 鶏肉とかぶのクリームシチュー

材料［1人分］

鶏もも肉（皮を除く）…… 60g
塩 …… ミニスプーン½
こしょう …… 少量
かぶ …… 1個（60g）
玉ねぎ …… 30g
にんじん …… 20g
グリーンピース（冷凍）…… 大さじ½
油 …… 小さじ¾
顆粒ブイヨン …… 小さじ⅓
牛乳 …… 100g
バター …… 小さじ¾
小麦粉 …… 小さじ2

1 鶏肉は一口大に切り、塩とこしょうをふる。

2 かぶは皮を除いて6〜8切れのくし形に切る。玉ねぎは一口大に切り、にんじんは皮を除いて3cm長さの棒状に切る。

3 なべに油を熱し、鶏肉、玉ねぎ、にんじんの順に加えてはいためる。

4 水½カップとブイヨンを加えてかぶを加え、野菜がやわらかくなるまで煮る。

5 バターと小麦粉はよく混ぜ合わせる。

6 **4**のなべに牛乳を加え混ぜ、**5**を加えてときのばし、とろみがつくまで煮る。グリーンピースを加えてひと煮する。

■ カリフラワーのピクルス風

材料［1人分］

カリフラワー …… 50g
a 酢 …… 小さじ1½弱
a 砂糖 …… 小さじ1
a 塩 …… 少量
パセリ（みじん切り）…… 少量

1 カリフラワーは小房に分けて沸騰湯でゆで、湯をきる。

2 **a**を混ぜ合わせ、カリフラワーが熱いうちに浸し、ときどき上下を返して味をなじませる。

3 器に盛り、パセリをふる。

■ ロールパン／バター

ロールパン …… 2個（60g）
バター …… 小さじ2½

献立 2日目

シチューは、バターと小麦粉を混ぜ合わせて作る「 お手軽版 」。
野菜がたくさんおいしく食べられます。
カリフラワーはノンオイルの甘酢液に浸して。作りおきもできます。

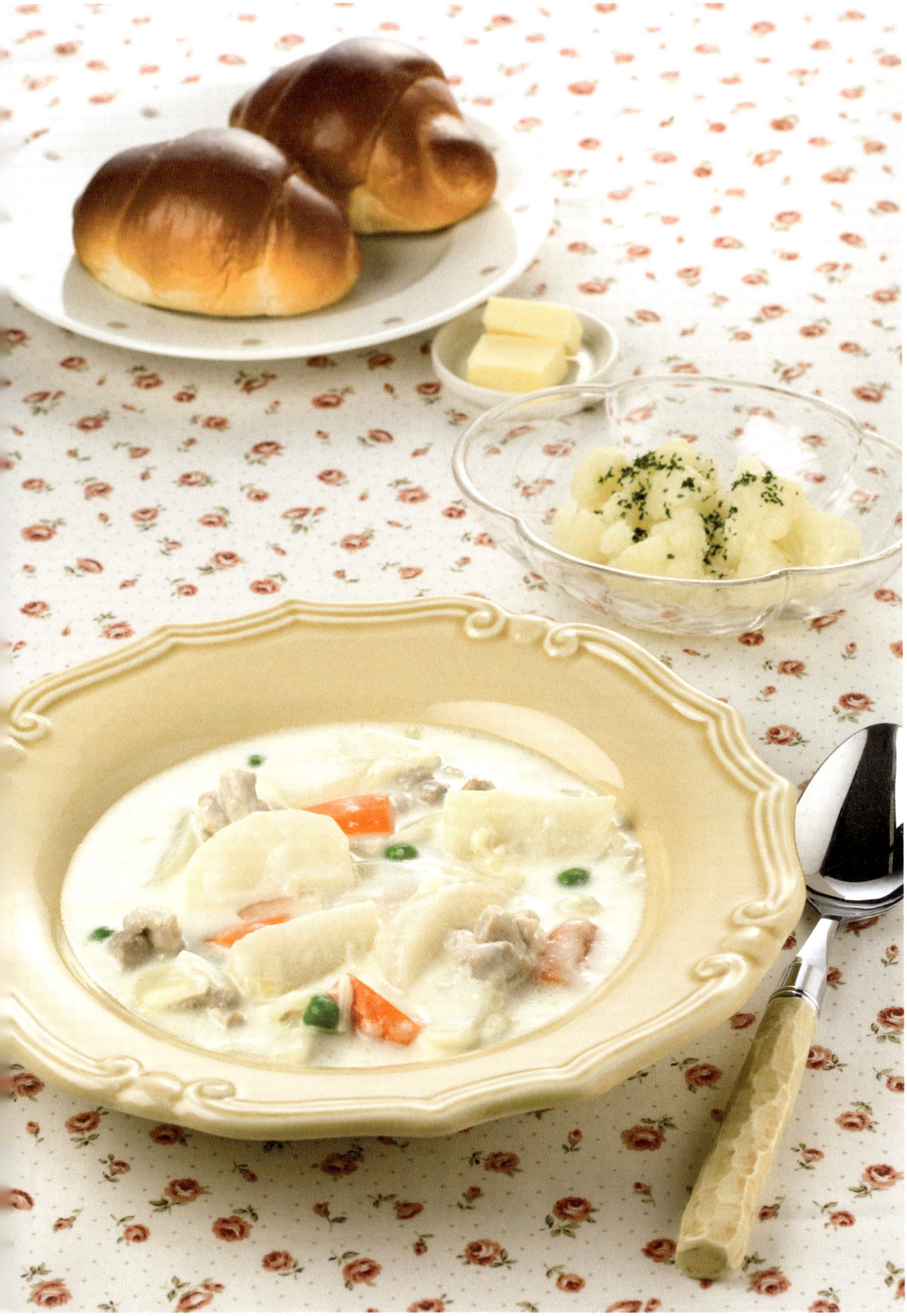

献立 3日目

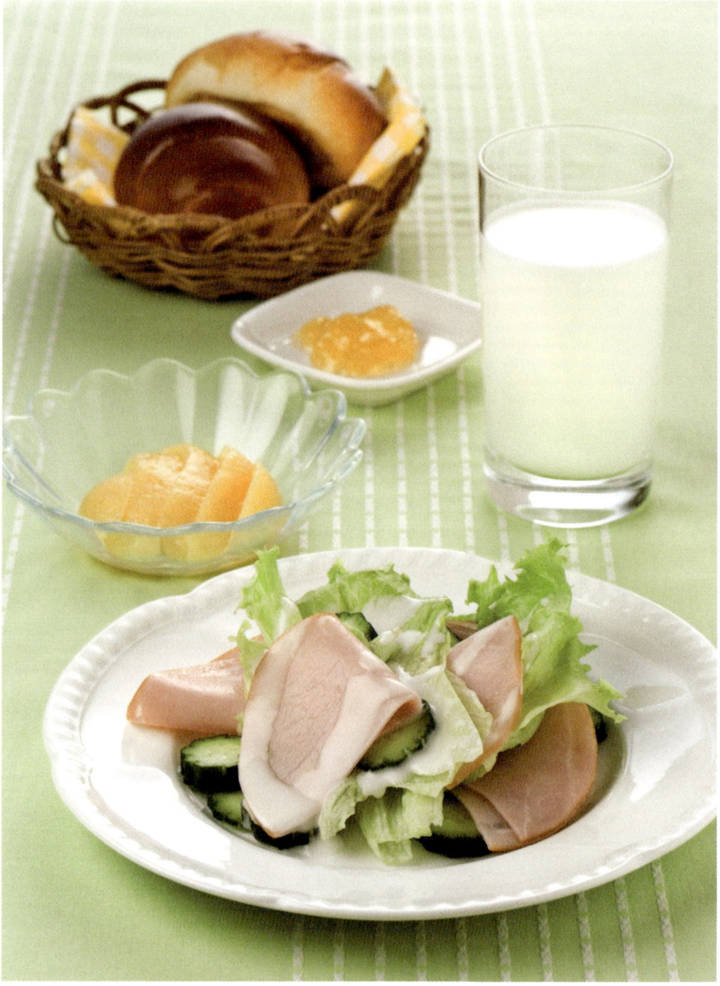

朝食

menu

- ハムとレタスのサラダ
- ロールパン/マーマレード
- 牛乳
- 黄桃（缶詰め）

1食分489kcal　塩分2.0g

パリッとしたレタスに
ハムをとり合わせて
「主菜兼副菜」の一品に。
ロールパンにはさんで
ハムサラダサンドに
するのも食べやすい。
なめらかな口あたりの
黄桃の缶詰めをデザートに。

ハムとレタスのサラダ

材料［1人分］

ロースハムの薄切り……2枚（30g）
レタス・きゅうり……各20g
フレンチドレッシング（市販品）……大さじ⅔

1 ハムは半分ずつに切る。レタスは一口大にちぎる。きゅうりはフォークで縦に筋をつけ、3～5mm厚さの輪切りにする。
2 1を器に盛り合わせ、ドレッシングをまわしかける。

ロールパン/マーマレード

ロールパン……2個（60g）
マーマレード……大さじ⅔強

牛乳

牛乳……180g

黄桃［1人分］

黄桃（缶詰め）50gは缶汁をきって1cm厚さに切る。

10:00 間食

牛乳のコクと風味がいっぱい。
いちごや桃など
季節のくだものをトッピングして。

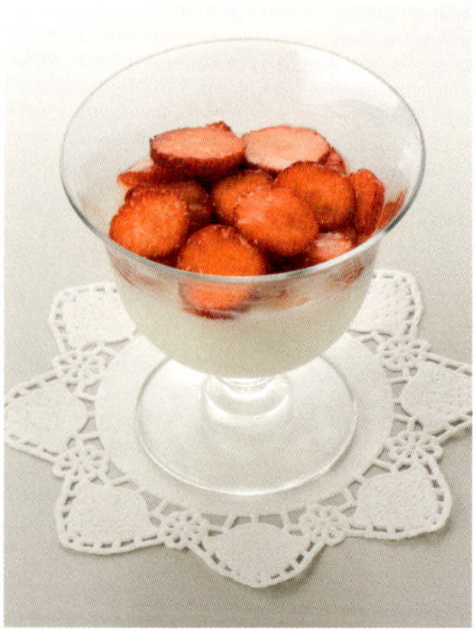

ブラマンジェ いちごのせ

材料［1人分］

牛乳……100g
コーンスターチ……大さじ1⅓（8g）
砂糖……大さじ1
いちご……15g
砂糖……小さじ2

1 なべにコーンスターチと砂糖を入れてよく混ぜ合わせ、牛乳を少しずつ加え混ぜる。
2 火にかけ、木べらでなべ底からかき混ぜながら、粘りが出るまで火を通す。
3 器に流し入れ、あら熱がとれたら冷蔵庫に入れて冷やしかためる。
4 いちごはへたを除いて薄く切り、砂糖をふって軽く混ぜる。
5 3にいちごを汁ごとのせる。

1食分158kcal　塩分0.1g

昼食 menu

- けんちんうどん
- ゆでブロッコリー
  マヨネーズ添え
- りんご

1食分**334**kcal　塩分**2.5**g

うどんは具だくさんにして、しっかり噛《か》むようにしましょう。
めんをやわらかくゆでるのも消化を高めるのに効果的です。
ゆでブロッコリーにはマヨネーズを添えてエネルギーアップ。

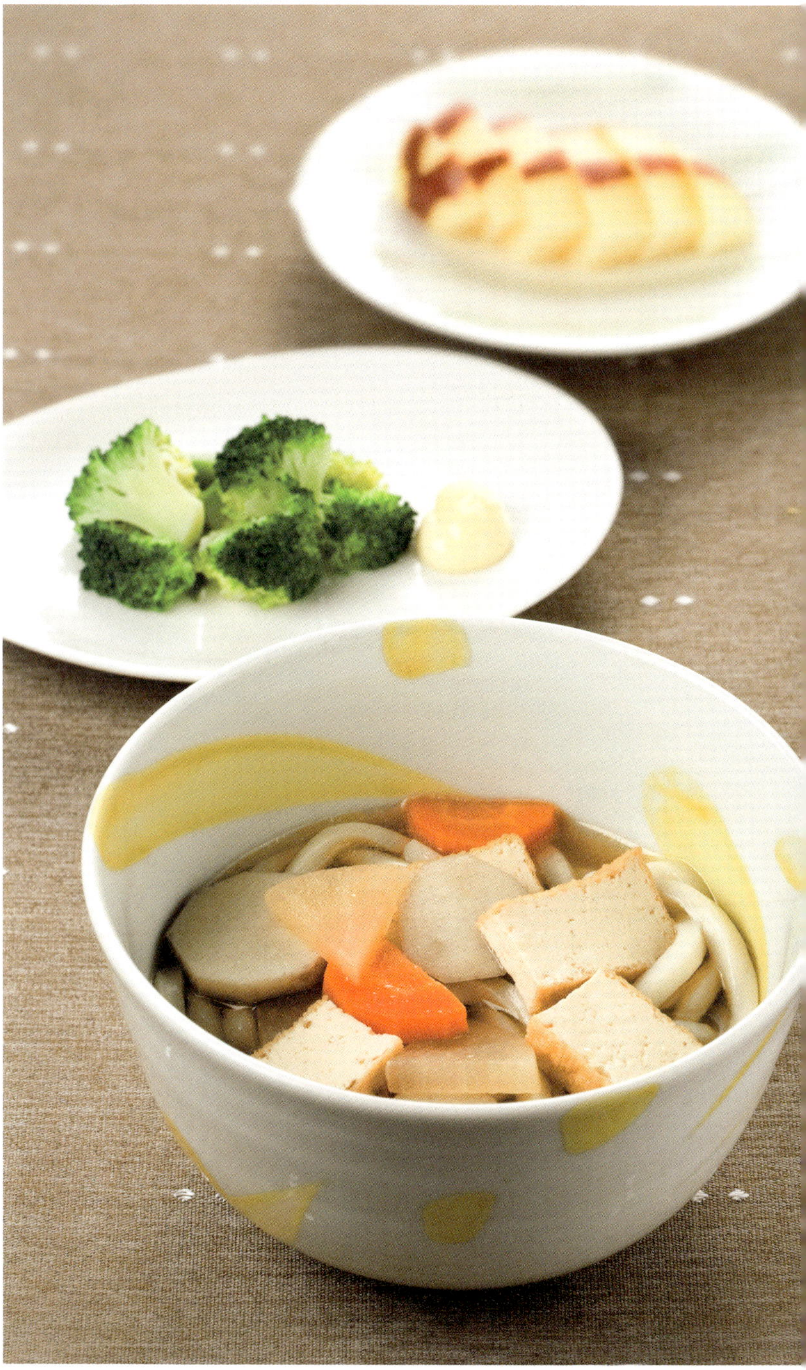

■けんちんうどん

材料［1人分］

ゆでうどん	150g
厚揚げ	30g
里芋・大根	各20g
にんじん	10g
ごま油	小さじ½
だし	1カップ
しょうゆ	小さじ2
みりん	小さじ½

1 厚揚げは1cm厚さに切る。里芋は皮を除いて8mm厚さの輪切りにし、ぬめりを洗う。大根とにんじんはそれぞれ皮を除いて5mm厚さの半月またはいちょう切りにする。
2 なべにごま油を熱して**1**を軽くいため、全体に油がまわったらだしを加え、芋と野菜がやわらかくなるまで煮る。しょうゆとみりんで調味する。
3 うどんは熱湯で温め、湯をきって**2**のなべに入れてひと煮する。

■ゆでブロッコリー マヨネーズ添え

材料［1人分］

ブロッコリー	30g
マヨネーズ	小さじ1¼

1 ブロッコリーは小房に分けて沸騰湯でゆで、湯をきる。
2 器に盛り、マヨネーズを添える。

■りんご［1人分］

皮を少し残したりんご50gは7～8mm厚さに切る。

15:00 間食

具をくるくると巻いたサンドイッチ。持ち運びができるのも魅力です。

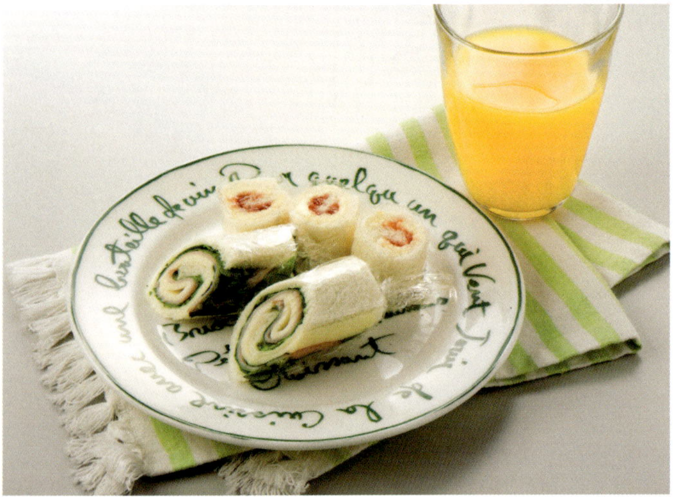

■ ロールサンド

材料［1人分］

食パン（サンドイッチ用）……耳を除いて2枚（40g）
スライスチーズ・ロースハムの薄切り……各10g
サラダ菜……小2枚（5g）
クリームチーズ……15g
いちごジャム……小さじ1弱

1 パンはめん棒で軽くのばす。
2 パン1枚にチーズ、ハム、サラダ菜を重ね、端からクルクルと巻いてラップで包み、しばらくおく。
3 もう1枚のパンにクリームチーズとジャムを塗り、**2**と同様に巻いてラップで包み、しばらくおく。
4 ラップのまま食べやすい大きさにそれぞれ切る。

■ オレンジジュース

オレンジジュース……¾カップ

1食分**288**kcal　塩分**1.2**g

夕食 menu

- メカジキのムニエル
- 凍り豆腐と大根の煮物
- キャベツときゅうりの浅漬け
- 小松菜のみそ汁
- 全がゆ

1食分**360**kcal　塩分**3.7**g

■ メカジキのムニエル

材料［1人分］

メカジキ……1切れ（70g）
塩……ミニスプーン½
こしょう……少量
小麦粉……小さじ1
バター……小さじ¾
さやいんげん……20g
レモン（輪切り）……1枚

1 メカジキは塩とこしょうをふってしばらくおく。汁けをふきとって小麦粉を薄くまぶしつける。
2 フライパンにバターをとかし、メカジキを両面こんがりと焼いて火を通す。
3 さやいんげんは筋を除いて塩少量（分量外）を加えた湯でゆで、湯をきって4〜5cm長さに切る。
4 皿にメカジキを盛ってレモンをのせ、さやいんげんを添える。

■ 凍り豆腐と大根の煮物

材料［1人分］

凍り豆腐……乾5g
大根……20g
にんじん……10g
さやえんどう……2枚（5g）
だし……½カップ弱（80g）
塩……ミニスプーン½
うす口しょうゆ……小さじ½
みりん……小さじ⅓

1 凍り豆腐はぬるま湯でもどし、水けを絞って一口大に切る。
2 大根とにんじんはそれぞれ皮を除いて1.5cm厚さのいちょう切りにする。さやえんどうは筋を除いてゆでて水にとり、水けをきって長さを半分ずつに切る。
3 なべにだしを温めて大根とにんじんを入れ、落としぶたをして弱火で約10分煮、塩、しょうゆ、みりんで調味する。凍り豆腐を加えて野菜がやわらかくなるまで煮る。
4 器に煮汁ごと盛り、さやえんどうを散らす。

■ キャベツときゅうりの浅漬け

［1人分］

1 キャベツ20gは太いせん切りにし、きゅうり10gは小口切りにする。
2 ボールに**1**を合わせて塩少量をふり、軽くもんでしんなりとなるまでおく。

■ 小松菜のみそ汁［1人分］

1 小松菜の葉先30gは3〜4cm長さに切る。
2 なべにだし¾カップを入れて煮立て、小松菜を加えて煮る。みそ小さじ1⅔をとき入れ、ひと煮する。

■ 全がゆ

全がゆ（作り方15ページ）……200g

献立 3日目

ムニエルはしっとりとした口あたりに仕上がる調理法。
バターで香ばしく焼き、レモンの酸味を添えます。
凍り豆腐は煮汁を煮含めてやわらかく。みそ汁の小松菜は葉先を使います。

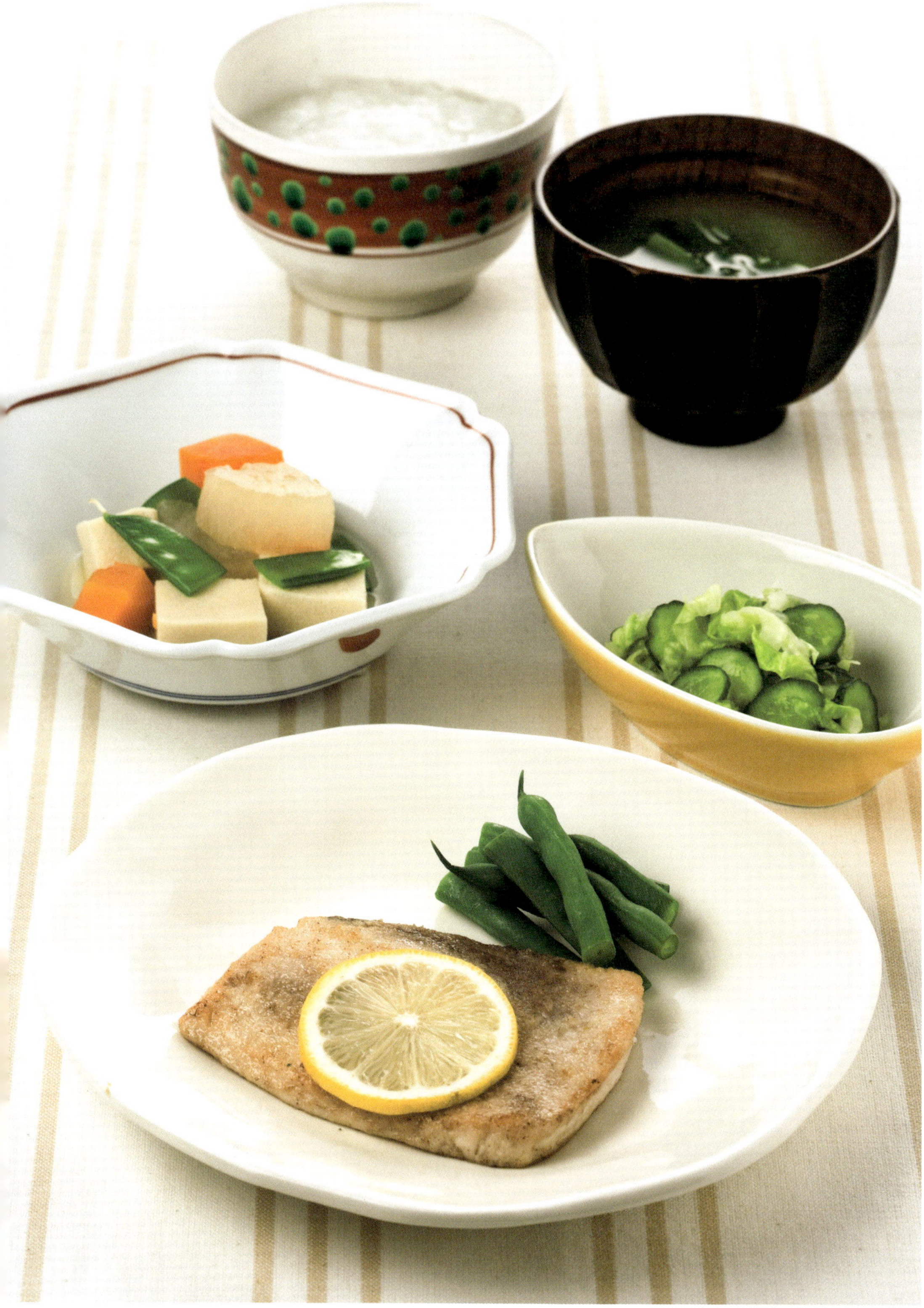

献立 4日目

朝食 menu

- ギンザケのみそ漬け焼き
- 青梗菜の煮浸し
- 全がゆ
- 梅干し
- グレープフルーツの はちみつかけ

1食分330kcal　塩分2.2g

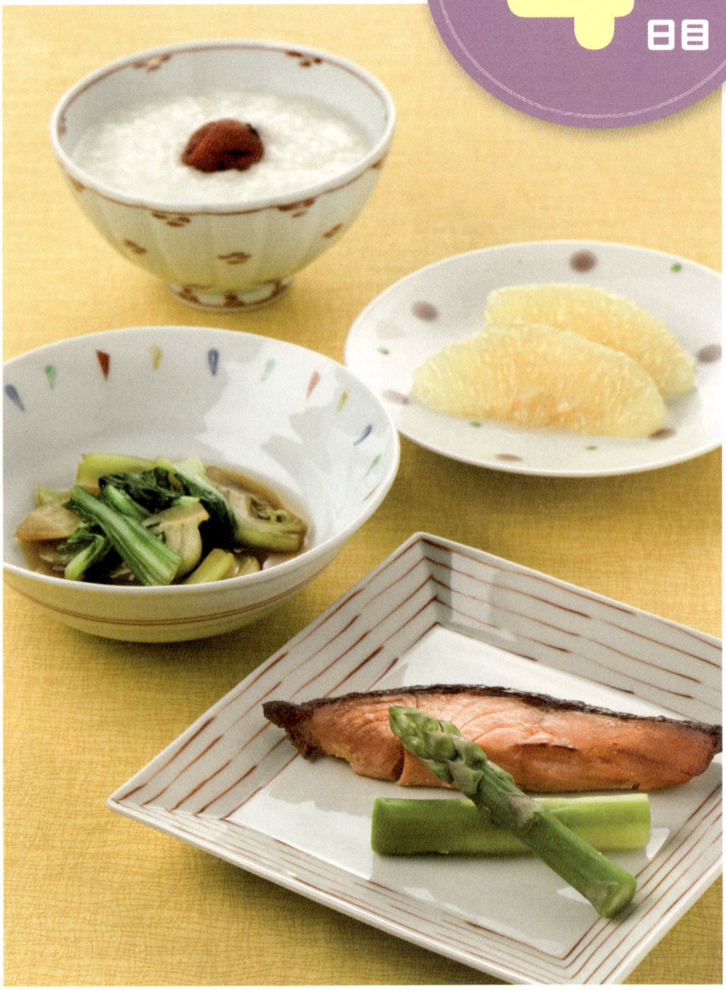

サケの中でもギンザケは脂質が多く、しっとりとして食べやすい。
みその香味が食欲をそそります。青梗菜は葉と軸に切り分け、
軸を先に煮汁に入れて長めに煮ます。葉はさっと煮るだけでOK。

ギンザケのみそ漬け焼き

材料［1人分］

ギンザケ	1切れ（50g）
a みそ	小さじ1
a みりん	小さじ1/2
グリーンアスパラガス	1本（20g）

1 aを混ぜ合わせてサケに塗り、冷蔵庫で半日〜1日おく。

2 aをぬぐいとり、グリルで両面をこんがりと焼く。

3 アスパラは根元のかたい皮を除き、沸騰湯でゆでて湯をきり、長さを半分に切る。

4 2を皿に盛り、3を添える。

青梗菜の煮浸し

材料［1人分］

青梗菜	1/2株（50g）
だし	1/4カップ
しょうゆ	小さじ2/3
みりん	小さじ1/3

1 青梗菜は葉と軸に切り分け、葉は3〜4cm長さに切り、軸は縦に3つか4つ割りにしてから3〜4cm長さに切る。

2 なべにだしと調味料を入れて煮立て、青梗菜の軸、葉の順に加え、さっと煮る。

全がゆ

全がゆ（作り方15ページ）……200g

梅干し

梅干し……10g

グレープフルーツの はちみつかけ［1人分］

皮と薄皮を除いたグレープフルーツ50gは皿に盛り、はちみつ小さじ1をかける。

10:00 間食

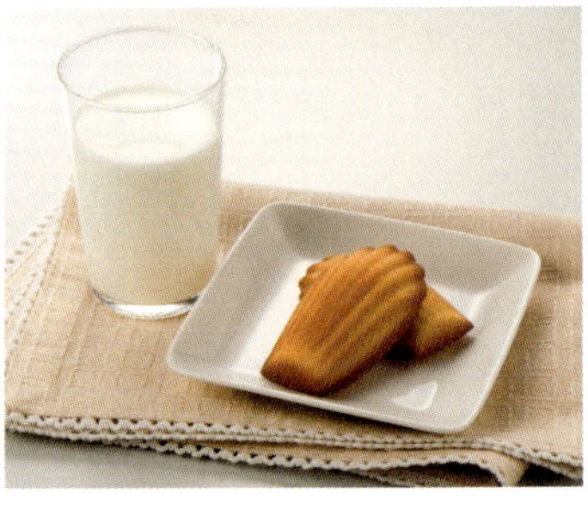

マドレーヌはバターや卵がたっぷりです。カルシウムが豊富な牛乳といっしょに。

マドレーヌ

マドレーヌ（市販品）……40g

牛乳

牛乳……150g

1食分279kcal　塩分0.3g

昼食

menu

- ホタテ貝柱のトマト煮
- 野菜のホットサラダ
- ロールパン／マーガリン
- 乳酸菌飲料

1食分**556**kcal　塩分**3.0**g

主菜はじゃが芋も野菜も入って
満足度が高い一品です。
ホタテは加熱しすぎると
かたくなるので、
さっと火を通す程度に。
やわらかくゆでた野菜を
副菜にとり合わせます。

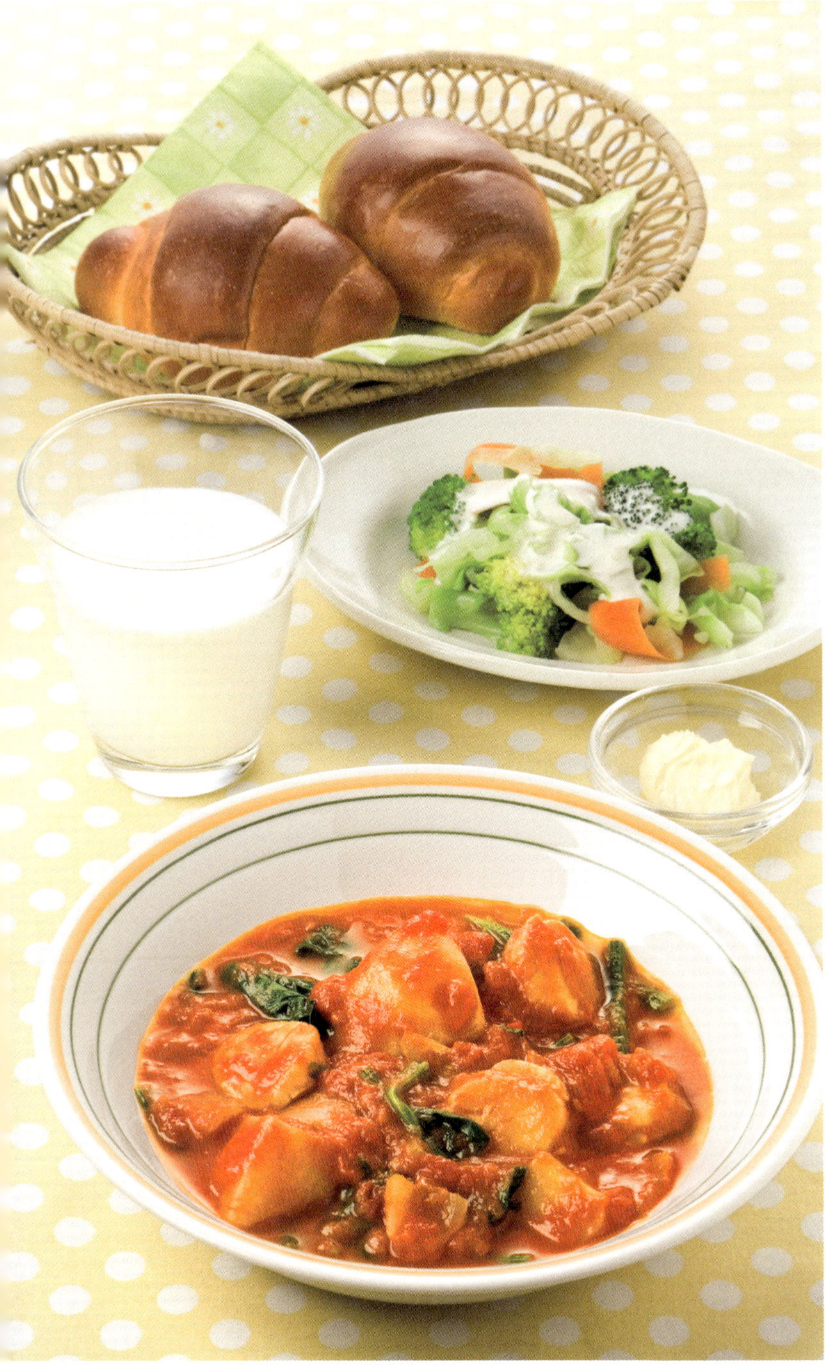

ホタテ貝柱のトマト煮

材料［1人分］

ホタテ貝柱	60g
塩・こしょう	各少量
トマト（水煮缶詰め）	100g
玉ねぎ・じゃが芋	各30g
ほうれん草	20g
オリーブ油	小さじ1¼
白ワイン	小さじ2
顆粒ブイヨン	小さじ⅓
塩	少量

1 ホタテは塩とこしょうをふる。

2 玉ねぎは1.5cm角に切る。じゃが芋は皮を除いて4つに切り、水にさらす。ほうれん草は沸騰湯でかために ゆでて水にとり、水けを絞って4～5cm長さに切る。

3 なべにオリーブ油を熱して玉ねぎをいため、じゃが芋、ワイン、水¼カップ、ブイヨンを加えて弱火で5分煮、トマトを缶汁ごと加えて10分煮る。

4 ホタテとほうれん草を加えて2～3分煮、塩で味をととのえる。

★ホタテは煮すぎないように注意する。

野菜のホットサラダ

材料［1人分］

ブロッコリー・キャベツ	各20g
にんじん	10g
マヨネーズ	小さじ1¼
牛乳	小さじ1
こしょう	少量

1 ブロッコリーは小房に分け、キャベツは食べやすく切る。にんじんは皮を除いて皮むき器で薄く切る。

2 沸騰湯でブロッコリーをゆで、キャベツとにんじんを加えてさっとゆで、ざるにあげて湯をきる。器に盛る。

3 マヨネーズ、牛乳、こしょうを混ぜ合わせてかける。

ロールパン／マーガリン

ロールパン	2個（60g）
マーガリン	小さじ2½

乳酸菌飲料

乳酸菌飲料（商品名ジョア）	100g

献立 4日目

15:00 間食

ほどよい甘さの芋ようかん。食物繊維も豊富です。
お茶を飲みながらゆっくりと味わって。

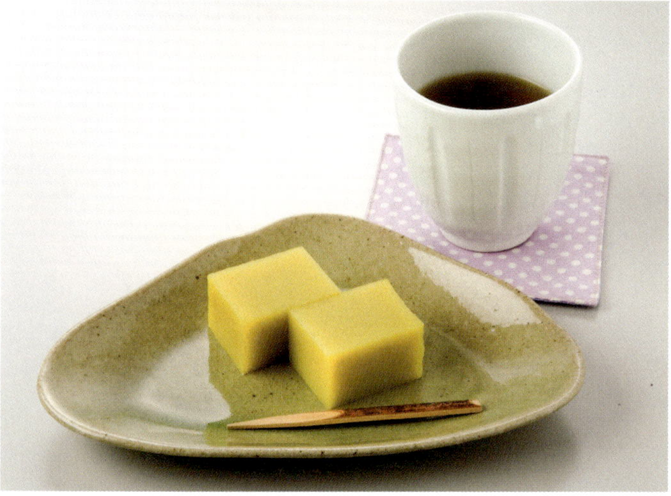

■ 芋ようかん

芋ようかん（市販品）…………75g

■ ほうじ茶

ほうじ茶…………130g

1食分72kcal　塩分0g

夕食

menu

- チキンソテー ラタトゥイユ添え
- 焼き野菜のサラダ
- 卵豆腐のスープ
- ごはん

1食分423kcal　塩分2.3g

■ チキンソテー ラタトゥイユ添え

材料［1人分］

鶏もも肉（皮を除く）…………70g
塩…………ミニスプーン1/2
こしょう…………少量
油…………小さじ3/4

4回分
- トマト…………1個（200g）
- 玉ねぎ…………120g
- なす…………80g
- 塩…………小さじ2/5

1 鶏肉は塩とこしょうをふる。
2 フライパンに油を熱し、鶏肉を入れて焼き色がつくまで焼き、裏返して火が通るまで焼く（途中、余分な脂はペーパータオルでこまめにふきとる）。
3 トマト、玉ねぎ、なすは1cm角に切ってなべに入れ、塩を加え混ぜる。ふたをして火にかけ、煮立ったら弱火でやわらかくなるまで蒸し煮にする（ラタトゥイユ）。
4 鶏肉をそぎ切りにして皿に盛り、3の1/4量を添える。

★ラタトゥイユの残りは、ソテーした魚にかけたり、やわらかくゆでたパスタにかけたりするとおいしい。

■ 焼き野菜のサラダ

材料［1人分］

ズッキーニ…………1/5本（40g）
パプリカ（赤・黄）…………各20g
リーフレタス…………10g

a
- オリーブ油…………小さじ1 1/4
- レモンの搾り汁…………小さじ1/2
- 砂糖…………小さじ1/3
- 塩・こしょう…………各少量

1 ズッキーニは1cm厚さの輪切りにする。レタスは食べやすい大きさにちぎる。
2 焼き網を熱し、ズッキーニとパプリカをのせ、両面を焼き目がつくまで焼く。パプリカは皮を除いて一口大に切る。
3 aの材料をよく混ぜ合わせる（ドレッシング）。
4 器にズッキーニ、パプリカ、レタスを盛り合わせ、ドレッシングをかける。

★ドレッシングは市販のフレンチドレッシングで代用可。

■ 卵豆腐のスープ

材料［1人分］

卵豆腐…………20g
顆粒ブイヨン…………小さじ1/3
塩…………少量

1 卵豆腐は小さな角切りにして汁わんに入れる。
2 なべに水3/4カップとブイヨンを入れて熱し、塩で味をととのえる。
3 1に2を注ぎ入れる。

■ ごはん

ごはん…………120g

そろそろ夕食の主食をごはんに。よく噛《か》み、腹八分目にして様子をみましょう。
主菜の鶏肉は余分な脂をふきとりながらカリッと焼き、
ノンオイルで蒸し煮にしたラタトゥイユをからめます。

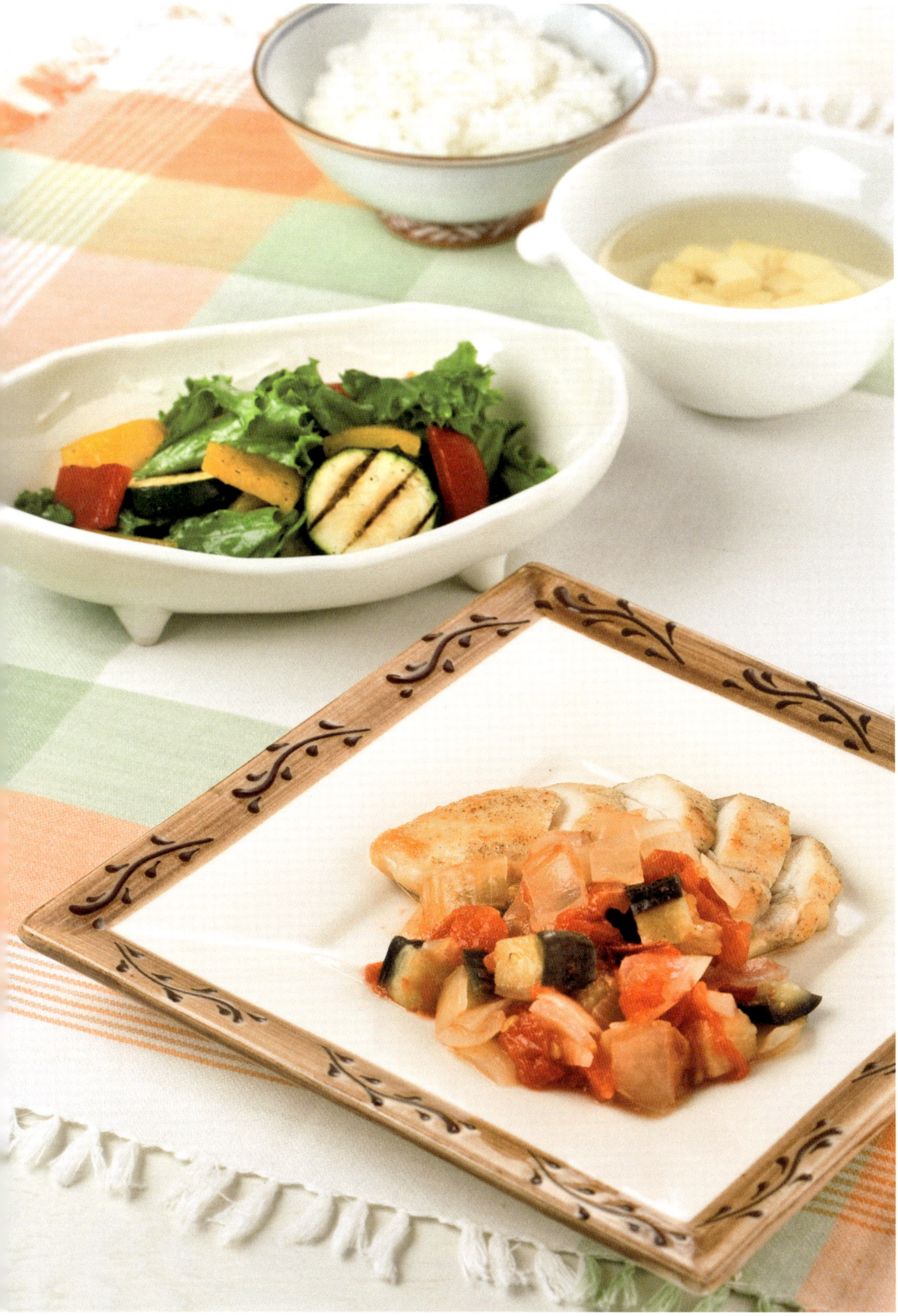

献立
5日目

朝食

menu

- フレンチトースト／メープルシロップ
- ブロッコリーとトマトのサラダ
- 牛乳
- メロン

1食分492kcal　塩分1.2g

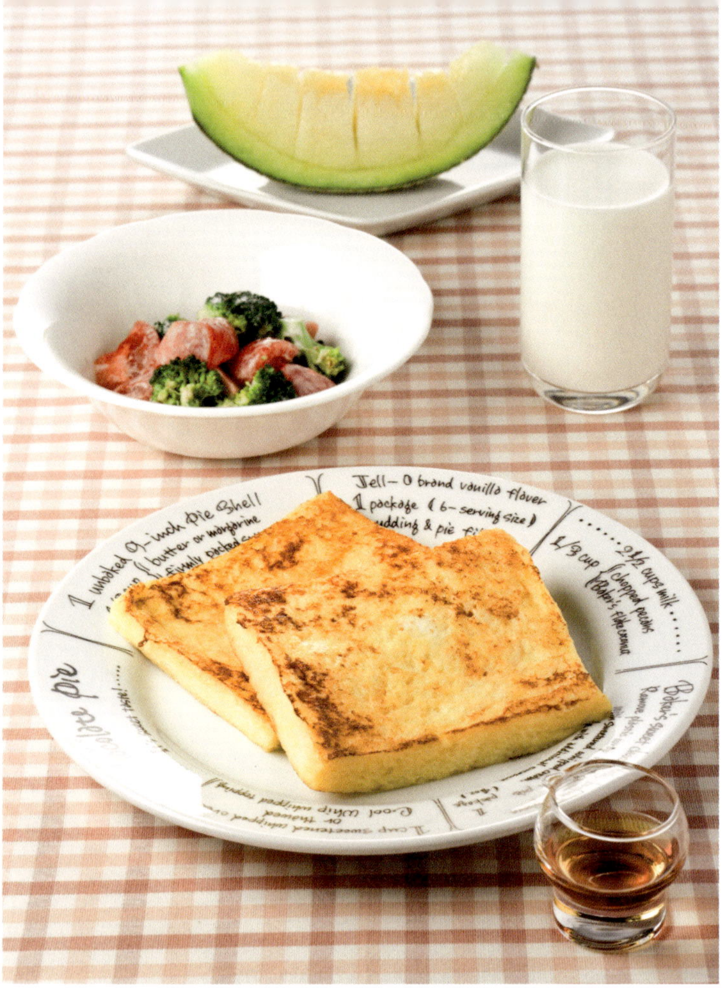

フレンチトーストは耳を除いた食パンを使ってやわらかく。
卵で良質なたんぱく質が摂取できます。サラダには、
色よくゆでたブロッコリーとトマトを組み合わせて。

■フレンチトースト

材料［1人分］

食パン……8枚切り2枚※
卵（ときほぐす）……⅗個（30g）
牛乳……大さじ2
砂糖……小さじ1
バター（食塩不使用）……小さじ1¼
メープルシロップ……小さじ1½

※耳を除いて60g。

1 バットにパンを並べ入れ、卵、牛乳、砂糖を混ぜ合わせてかける。上下を返してパンに卵液を充分に含ませる。
2 フライパンにバターをとかし、**1**を入れて両面を焼く。
3 皿に盛り、メープルシロップを添える。

■ブロッコリーとトマトのサラダ

［1人分］

1 ブロッコリー30gは小房に分けて沸騰湯で色よくゆで、湯をきる。皮を除いたトマト30gは食べやすく切る。
2 ブロッコリーとトマトを合わせ、マヨネーズ小さじ1¼であえる。

■牛乳

牛乳……180g

■メロン

メロン……50g

10:00 間食

紅茶や洋酒の香り豊かな
サバランをアレンジ。
オレンジジュースの
香味をきかせて。

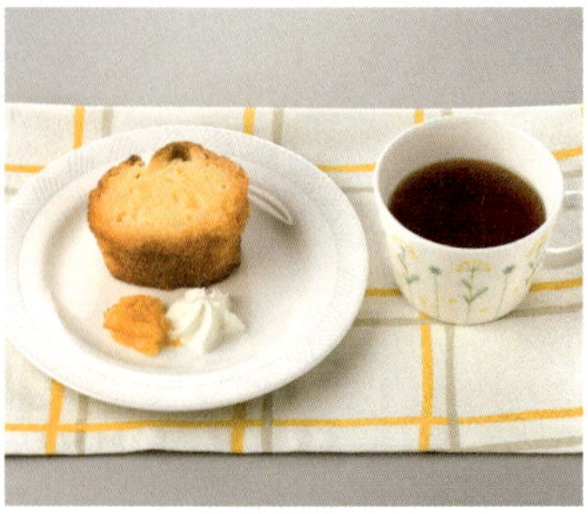

■フランスパンのサバラン風／マーマレード・ホイップクリーム

材料［1人分］

フランスパン……20g
オレンジジュース……大さじ1
砂糖……小さじ1⅔
マーマレード……小さじ1弱
ホイップクリーム……小さじ1

1 パンは軽く焼く。
2 ジュース、砂糖、水小さじ2を混ぜ合わせてパンを浸し、上下を返して充分に含ませる。
3 皿に盛り、マーマレードとホイップクリームを添える。

■紅茶

紅茶……¾カップ

1食分114kcal　塩分0.3g

昼食 menu

- ほうとう風
- りんごとキウイのみぞれあえ
- 乳酸菌飲料

1食分498kcal　塩分5.4g

ほうとう風は野菜たっぷりのみそ仕立ての一品。
かぼちゃやにんじん、白菜のほかに、里芋、玉ねぎ、
じゃが芋なども合います。
副菜はおろし大根でさっぱりと。大根は消化を助ける酵素が豊富です。

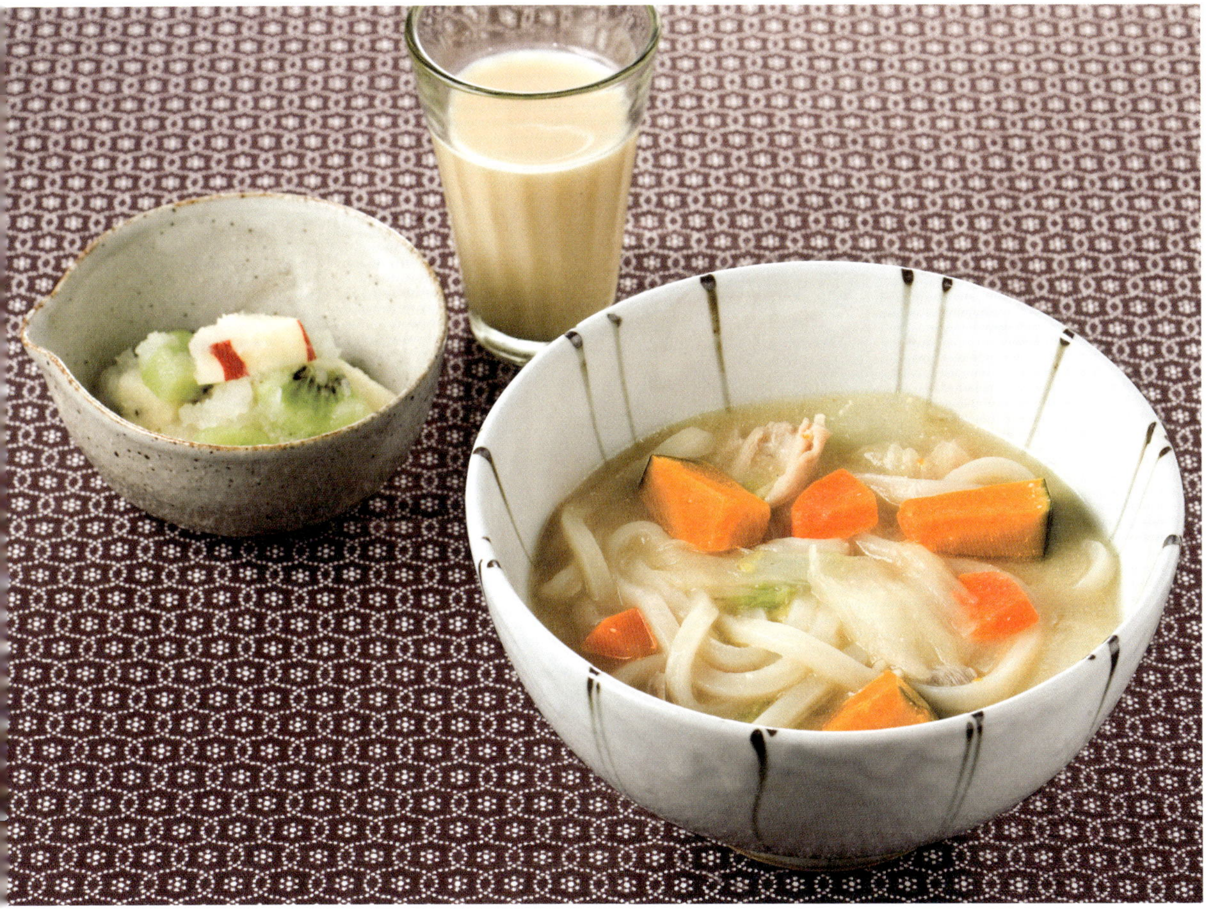

ほうとう風

材料［1人分］

生うどん※	100g
豚もも薄切り肉	40g
白菜	40g
かぼちゃ	30g
にんじん	20g
だし	1カップ
みそ	大さじ1強（20g）

※ほうとうを使うと本格的な味になる。

1 豚肉は一口大に切る。かぼちゃは2cm厚さに切る。白菜は軸と葉に切り分け、軸は繊維に垂直にそぎ切りにし、葉は食べやすく切る。にんじんは皮を除いて薄くいちょう切りにする。

2 なべにだしを温めて**1**とうどんを入れて煮、野菜がやわらかくなったらみそをとき入れる。

りんごとキウイのみぞれあえ

材料［1人分］

りんご・キウイフルーツ	各15g
おろし大根	50g
酢	小さじ1½
砂糖	小さじ1⅔
塩	少量

1 りんごは皮をしま目にむいて1cm厚さに切る。キウイは皮を除いて1cm厚さのいちょう切りにする。

2 大根は汁けを軽くきり、酢、砂糖、塩で調味する。

3 りんごとキウイを合わせて**2**であえる。

乳酸菌飲料

乳酸菌飲料（商品名ヤクルト）……1本（65g）

15:00 間食

ガスパチョは野菜たっぷりの冷たいスープ。
トマトジュースを使っておいしく、作りやすく。

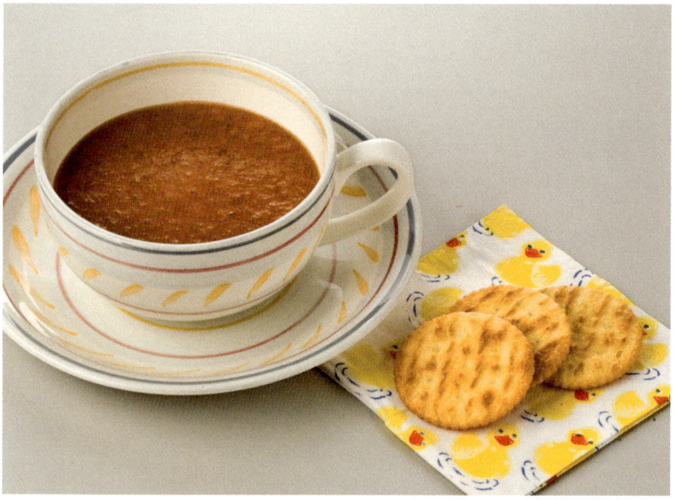

■ ガスパチョ

材料［1人分］

トマトジュース	100g
トマト	20g
ピーマン・きゅうり・玉ねぎ	各10g
食パン	耳を除いて3g
オリーブ油	小さじ1/2
塩	ミニスプーン1弱
こしょう	少量

1 ボールにトマト、ピーマン、きゅうり、玉ねぎを合わせ、パンをちぎって入れ、オリーブ油をまわしかけ、冷蔵庫に10分おく。

2 ミキサーにトマトジュースの1/2量と**1**を入れ、なめらかになるまで攪拌《かくはん》する。

3 残りのトマトジュースを加え混ぜ、塩とこしょうで調味する。

■ クラッカー

クラッカー（商品名リッツ）	10g

1食分103kcal　塩分1.6g

夕食

menu

- エビと卵のいため物
- なすの酢じょうゆあえ
- とうがんのスープ
- ごはん

1食分501kcal　塩分2.3g

■ エビと卵のいため物

材料［1人分］

	シバエビ	50g
	酒	小さじ1/2
	かたくり粉	小さじ2/3
	卵	1個
	ねぎ（みじん切り）	10g
	しょうが（みじん切り）	小1かけ
	油	小さじ3/4
a	中国風だし	大さじ1 1/3
a	トマトケチャップ	小さじ1 1/2
a	酒	小さじ1/2
a	砂糖	小さじ2/3
a	しょうゆ	小さじ1/2
a	かたくり粉	小さじ2/3
a	水	小さじ1/2
	グリーンピース（冷凍）	小さじ1

1 エビは背わたと殻を除き、酒とかたくり粉をからめ、さっとゆでて湯をきる。

2 **a**の材料を混ぜ合わせる。

3 卵はときほぐす。フライパンに油を熱して卵を流し入れ、大きくかき混ぜて火を通し、いったんとり出す。

4 同じフライパンでねぎとしょうがをいため、**2**を加えて煮立て、エビ、**3**、グリーンピースを加えて仕上げる。

■ なすの酢じょうゆあえ［1人分］

1 皮を除いたなす50gは耐熱容器に入れてラップをかけ、電子レンジ（500W）で1分30秒加熱する。手で細く裂き、長さを半分に切る。

2 しょうゆ小さじ1/2と酢小さじ1/2強を混ぜ合わせ、なすをあえる。

■ とうがんのスープ

材料［1人分］

とうがん	40g
鶏ひき肉	15g
中国風だし	3/4カップ
塩	ミニスプーン1/2
酒	小さじ1/2
かたくり粉	小さじ2/3
水	小さじ1
しょうが（すりおろす）	小1かけ

1 とうがんは種と皮を除き、薄切りにする。

2 なべにひき肉とだしを入れて火にかけ、煮立ったらとうがんを加え、アクを除きながら煮る。

3 とうがんがやわらかくなったら塩と酒を加え混ぜ、水どきかたくり粉でとろみをつける。

4 汁わんに盛り、おろししょうがをのせる。

■ ごはん

ごはん	150g

献立 5日目

主菜はエビと卵の組み合わせで食べごたえも充分。
ねぎやしょうがの香味が食欲をそそります。
なすは皮を除いて消化を高め、電子レンジで加熱。手軽なのも利点です。

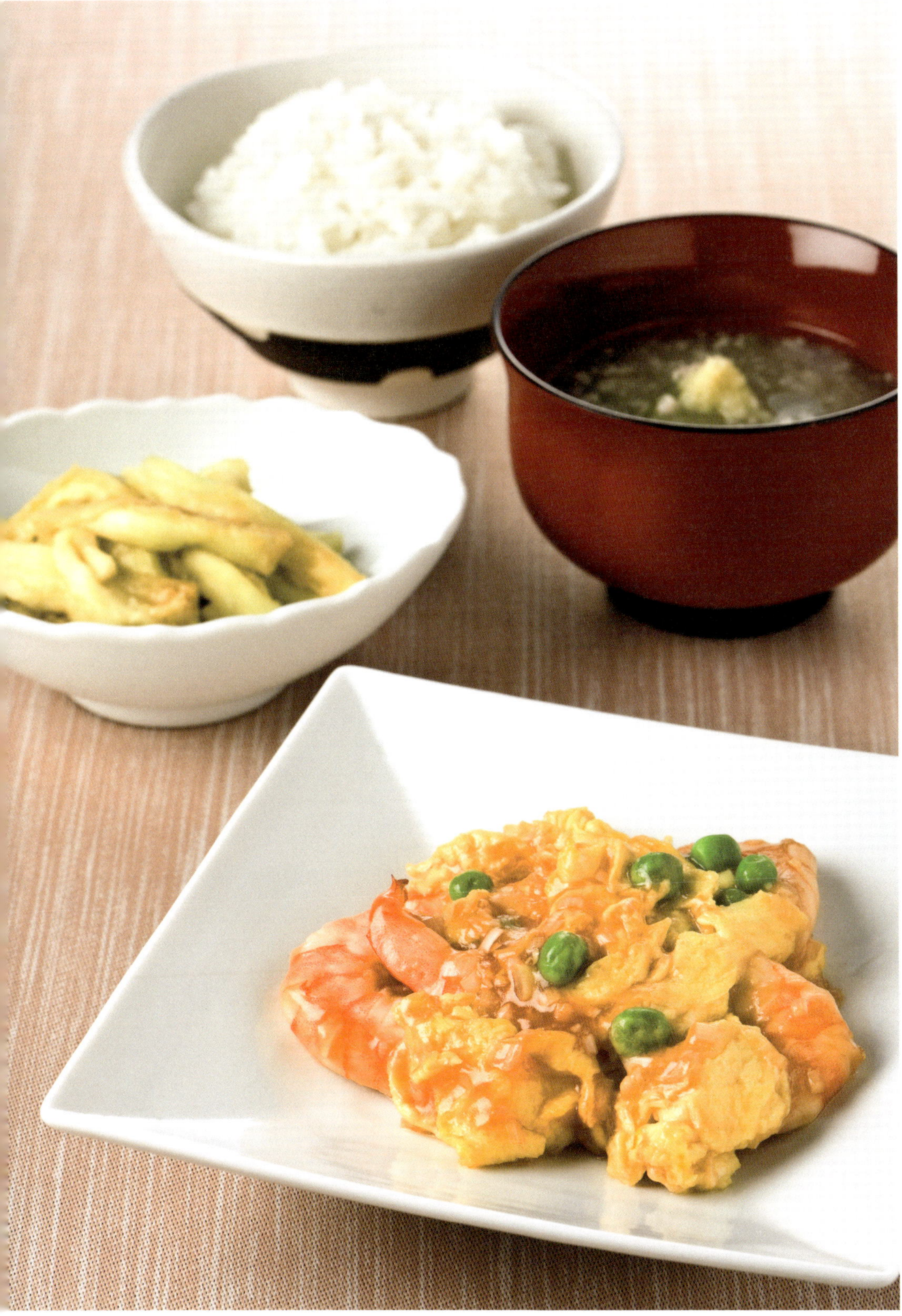

献立 6日目

朝食 menu

- だし巻き卵
- ほうれん草のお浸し
- キャベツのみそ汁
- 全がゆ
- アミの佃煮《つくだ》
- いちご

1食分335kcal　塩分3.5g

すぐに火が通る卵は
あわただしい朝に便利な素材。
だし入りの卵焼きは
ふっくらとやわらかです。
ほうれん草は茎に
ほのかな甘味があって美味。
しっかり噛《か》むと消化もアップ。

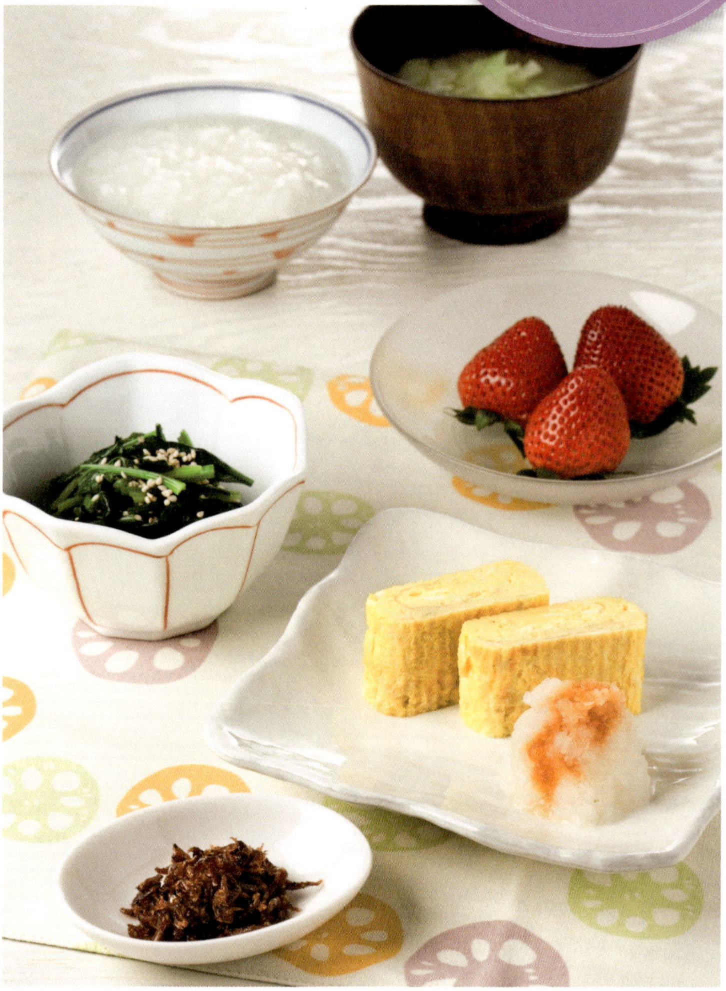

■ だし巻き卵

材料［作りやすい分量］

2回分	卵	2個
	塩	ミニスプーン1
	だし	大さじ2
	油	大さじ½
おろし大根		50g
しょうゆ		小さじ⅓

1 卵はときほぐし、塩とだしを加えてよく混ぜる。

2 卵焼き器を熱して油を薄く塗り、卵液の⅓量を流し入れる。表面が半熟になったら向こう側から手前にクルクルと巻き、向こう側に寄せる。油を薄く塗り、残りの卵液を2回に分けて同様に流し入れては巻き、焼き上げる。

3 ½量を食べやすく切って皿に盛る。大根を汁けをきって添え、しょうゆをかける。

★だし巻き卵の½量は冷凍保存する。

■ ほうれん草のお浸し

材料［1人分］

ほうれん草		50g
	しょうゆ	小さじ1弱
	だし	小さじ½
いり白ごま		小さじ⅓

1 ほうれん草は沸騰湯でゆでて水にとり、水けを絞って3〜4cm長さに切る。

2 しょうゆとだしを合わせ、ほうれん草をあえる。

3 小鉢に盛り、ごまをふる。

■ キャベツのみそ汁［1人分］

1 キャベツ30gは太いせん切りにする。

2 なべにだし¾カップを熱してキャベツを煮る。やわらかくなったらみそ小さじ1⅔をとき入れ、ひと煮立ちしたら火を消す。

■ 全がゆ

全がゆ（作り方15ページ）……… 200g

■ アミの佃煮

アミの佃煮（市販品）……… 5g

■ いちご

いちご……… 50g

昼食 menu

- じゃが芋とトマトのチーズ焼き
- サケ缶とキャベツのスープ
- ヨーグルト

1食分**337**kcal　塩分**2.5**g

じゃが芋とトマトのチーズ焼き

材料［1人分］

じゃが芋	1個（100g）
トマト	¼個（50g）
ピーマン	10g
とろけるタイプのチーズ	20g
バター	小さじ1¼
塩	ミニスプーン1
パプリカ（粉末）	少量

1 じゃが芋は皮を除き、耐熱容器に入れてラップをし、電子レンジ（500W）で1分30秒～2分加熱する。5㎜厚さの輪切りにする。

2 トマトは5㎜厚さの半月切りに、ピーマンは薄く輪切りにする。

3 耐熱容器にバターを塗り、じゃが芋とトマトを交互に並べ入れてピーマンをのせる。塩をふり、チーズをちぎって散らす。

4 オーブントースターで焼き色がつくまで10～12分焼く。パプリカをふる。

サケ缶とキャベツのスープ

材料［1人分］

サケ（水煮缶詰め）	40g
キャベツ	30g
顆粒ブイヨン	小さじ⅓
こしょう	少量

1 キャベツは食べやすく切る。

2 なべに水¾カップとブイヨンを入れて火にかけ、キャベツを加えてやわらかくなるまで煮る。

3 サケを加えてひと煮し、こしょうをふる。

ヨーグルト

加糖ヨーグルト	100g

10:00 間食

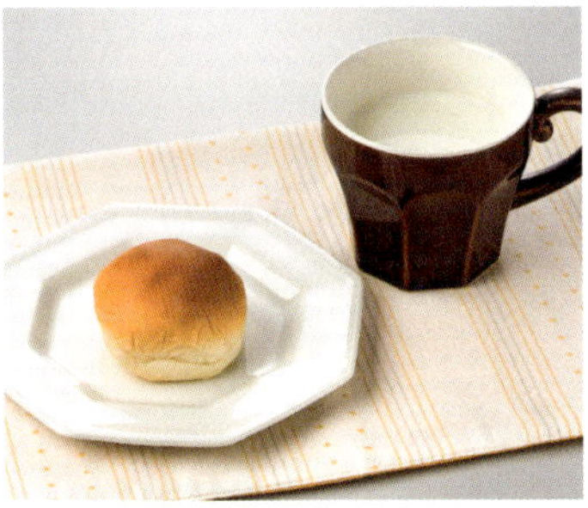

クリームパンはミニサイズを用意して。牛乳でカルシウムと水分を補給します。

クリームパン

クリームパン	小1個（40g）

牛乳

牛乳	150g

1食分**223**kcal　塩分**0.6**g

チーズ焼きのじゃが芋を主食がわりに。
じゃが芋は炭水化物が多くてエネルギー源になる素材。
消化がいいのも長所です。
スープはサケ缶のうま味を利用して、キャベツの甘味をプラスします。

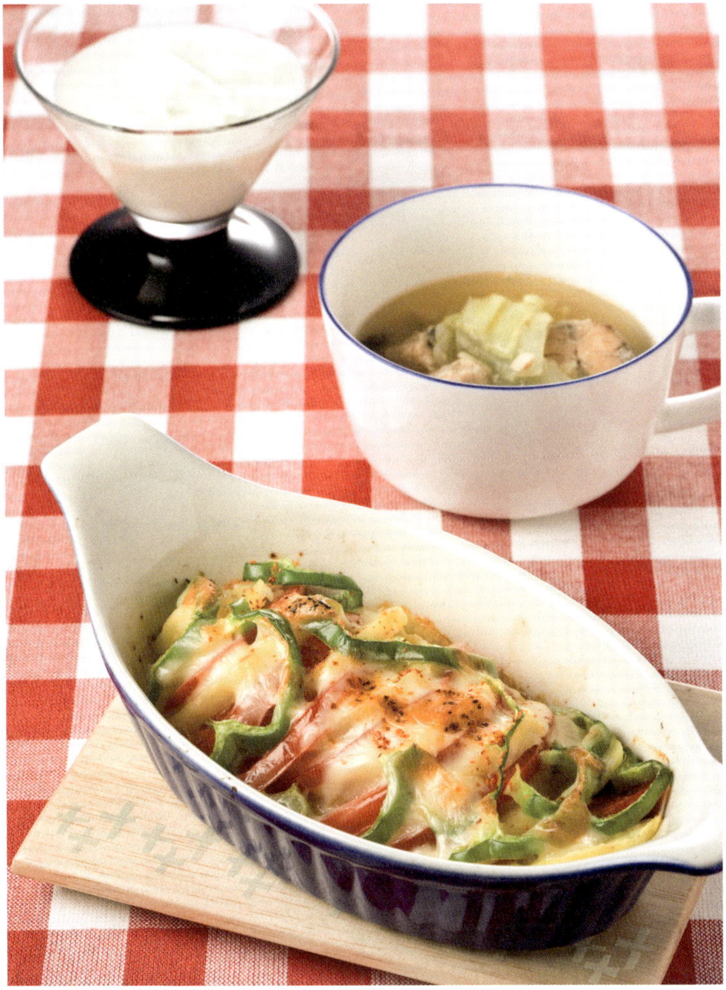

15:00 間食

すりおろしたにんじん、白菜、ねぎ、シラス干しなど、冷蔵庫にある素材を使っても。

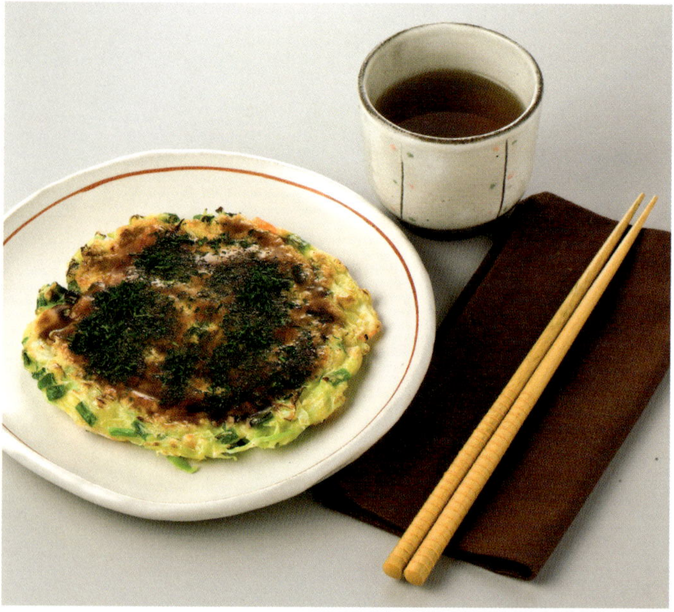

■ お好み焼き

材料 [作りやすい分量]

2枚分
- 小麦粉 …… 40g
- いちょう芋 …… 30g
- 卵 …… 小1個
- だし …… 大さじ2
- キャベツ (せん切り) …… 40g
- 小ねぎ (1cm長さに切る) …… 10g
- サクラエビ (ゆで) …… 20g
- 油 …… 小さじ1

中濃ソース …… 大さじ½
青のり粉 …… 少量

1 ボールにいちょう芋をすりおろして入れ、卵とだしを加え混ぜ、小麦粉を加えて混ぜ合わせる。
2 キャベツ、小ねぎ、サクラエビを加えてさっと混ぜ合わせる。
3 フライパンに油の½量を熱し、**2**の½量を丸く流し入れ、両面を焼いて火を通す。もう1枚も同様に焼く。
4 皿に1枚を盛り、ソースを塗って青のり粉をふる。

★お好み焼きの1枚は冷凍保存する

■ ほうじ茶

ほうじ茶 …… 130g

1食分168kcal　塩分0.9g

夕食

menu
- ビーフシチュー
- きゅうりのサラダ
- ロールパン／バター

1食分612kcal　塩分3.3g

■ ビーフシチュー

材料 [1人分]

- 牛もも薄切り肉 …… 70g
- 塩・こしょう …… 各少量
- 小麦粉 …… 小さじ1

玉ねぎ …… ¼個 (50g)
にんじん …… 20g
マッシュルーム …… 10g
さやえんどう …… 4〜5枚
油 …… 小さじ1¼
赤ワイン …… 大さじ1
顆粒ブイヨン …… 小さじ½
ドミグラスソース (缶詰め) …… 50g
塩 …… ミニスプーン½

1 牛肉は一口大に切り、塩とこしょうをふり、小麦粉を薄くまぶしつける。
2 玉ねぎは一口大に切り、にんじんは皮を除いて食べやすく切る。マッシュルームは縦に薄く切る。
3 さやえんどうは筋を除いて塩少量 (分量外) を加えた湯でゆでて湯をきり、斜めに半分に切る。
4 フライパンに油を熱し、肉の両面を焼いてなべに入れる。同じフライパンで**2**をいため、なべに加え入れる。
5 なべにワイン、水1カップ、ブイヨンを加えて火にかけ、10分煮る。ドミグラスソースを加え混ぜてさらに15分煮、塩で調味する。
6 さやえんどうを散らす。

■ きゅうりのサラダ [1人分]

1 きゅうり小½本 (40g) は縦に薄く切り、皿に並べる。
2 酢小さじ1、砂糖小さじ⅓、塩・こしょう各少量を混ぜ合わせてかける。

■ ロールパン／バター

ロールパン …… 2個 (60g)
バター …… 小さじ2½

献立 6日目

ビーフシチューの牛肉は薄切り肉を使うと食べやすい。
小麦粉をまぶしつけて煮、口あたりよく仕上げます。
きゅうりは縦に薄く切って食感を楽しみます。甘酢でさっぱりと。

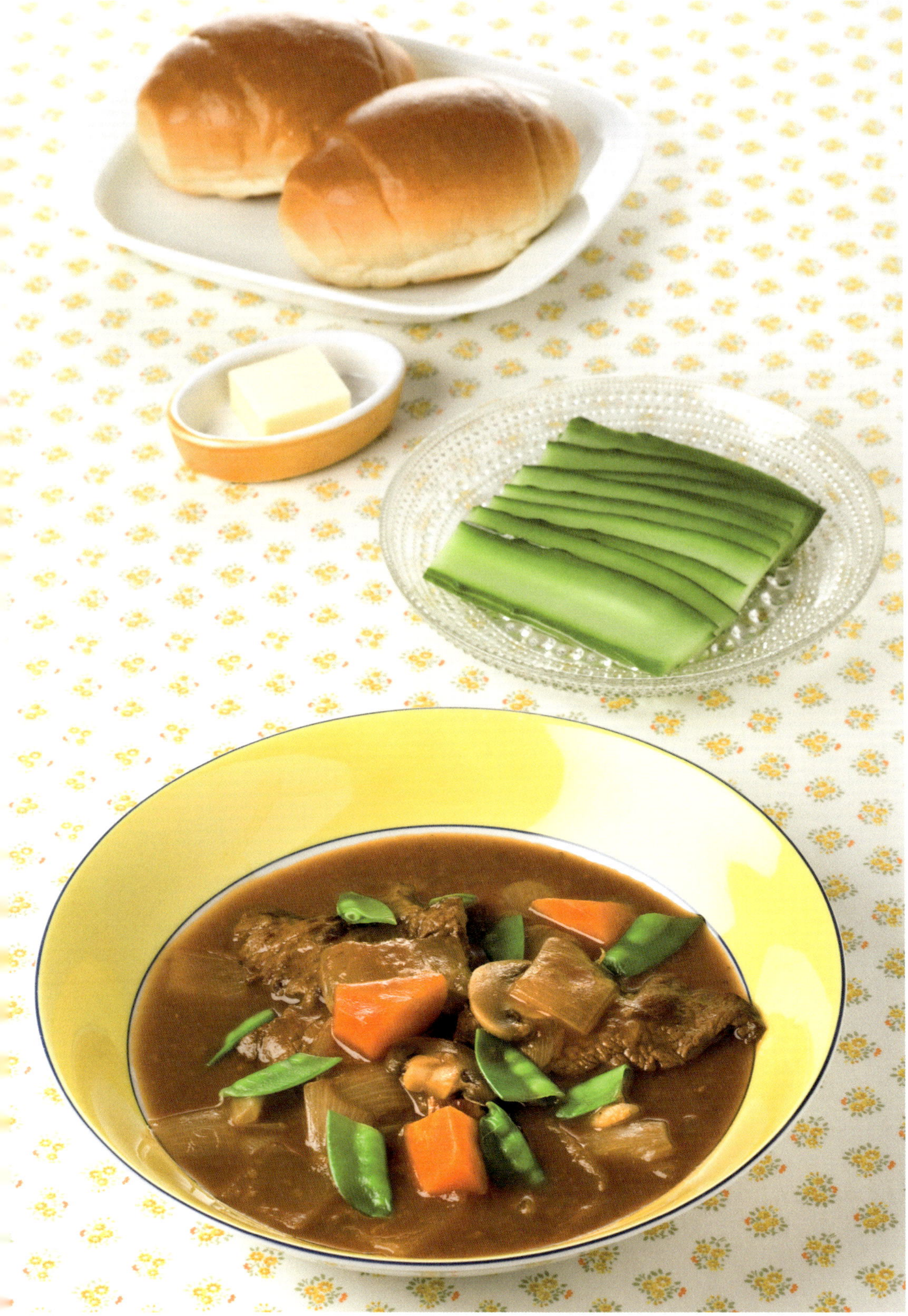

献立
7日目

朝食 menu

- さつま揚げと野菜のいため物
- 白菜の柚香あえ
- 落とし卵のみそ汁
- 全がゆ
- ヨーグルト

1食分**395**kcal　塩分**3.0**g

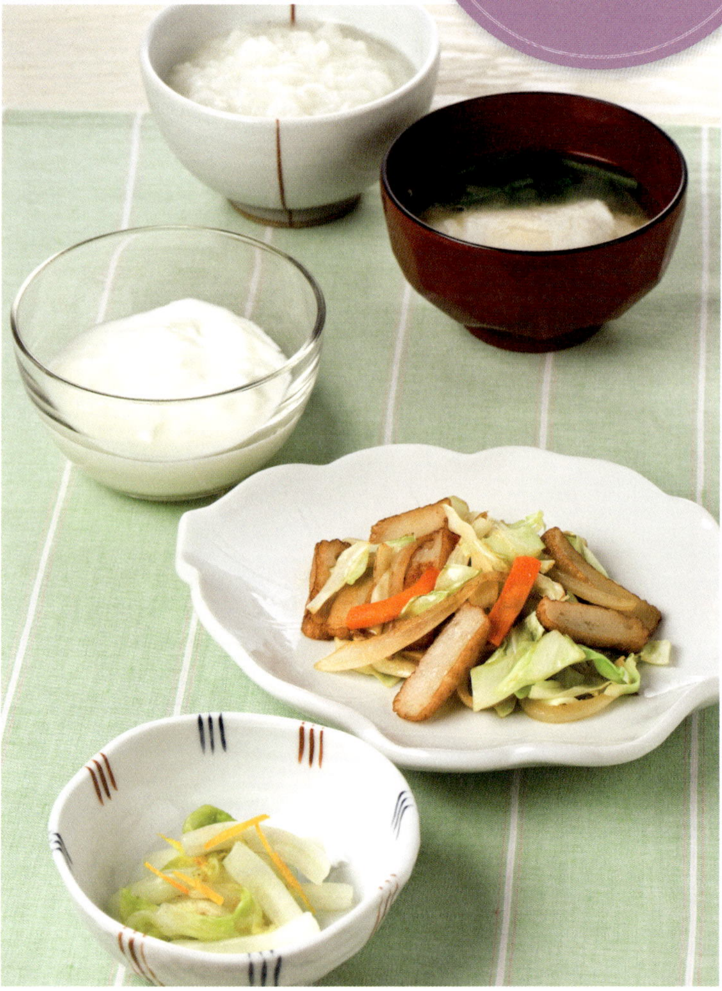

さつま揚げのうま味を生かした
野菜のいため物。
素朴なおいしさで箸《はし》が進みます。
柚子の香り高い白菜のあえ物と、
卵を割り入れたコクのある
みそ汁を組み合わせて。

さつま揚げと野菜のいため物

材料［1人分］

さつま揚げ・キャベツ	各30g
玉ねぎ	20g
にんじん	10g
油・しょうゆ	各小さじ1/2

1 さつま揚げは5mm厚さに切り、キャベツは1cm幅に切る。玉ねぎは薄く切り、にんじんは皮を除いて短冊切りにする。

2 フライパンに油を熱し、にんじん、玉ねぎの順に入れてはいため、キャベツとさつま揚げを加えていため合わせる。

3 全体がしんなりとなったらしょうゆで調味する。

白菜の柚香あえ

材料［1人分］

［白菜	20g
塩	少量
ゆずの皮（せん切り）	少量
ゆずの搾り汁	小さじ1/2

1 白菜は軸と葉に切り分け、軸は繊維に沿って薄く切り、葉は食べやすく切る。合わせて塩をふって軽く混ぜ、しんなりとなったら汁けをかたく絞る。

2 ゆずの皮を加え混ぜ、ゆずの搾り汁であえる。

落とし卵のみそ汁

材料［1人分］

卵	1個
ほうれん草	10g
だし	3/4カップ
みそ	小さじ1 2/3

1 ほうれん草は3cm長さに切る。

2 なべにだしを入れて煮立て、卵を割り入れる。卵の表面がかたまったらほうれん草を加え、みそをとき入れてひと煮する。

全がゆ

全がゆ（作り方15ページ）	200g

ヨーグルト

加糖ヨーグルト	100g

昼食 menu

- キスのエスカベーシュ
- じゃが芋のスープ煮
- 食パン/バター
- オレンジ

1食分455kcal　塩分2.1g

キスのエスカベーシュ

材料［1人分］

キス …………………… 3尾（40g）
塩・こしょう ……………… 各少量
小麦粉 …………………… 小さじ1
揚げ油

ソース
- トマト …………………… 20g
- 玉ねぎ・パプリカ（黄）・ピーマン ………… 各10g
- a
  - オリーブ油 …… 小さじ1¼
  - 酢 ……………… 小さじ1
  - 砂糖 …………… 小さじ⅓
  - 塩・こしょう …… 各少量

1 皮を除いたトマト、玉ねぎ、パプリカ、ピーマンはそれぞれ5mm角に切って合わせ、**a** を合わせて加え混ぜる（ソース）。

2 キスは頭を落とし、背開きにして中骨とはらわたを除く。塩とこしょうをふって小麦粉をまぶしつけ、油でカラリと揚げる。

3 キスを油をきって皿に盛り、熱いうちに**1**のソースをかける。

じゃが芋のスープ煮

材料［1人分］

じゃが芋 …………… ½個（50g）
玉ねぎ ……………………… 20g
顆粒ブイヨン …………… 小さじ⅓
パセリ（みじん切り） ……… 少量

1 じゃが芋は皮を除いて食べやすく切る。玉ねぎは2cm角に切る。

2 なべに水¼カップとブイヨンを入れて火にかけ、**1**を加えて落としぶたをし、やわらかくなるまで煮る。

3 器に盛り、パセリをふる。

食パン / バター

食パン ……… 6枚切り1枚（60g）
バター ………………… 小さじ2½

オレンジ

オレンジ …………………… 80g

10:00 間食

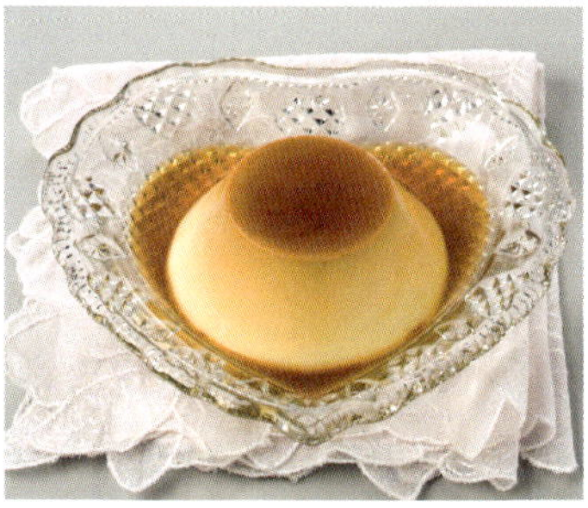

卵の香味がたっぷり。
市販品が充実しているので、
外出先での
エネルギー補給にも。

カスタードプリン

カスタードプリン（市販品） … 80g

1食分101kcal　塩分0.2g

キスを香ばしく揚げ、野菜の彩り豊かなソースをかけます。
揚げ物も体調を見て、少しずつなら食べてもOK！
じゃが芋に玉ねぎの甘味をプラスしてスープ煮に仕立てます。

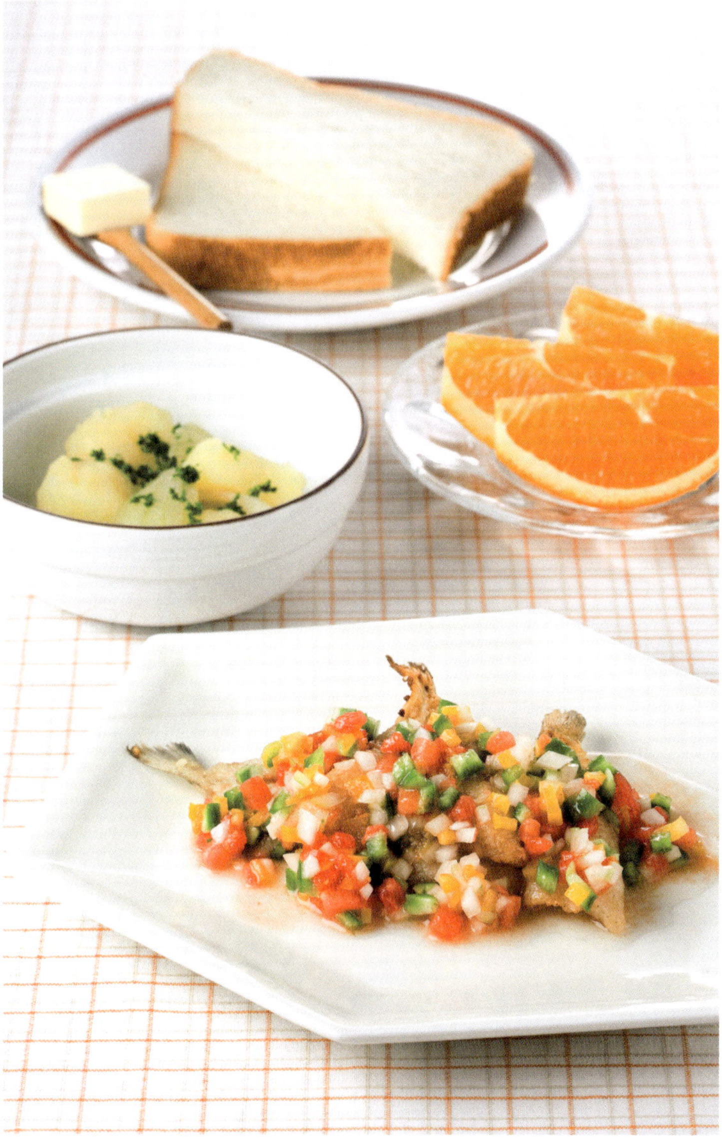

献立 7日目

15:00 間食

クリームやチョコレートがサンドされたタイプのビスケットで、間食に変化をつけて。

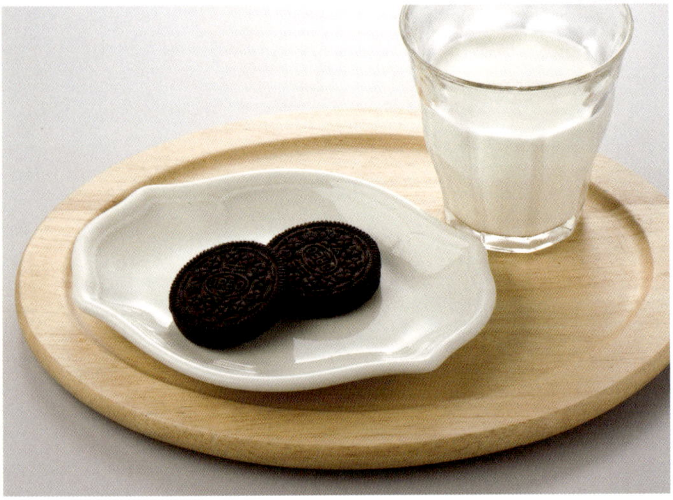

■ クリームサンドのビスケット

クリームサンドのビスケット（商品名オレオ）……20g

■ 牛乳

牛乳……150g

1食分205kcal　塩分0.3g

夕食 menu

- ギョーザなべ
- かぶときゅうりの浅漬け
- ごはん
- 牛乳かん

1食分522kcal　塩分2.4g

■ ギョーザなべ

- 豚ひき肉……30g
- キャベツ（みじん切り）……20g
- しょうが（みじん切り）……小1かけ
- 塩……少量
- 酒……小さじ½
- ごま油……小さじ½

ギョーザの皮……4、5枚（20g）
絹ごし豆腐……60g
緑豆はるさめ……乾5g
レタス……30g
春菊……10g

たれ
- しょうゆ……小さじ1⅔
- だし……小さじ2
- レモンの搾り汁……小さじ½

1 ボールにひき肉、キャベツ、しょうがを合わせてよく練り混ぜ、塩、酒、ごま油を加え混ぜて等分にし、ギョーザの皮に包む。
2 豆腐は1cm厚さに切る。はるさめは熱湯でもどし、湯をきる。レタスは食べやすく切る。春菊はかたい茎を除いて食べやすく切る。
3 たれの材料を混ぜ合わせる。
4 なべに水1½カップを入れて熱し、**1**、**2**を入れて煮る。ギョーザが浮き上がってきたら食べごろ。たれをつけて食べる。

★たれは市販のポン酢しょうゆでも。

■ かぶときゅうりの浅漬け

材料［1人分］

かぶ……小½個（20g）
きゅうり……小¼本（20g）
とろろこんぶ……少量
塩……ミニスプーン½

1 かぶは葉茎を1cm残して葉を落とし、皮を除いて縦に薄く切る。きゅうりは薄く小口切りにする。
2 ボールに合わせ入れ、とろろこんぶと塩を加えて混ぜ合わせる。

■ ごはん

ごはん……120g

■ 牛乳かん

材料［1人分×4回］

牛乳……280g
砂糖……大さじ4⅓強（40g）
粉かんてん……2g
みかん（缶詰め）……80g

1 なべに水½カップ弱（80g）とかんてんを入れて火にかけ、混ぜながらひと煮立てし、火を消す。
2 砂糖を加え混ぜてとかし、牛乳を混ぜ合わせる。
3 器に流し入れ、みかんを等分に入れて冷蔵庫で冷やしかためる。

ギョーザに野菜や豆腐やはるさめを加えてなべ仕立てに。
なべ物はつい食べすぎてしまいがちなので、１人分を守って。
パリパリとした食感の浅漬けで箸《はし》休めを。

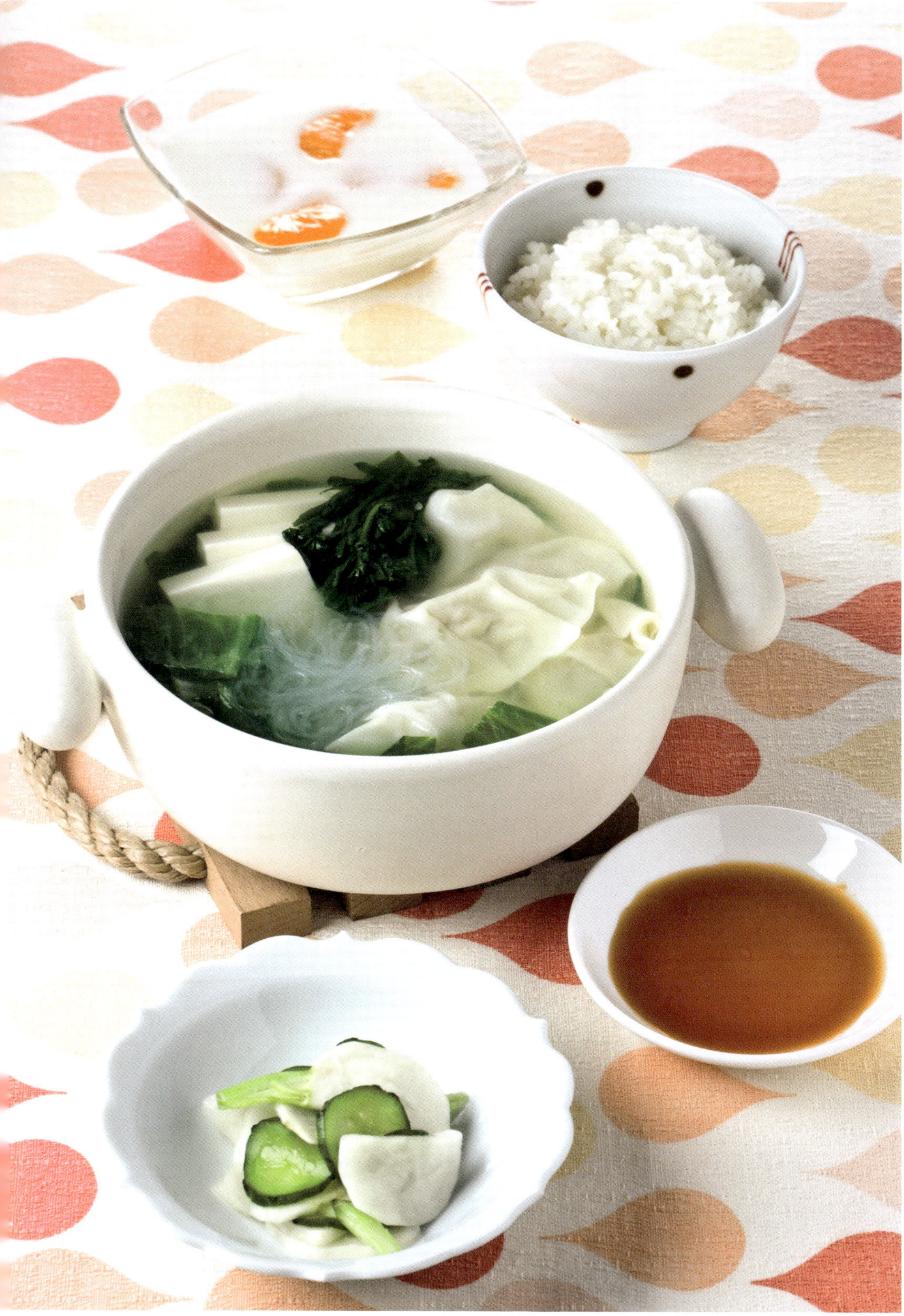

昼食や間食を

外で食べる人への外食アドバイス

家での食事と同様に、よく噛《か》んで食べ、消化のよい料理や食品を選ぶほかに、「もうちょっと食べたいな」程度におさえる（もったいなくても量が多いと感じたら残すようにする）ことがたいせつです。また、冷たい飲み物は氷を除いたり常温にしてから飲むようにしましょう。

外出先でも、疲れを感じたときは間食をとってひと息つきましょう。エネルギーも補給できます。

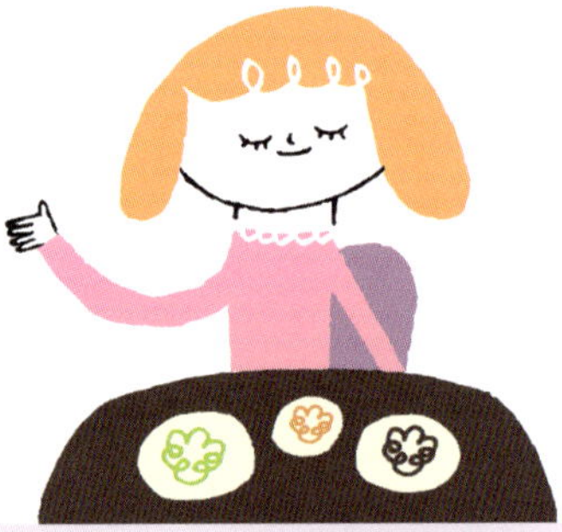

昼食

コンビニエンスストアでのおすすめメニュー

コンビニには多種類の食品がそろっていて、組み合わせが自在です。
同じメニューばかりでなく、さまざまな組み合わせにしましょう。

- **スープ類** … 電子レンジで温めると胃腸にやさしい。
  チャウダー、ミネストローネ、かぼちゃのスープ、ワンタンスープなど

- **おでん** … 体調に合わせて種類も量も選べる。
  大根、じゃが芋、さつま揚げ、はんぺん、ちくわなど

- **パスタ類** … 少量でもエネルギーが高い。
  マカロニグラタン、幅広の生パスタなど

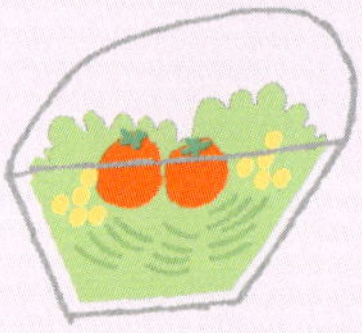

- **サラダ** … 消化がよい食品を使ったサラダを選んで。
  ポテトサラダ、かぼちゃサラダ、マカロニサラダ、はるさめサラダなど

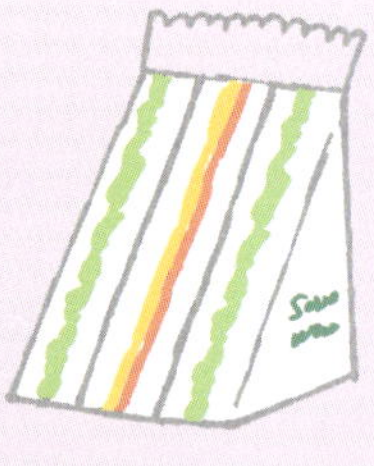

- **デザート** … 食後の甘味でエネルギーをプラス。
  プリン、ムース、フルーツヨーグルト、チーズケーキなど

- **その他** … 手軽に食べられるのがコンビニ食品の魅力。
  肉まん、サンドイッチ、野菜ジュースなど

間食

●オフィスでとるおすすめ間食…
小腹がすいたらエネルギー補給を。職場に常備しておきたい。

ヨーグルトドリンク、パックタイプの栄養ドリンク・ゼリー飲料、
クッキー風の栄養食品、小袋に入ったビスケットやおせんべい、
一口サイズのゼリー、チョコレートなど。
幼児向けの小さなパックの牛乳やジュースは飲みきりやすい。
冷蔵庫がある場合は、一口サイズ包装のプロセスチーズやデザート感覚のチーズのストックもおすすめ。

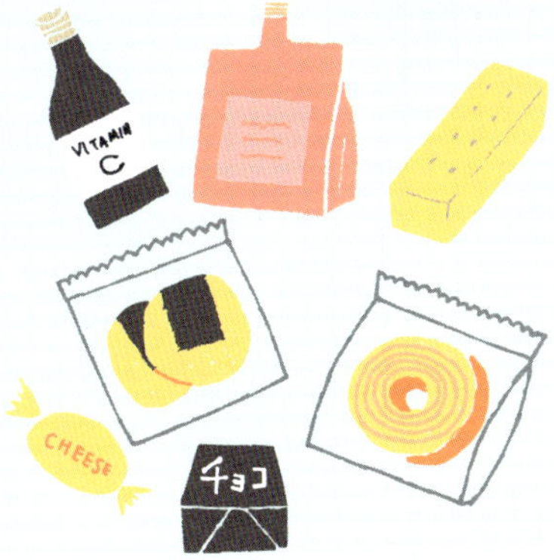

●外出先（喫茶店など）でとるおすすめ間食…
甘味のある飲み物や軽食で心もおなかも満足

抹茶ラテ、ココア、ゆず茶、バウムクーヘン
またはクッキーとロイヤルミルクティーなど。

レストランでのおすすめメニュー

和洋中レストランのほかに、
駅構内や商業施設などにさまざまなイートイン
（購入した食品をその店内で食べること）があります。
じょうずに利用しましょう。

●和風レストラン… 和風料理は低脂肪で消化がよいのが◎。

雑炊、野菜のあんかけうどん、肉豆腐、煮魚や焼き魚などが主菜の定食、
小鉢を2～3品選べる定食、なべ物（つみれなべ、豆乳なべ）など

●洋風レストラン… 洋風料理は少量でエネルギーが確保できる。

リゾット、オムレツ、ドリア、
チャウダー・コーンスープ・ミネストローネなどのスープ類、
グラタン、ハンバーグ、ポテトサラダ、マカロニサラダなど

●中国風レストラン… 数人で出かけて料理をとり分けるのもよい。

中華がゆ、花巻（蒸しパン）、コーンスープ、シューマイ、水ギョーザ、
エビのマヨネーズいため、カニたまなど

●喫茶店… チーズやクリーム、ジャムなどでエネルギーアップを。

ベーグルとクリームチーズ、ハンバーガーと野菜ジュース、パンケーキ、
ホットケーキ、キッシュ、スコーン、サンドイッチ、パンとスープなど

3

退院
30日後

退院後
1か月が
過ぎたら

食べる量が増えてきたときの食事 & 生活

食後の不快感やトラブル（腸閉塞《へいそく》、便秘、下痢）を防ぐ
食生活のポイントをアドバイスします。
また、消化をよくする調理のコツをとり入れた
野菜料理を紹介します。

よく噛《か》んで ゆっくり食べる

よく噛むことはおいしく食事をするための第一歩です。よく噛んで唾液の分泌を促すことは、栄養素をとり込むための準備でもあります。また、手術した胃の負担を軽くして腸でスムーズに栄養素が吸収されるためにも、食べ物をよく噛むことがとても重要になります。

噛むことでほどよい満腹感が得られて食事量が適量にもなります。健康であってもあわてて食事をすると膨満感やつかえ感、むせなど、食後の不快感につながります。「よく噛んでゆっくり食べる」ことを意識して、自分の食べるペースを守りましょう。

規則正しい生活を

退院直後の食べることへの不安がなくなるのはとてもよいことですが、食事と生活のリズムには関連があり、生活時間のペースが乱れると食事も不規則になりやすいことに注意しましょう。

食事時間が不規則になると食べる量のばらつきにつながります。多食や少食は胃腸に負担をかけ、栄養素も偏りがちになります。

また、就寝前はなるべく食べないようにしましょう。空腹感が強いとき（あるいはおなかがすいて眠れないとき）は、消化がよいウエハースやビスケット、ジュース、スープ程度にしましょう。

体の調子に合わせる

かつては胃手術後の食事制限が多くありましたが、近ごろは食事制限はゆるやかになり、積極的に栄養素をとることがたいせつと考えられています。

ただ、胃手術後の人は、「1回の食事量を少なくして何回かに分けて食べる」「ゆっくりよく噛んで食べる」「場合によっては消化酵素薬を常用する」ことを心がけましょう。もたれ感やつかえ感のほかに、腸閉塞になる恐れもあるからです。

おなかの調子を ととのえる

便秘は腸閉塞の要因の一つになります。また便秘同様に、この時期は下痢にも要注意。下痢は栄養素の吸収不良につながり、骨量や筋肉量が減ってしまう「病的なやせ」を引き起こしやすくなるからです。

規則正しい食事、適度な運動、腸内細菌の環境をととのえる食品の摂取で、快適・快腸に過ごしましょう。

食べる量が増えてきたときの **食事 & 生活**

食後の不快感を防ぐ

（腸閉塞※1、便秘、下痢など）

食後の不快感を防ぐ 1 食生活アドバイス

一日の食事は少量ずつ、何回かに分けて食べる。

人によって1回に食べられる量は異なります。1回の食事量が少ない場合は無理をせず、一日3食＋間食2、3回の食事をしばらく続けてください。

一口をゆっくりよく噛《か》んで食べる。

一口を、少なくとも30回は噛んで食べましょう。

規則正しい生活リズムをつくる。

規則正しい生活のリズムをととのえ、快眠・快食・快便を心がけましょう。

適度な運動をする。

便秘や腸閉塞の予防に、ウォーキングやストレッチなどの運動をして腸管を刺激しましょう。腹部のマッサージも効果的。

食後の不快感を防ぐ 2 食べ物アドバイス

卵かけごはんやつゆのかかった丼物などはしばらく控える。

よく噛まずに食べてしまいがちです。消化が悪くなるので充分に用心しましょう。

もちはまだ控える。

小さく切ってよく噛んでもひとかたまりになりやすく、消化もよくないので、なるべく控えましょう。

※1 腸閉塞《へいそく》とは

腸管の通過障害によって内容物が腸管内にたまってしまう症状。イレウスとも呼ばれます。
腹痛、腹部膨満感、嘔吐などの症状が現われ、重症の場合は開腹手術が必要になることもあります。

※2 体に有益な腸内細菌（善玉菌）のおもな働き

1. 腸内細菌の環境のバランスを保つ
2. 有害な細菌や毒素を排除する。
3. 免疫力を高める。
4. 食べ物の消化吸収に携わる。
5. ビタミンや各種ホルモン、体内酵素を作り出す。

食後の不快感を防ぐ 3
野菜の調理法アドバイス

きゅうりやなす、かぼちゃ、トマトなど。

皮が気になるときは除きます。皮はかたかったり、トマトの皮などは噛みきれないこともあり、消化がいいとはいえないからです。

小松菜やほうれん草など。

やわらかな葉先を使うといいでしょう。かたい茎は残すか、細かく切るかしてください。レタスやサラダ菜などはやわらかいので、生でも食べられます。

野菜の繊維に直角に切るようにする。

白菜の軸は横に切る、大根は輪切りにしてからせん切りにする、など切り方をくふうすれば繊維が短くなって噛みやすくなり、消化を助けます。

善玉菌の腸内細菌を増やす。

ビフィズス菌や乳酸菌など、体に有益な働きをする腸内細菌[※2]をいわゆる善玉菌といいます。
食物繊維[※3]、オリゴ糖[※4]、ビフィズス菌（ヨーグルトなど）、乳酸菌（商品名ヤクルトなど）を摂取して、善玉菌の腸内細菌を増やしましょう。

かためにゆでたスパゲッティ、つるつるとのど越しを味わうそばやそうめんなどは要注意。

ラーメンなどの細いめんを食べたあとに不快感を経験する人が多いようです。特に外食ではのびないようにかためにゆでてあり、「健康な人が食べておいしいかたさ」になっているので要注意。家庭で調理する場合は、やわらかくゆでましょう。
冷たいそうめんは「つるつる」と入るので、控えたつもりでも食べすぎていることもあります。ゆでるときに短く折るのもいいでしょう。

きのこ、海藻、こんにゃく、漬け物、イカ、タコなどは消化が悪い。

かたくて消化が悪いので控えましょう。イカとタコ以外は少量にして刻んで調理し、よく噛んで食べるとよい場合もあります。

※4 オリゴ糖を多く含む食品

玉ねぎ、ねぎ、にんにく、アスパラガス、トマト、バナナ、はちみつなどに多く含まれます（ごぼうや大豆にも多いが、消化が悪いので控えましょう）。
オリゴ糖は、腸内細菌の栄養にもなります。

※3 食物繊維について

食物繊維というと、ごぼうや海藻などの筋っぽいものを思い浮かべますが、水に溶けるものもあります。食物繊維入りの飲料もあります。
食物繊維はごはんや豆類、野菜、くだものなどさまざまな食品に含まれるので、各食品をバランスよく摂取して補給しましょう。

食品や調理法を選んで

おすすめ野菜料理

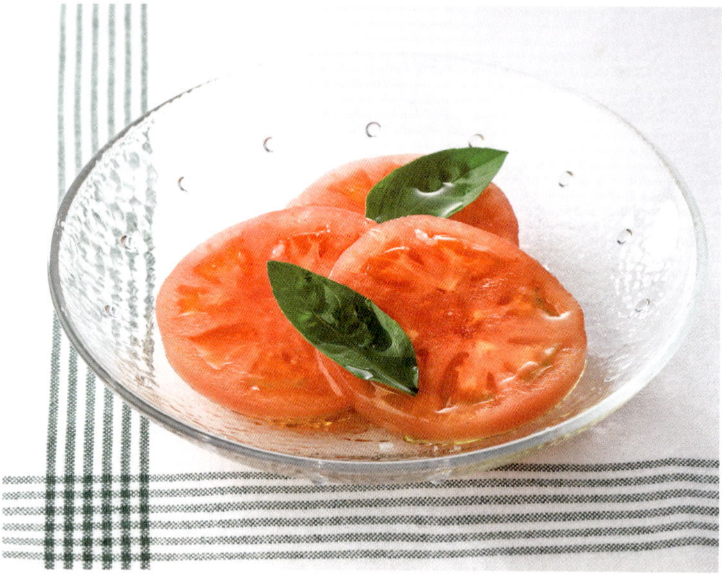

トマトのオリーブ油かけ

トマトは１個なら皮を湯むき※して、1/2個なら皮をはぐようにして除きます。
塩とオリーブ油でシンプルに。

材料［1人分］

トマト	80g
塩	少量
オリーブ油	小さじ1
バジルの葉	2枚

1 トマトは皮を除いて薄い輪切りにし、皿に盛る。

2 塩をふってオリーブ油をまわしかけ、バジルの葉を散らす。

1人分**52**kcal　塩分**0.3**g

※ トマトの皮の湯むき

1 トマトのへたを包丁の刃先でくり抜き、その部分を下にして沸騰湯に入れる。

2 切り口の皮がはがれてきたら冷水にとり、全体の皮を引きはがす。

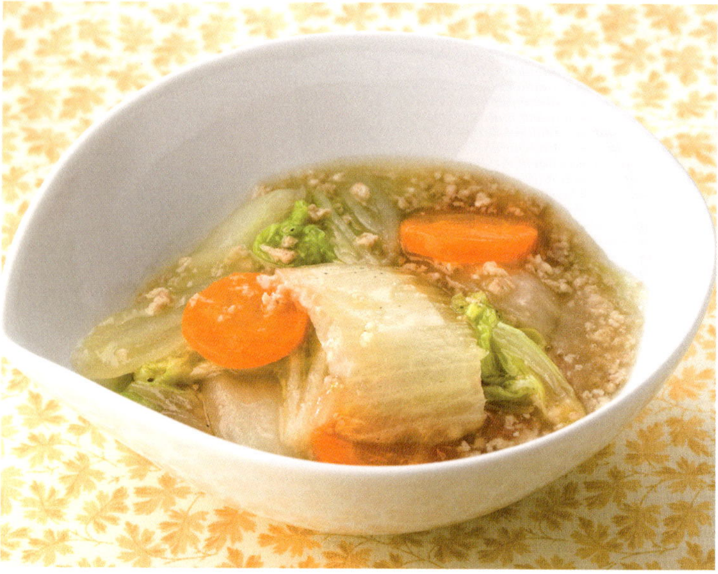

白菜と鶏ひき肉のやわらか煮

白菜は軸をそぎ切りにして繊維を断ち切ります。
かたくり粉のとろみでやさしいのど越しに。

材料［1人分］

白菜	100g
鶏ひき肉・にんじん	各20g
油	小さじ1/2
┌ だし	1/4カップ
│ 酒	小さじ1/2
│ 塩	ミニスプーン1/2
└ しょうゆ	小さじ1/3
［ かたくり粉・水	各小さじ1

1 白菜は軸と葉に切り分け、軸は繊維に垂直にそぎ切りにし、葉は食べやすく切る。にんじんは皮を除いて3㎜厚さの輪切りにする。

2 なべに油を熱してひき肉をいため、白菜とにんじんを加えてさっといため合わせる。

3 だし、酒、調味料を加え混ぜ、ふたをして10～15分煮、水どきかたくり粉でとろみをつける。

1人分**89**kcal　塩分**0.9**g

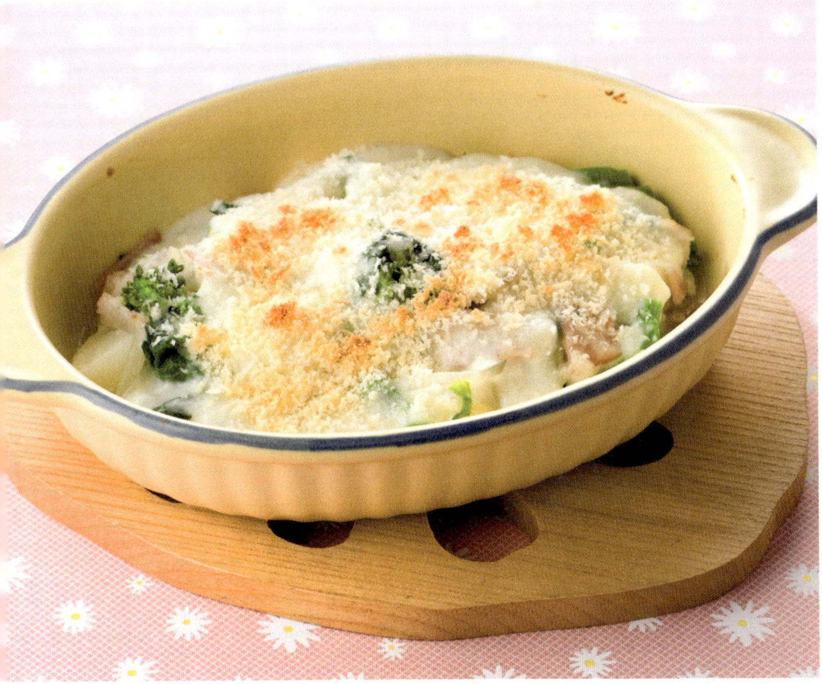

じゃが芋と菜の花のグラタン

消化がよいじゃが芋とやわらかな菜の花のグラタン。
食物繊維もたくさんです。

材料［1人分］

- じゃが芋・菜の花……各60g
- 顆粒ブイヨン……小さじ1/3
- ロースハムの薄切り……15g
- 玉ねぎ（薄切り）…20g　油…小さじ3/4
- 小麦粉…小さじ2　牛乳…100g
- 塩・こしょう……各少量
- a パン粉……大さじ1
- a 粉チーズ……大さじ1/2

1 じゃが芋は皮を除いて1.5cm角に切る。菜の花はゆでて水にとり、水けを絞って3cm長さに切る。

2 なべに水1/2カップ、ブイヨン、芋を入れてやわらかくなるまで煮、菜の花を加えてさっと煮る。

3 ハムは短冊切りにする。

4 別のなべに油を熱して玉ねぎをいため、小麦粉を加えていため、牛乳を加え混ぜてとろみがつくまで煮、塩とこしょうで調味する。

5 耐熱容器に**2**、**3**、**4**を入れて**a**をふり、オーブントースターで焼く。

1人分**247**kcal　塩分**1.4**g

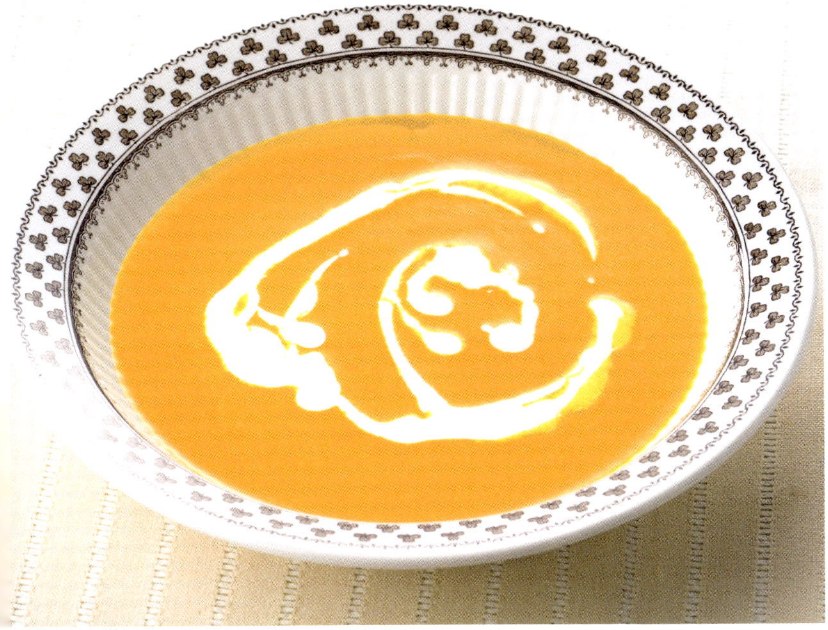

かぼちゃのポタージュ

食物繊維が多いかぼちゃをポタージュに。
エネルギーもとれるので、体調が悪いときもおすすめします。

材料［1人分］

- かぼちゃ……60g
- 玉ねぎ……20g
- バター……小さじ1
- 顆粒ブイヨン……小さじ1/3
- 牛乳……50g
- 塩……ミニスプーン1/2
- 生クリーム……小さじ2

1 かぼちゃは皮を除いて薄く切る。玉ねぎは薄く切る。

2 なべにバターをとかして玉ねぎをいため、かぼちゃを加えていため合わせる。

3 水1/2カップとブイヨンを加え混ぜ、かぼちゃがやわらかくなるまで煮る。ミキサーに入れて牛乳を加え、なめらかになるまで撹拌《かくはん》する。

4 なべに戻し入れて火にかけ、ひと煮して塩で味をととのえる。

5 スープ皿に盛り、生クリームをまわしかける。

1人分**171**kcal　塩分**1.1**g

4

退院後
1か月半が
過ぎたら

退院
45日後

栄養バランスを考えて、体の中から健康に

カルシウム、ビタミンD、
鉄、亜鉛、ビタミンB_{12}など、
体に必要な栄養素が
摂取できる料理を紹介します。

体にたいせつな栄養素をとりましょう

次第に「食べること」にも慣れ、自分の食事のペースがつかめてきたと思われます。これまでは「栄養よりも食べたいもの重視」と考えて食事に慣れることを第一にしてきましたが、少しずつ元の「栄養バランスがよい食事」も考えていきましょう。
ごはんやパンなどの主食（炭水化物）、肉・魚・卵・乳製品・大豆製品（たんぱく質、脂質、ミネラル）、野菜・くだもの（ビタミン類）、油脂や砂糖をバランスよく食事に組み入れましょう。

胃の手術後に重視したい栄養素

カルシウム、ビタミンD、鉄、亜鉛、ビタミンB_{12}は体に重要な栄養素です。これらは、胃を切除することで不足しがちになります。

カルシウム

強い骨や筋肉を作るのに不可欠です。胃手術後にビタミンDの消化・吸収が低下することによってカルシウムの消化・吸収も悪くなり、骨が弱くなりがちです。
乳製品やシラス干しなどで、カルシウムを不足しないように補いましょう。

ビタミンD

胃の切除により、食事に含まれる脂質の消化・吸収が悪くなり、脂溶性（油脂にとける）ビタミンであるビタミンDの体内への吸収も低下します。
ビタミンDは小腸からのカルシウムの吸収を高めるので、カルシウム同様に積極的にとりたい栄養素です。

鉄

胃切除後はビタミンB_{12}の吸収が低下して貧血になりやすくなります。貧血を防ぐために、鉄を多く含む食品（特に赤身の魚、牛肉やレバーなど）を食べましょう。
肉・魚・卵などのたんぱく質食品は鉄の供給源になります。また、鉄の体内への吸収を促すビタミンCを多く含む野菜やくだものも適度にとりましょう。
食事で補いきれない場合は鉄剤が投与されます。

亜鉛

細胞の合成（細胞分裂を正常に行なって新しく細胞を作ること）に必要な栄養素であり、手術後の傷の回復期には特に補いたい栄養素です。また、亜鉛が不足すると味覚異常が起こりやすくなります。食事の量が少なくなる時期は特に、カキ、ウナギのかば焼き、赤身の肉など亜鉛を多く含む食品を食べるようにしましょう。

ビタミンB_{12}

鉄と同様に貧血予防に重要な栄養素です。胃を切除することで消化・吸収はしにくくなりますが、ビタミンB_{12}を多く含む魚介類をとり入れて、栄養バランスのよい食事にしましょう。
食事で不足する場合は薬が必要になります。

Caカルシウムがとれる料理

胃手術後の人も安心！

カルシウムがとれるおすすめ食品

- **乳・乳製品**
  牛乳、チーズ、ヨーグルト
- **魚介類**
  ワカサギ、サクラエビ、干しエビ、シシャモ、ウナギのかば焼き、ちりめんじゃこ、シラス干し
- **大豆製品**
  もめん豆腐、納豆、がんもどき、凍り豆腐、湯葉、きな粉、おから
- **野菜**
  小松菜、菜の花、ほうれん草、春菊、青梗菜
- **その他**
  ごま

一口メモ

野菜も重要なカルシウム源

牛乳や小魚に比べて、野菜に含まれるカルシウムの体内への吸収率はよくない、といわれます。しかし吸収率には個人差があり、一概にそうともいえません。
野菜もカルシウムの供給源として食べましょう。野菜の消化が気になる人は、やわらかい葉先を使う、刻んで調理する、などで食べやすくなります。

タラとかぶのグラタン

牛乳やチーズは
カルシウムの重要な供給源です。

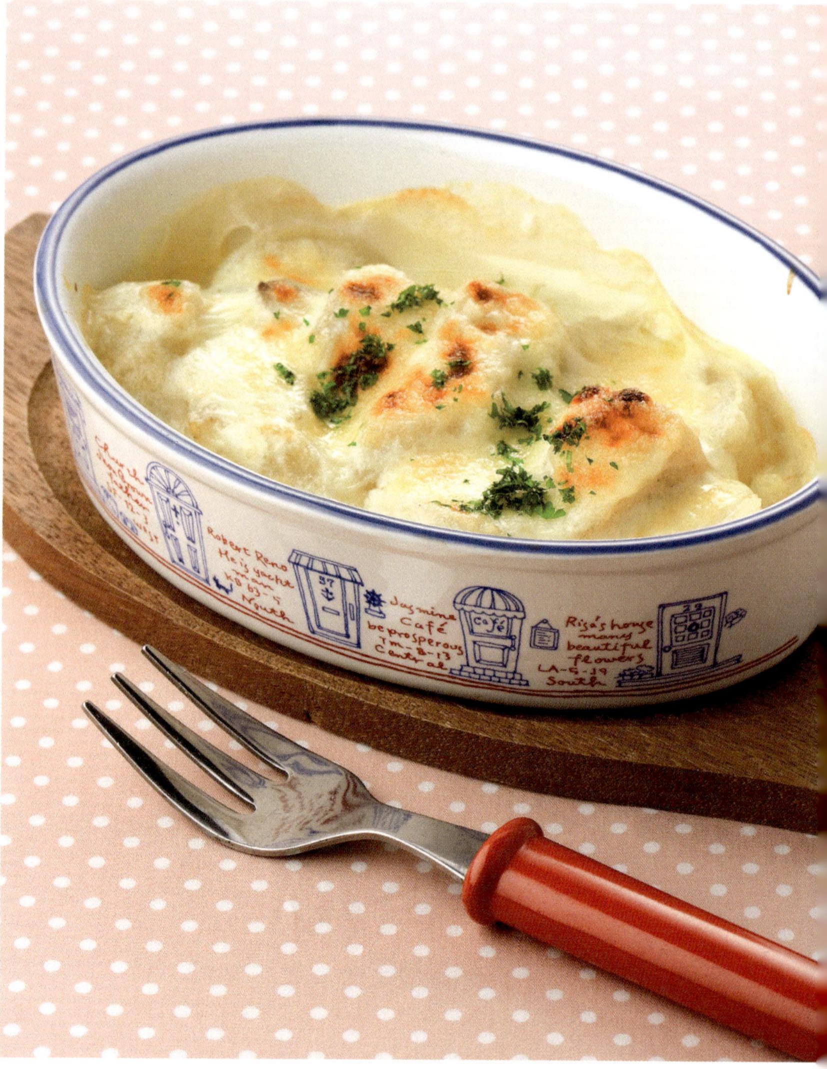

材料 [1人分]

- 生ダラ……1切れ（60g）
- 塩・こしょう……各少量
- かぶ……1個（60g）
- 玉ねぎ……20g
- 顆粒ブイヨン……小さじ1/3
- バター……小さじ3/4
- 小麦粉……小さじ2
- 牛乳……100g
- パルメザンチーズ（粉）……大さじ1/2
- パセリ（みじん切り）……少量

1 タラに塩とこしょうをふる。かぶは皮を除いてくし形に6〜8つに切る。玉ねぎは薄く切る。

2 なべに**1**、水1/4カップ、ブイヨンを入れてふたをし、5〜6分煮る。

3 別のなべにバターをとかし、小麦粉をふり入れていため、牛乳を加え混ぜてとろみがつくまで煮る。

4 耐熱容器に**3**の1/2量を敷いてタラと野菜を盛り、残りの**3**をかけてチーズをふる。

5 200℃に熱したオーブンで焼き色がつくまで焼く。パセリをふる。

1人分**194**kcal　塩分**1.2**g
カルシウム**190**mg

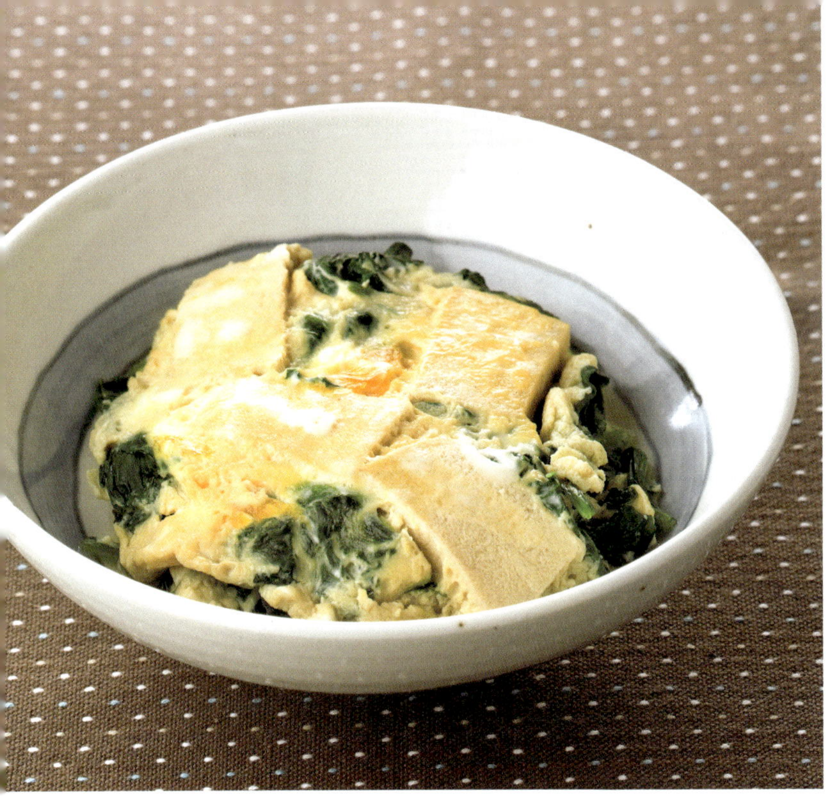

材料［1人分］

卵……1個
小松菜……40g
凍り豆腐……乾8g
だし……¼カップ
うす口しょうゆ……小さじ½
みりん……小さじ⅓
塩……少量

1 小松菜は3cm長さに切る。
2 凍り豆腐はぬるま湯でもどして湯を絞り、5mm厚さに切る。
3 なべにだしと調味料を入れて煮立て、凍り豆腐を加えて弱火で10分煮、小松菜を加えてさらに1～2分煮る。
4 卵をときほぐしてまわし入れ、半熟になったら火を消す。

1人分131kcal　塩分1.1g
カルシウム148mg

小松菜と凍り豆腐の卵とじ

カルシウムが多い2つの素材の組み合わせ。
煮汁を煮含め、卵でふんわりととじます。

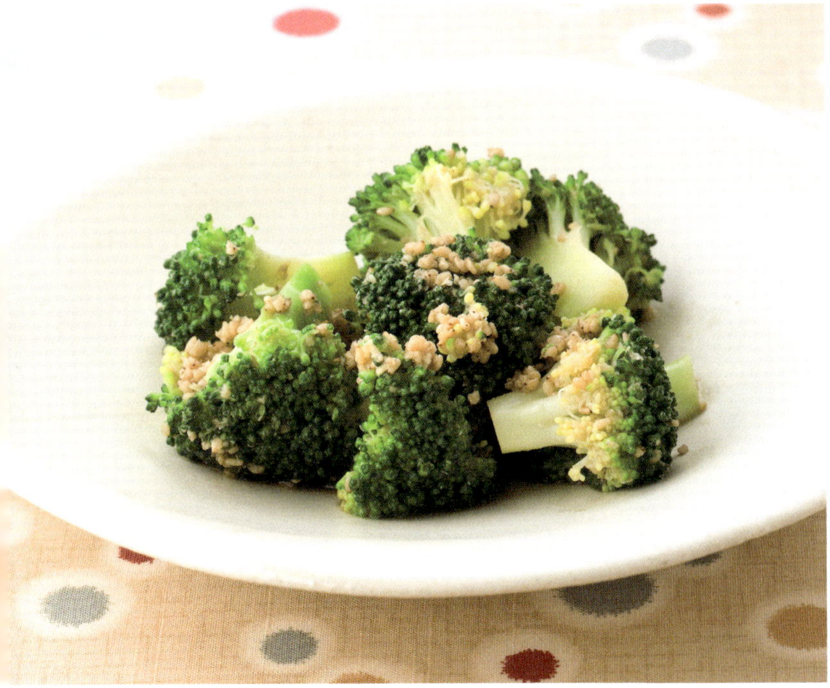

材料［1人分］

ブロッコリー……50g
いり白ごま……小さじ1⅔
しょうゆ……小さじ1
だし……小さじ½

1 ブロッコリーは小房に分けて沸騰湯でゆで、湯をきる。
2 ごま、しょうゆ、だしを混ぜ合わせる。
3 ブロッコリーを2であえる。

1人分51kcal　塩分0.9g
カルシウム81mg

ブロッコリーのごまじょうゆあえ

香味豊かなごまのあえ衣でカルシウムをプラス。
ブロッコリーにからめ、よく噛《か》みしめて。

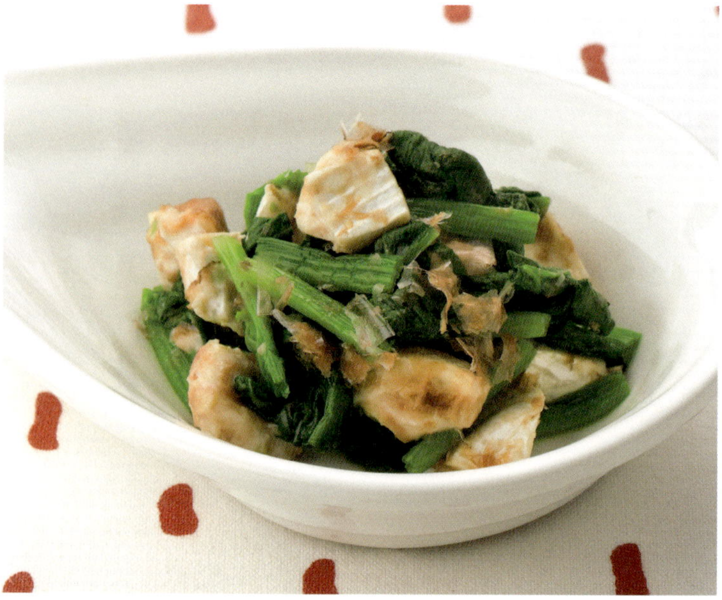

ほうれん草とカマンベールチーズの和風あえ

ほうれん草にカマンベールチーズのコクをとり合わせて目新しく。
カルシウムもアップします。

材料［1人分］

ほうれん草……………………40g
カマンベールチーズ…………20g
削りガツオ……………………少量
しょうゆ……………………小さじ½

1 ほうれん草は沸騰湯で色よくゆでて水にとり、水けを絞って3cm長さに切る。
2 チーズは1cm角に切る。
3 ほうれん草、チーズ、削りガツオを合わせ、しょうゆをからめる。

1人分**73**kcal　塩分**0.8**g
カルシウム**113**mg

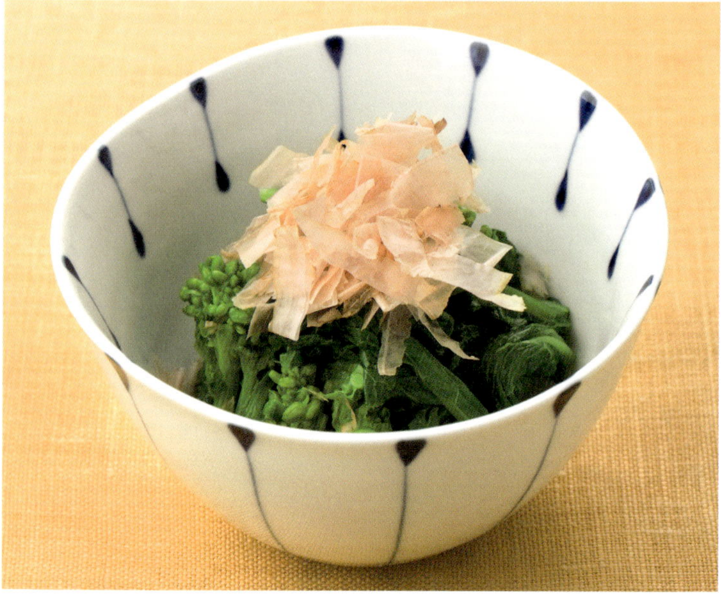

菜の花のお浸し

菜の花はカルシウムが多く、やわらかな歯ごたえも特徴。
春の香りがたっぷりです。

材料［1人分］

菜の花…………………………50g
しょうゆ・だし…………各小さじ½
削りガツオ……………………少量

1 菜の花は沸騰湯でゆでて水にとり、水けを絞って3cm長さに切る。
2 しょうゆとだしを合わせ、菜の花をあえる。
3 小鉢に盛り、削りガツオを天盛りにする。

1人分**20**kcal　塩分**0.4**g
カルシウム**81**mg

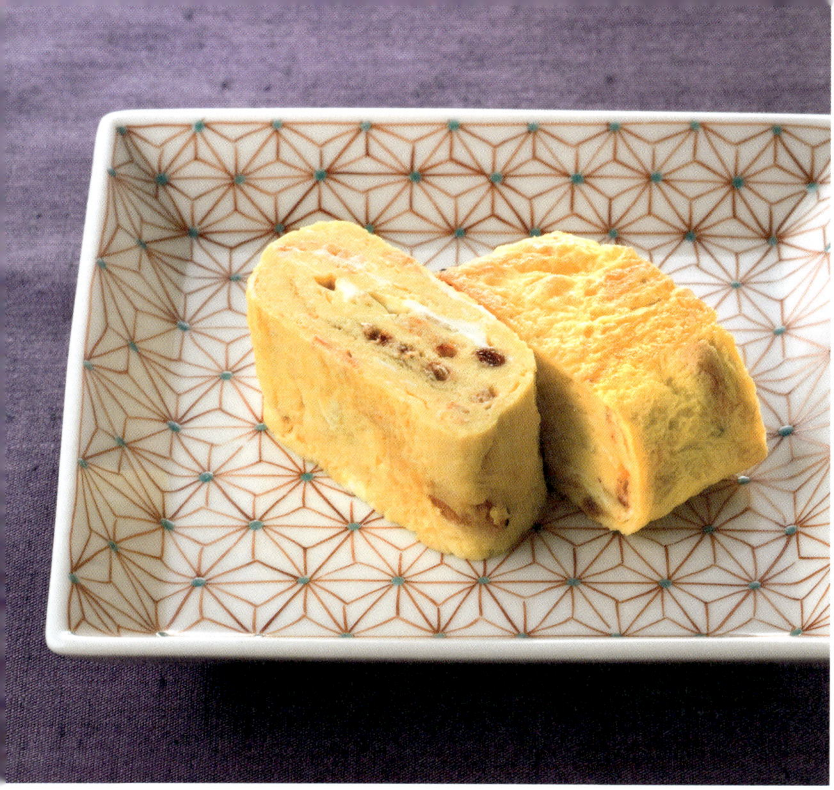

材料［1人分×2回］

卵……………………………2個
サクラエビ…………………乾6g
だし…………………………大さじ2
塩……………………ミニスプーン½強
油……………………………小さじ1

1 卵はときほぐしてだしと塩を加え混ぜ、サクラエビを加えて混ぜ合わせる。

2 卵焼き器を熱して油を薄く塗り、**1**の⅓量を流し入れる。表面が半熟になったら向こう側から手前にクルクルと巻き、向こう側に寄せる。油を薄く塗り、残りの**1**を2回に分けて同様に流し入れては巻き、焼き上げる。

3 卵焼きの½量を食べやすく切って皿に盛る。

★卵焼きの½量は冷凍保存する。

1人分**104**kcal　塩分**0.6**g
カルシウム**86**mg

サクラエビ入り卵焼き

サクラエビのうま味を加えて。
サクラエビは保存がきくので、常備したいカルシウム源です。

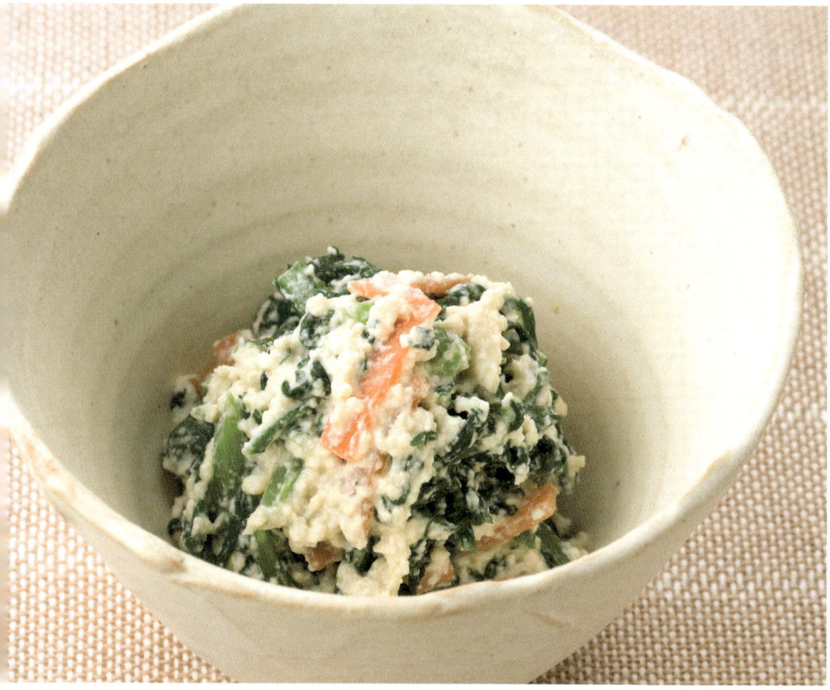

材料［1人分］

春菊…………………………40g
にんじん……………………10g
しょうゆ……………ミニスプーン1弱
a もめん豆腐………………50g
a 練り白ごま………………小さじ1
a 砂糖………………………小さじ⅔
a しょうゆ…………………小さじ½
a 塩…………………………少量

1 春菊は沸騰湯でゆでて水にとり、水けを絞って3cm長さに切る。

2 にんじんは皮を除いて短冊切りにし、沸騰湯でゆでて湯をきる。

3 春菊とにんじんを合わせてしょうゆをからめる。

4 ボールに豆腐をくずし入れ、**a**のそのほかの材料と混ぜ合わせる。**3**を加えてあえ混ぜる。

1人分**91**kcal　塩分**0.9**g
カルシウム**172**mg

春菊とにんじんの白あえ

春菊、もめん豆腐、練りごまでカルシウムをおいしく補給。
小松菜やほうれん草も白あえ向き。

ビタミンDがとれる料理

胃手術後の人も安心！

ビタミンDがとれるおすすめ食品

● 魚介類

サケ、サンマ、サワラ、サバ、スズキ、キンメダイ、ギンダラ、ブリ、マカジキ、ヒラメ、ウナギのかば焼き、ちりめんじゃこ、イクラ

一口メモ

旬の魚を食卓に。

ビタミンＤは魚介類に比較的多く含まれます。旬の好みの魚介料理を食卓に用意しましょう。
また、魚介類は肉に比べて外食や中食で食べる機会が少ないので、旬の魚介料理を家庭の食事でとることは、バランスのよい食生活につながって一石二鳥です。

スズキのムニエル

夏のスズキはふっくらとして美味。
焼き上がりにバターを加えて
香りとコクをからめます。

材料［1人分］

- スズキ……1切れ（80g）
- 塩……ミニスプーン½
- こしょう……少量
- 小麦粉……小さじ1
- 油……小さじ½
- バター……小さじ½
- レモンの輪切り（皮を除く）……1枚
- じゃが芋……30g
- 塩・パセリ（みじん切り）……各少量

1 スズキは塩とこしょうをふり、小麦粉をまぶしつける。

2 フライパンに油を熱してスズキを入れ、両面を色よく焼いて火を通し、バターを加えてからめる。

3 じゃが芋は皮を除いて2つに切り、水からゆで、やわらかくなったら湯を捨てて塩をふり、火にかけながらなべを揺すって粉吹き芋にする。

4 皿にスズキを盛ってレモンをのせ、芋を添えてパセリをふる。

1人分**171**kcal　塩分**0.9**g
ビタミンD**8.0**μg

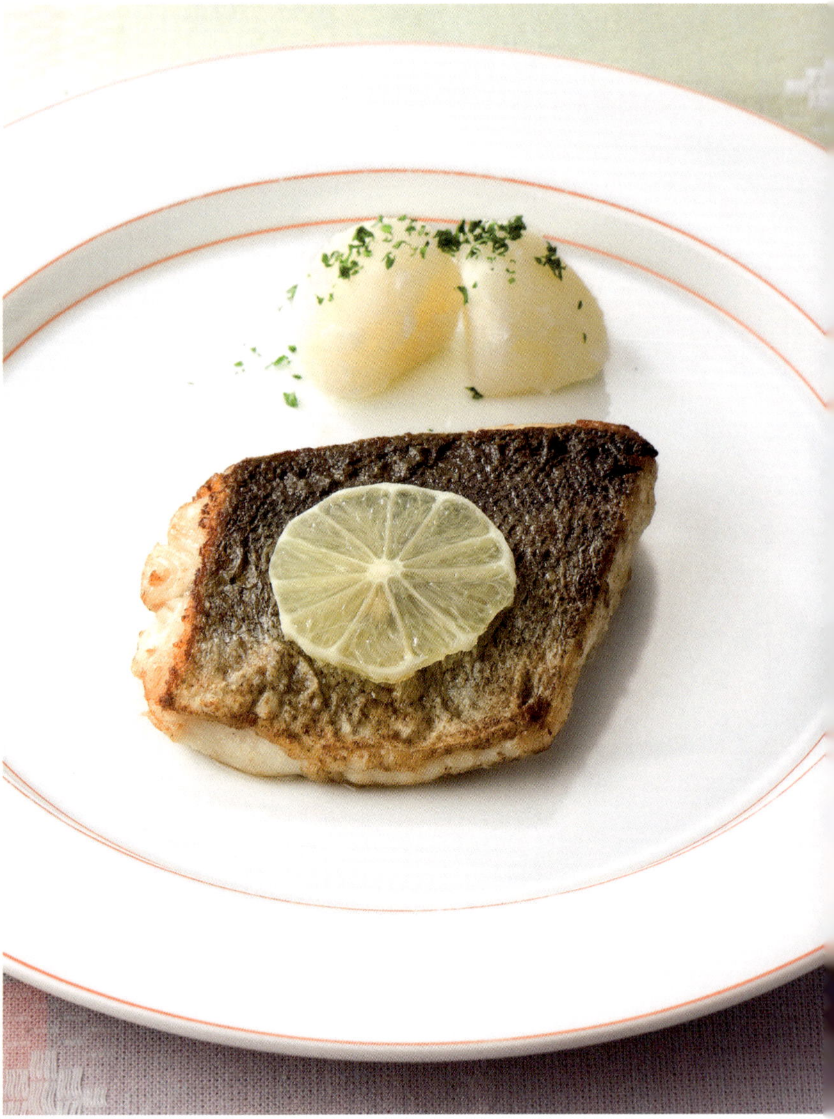

サワラの和風マリネ

サワラは油を多く含み、やわらかな口あたりなのも利点。
柑橘《かんきつ》類の香味が味を引きしめます。

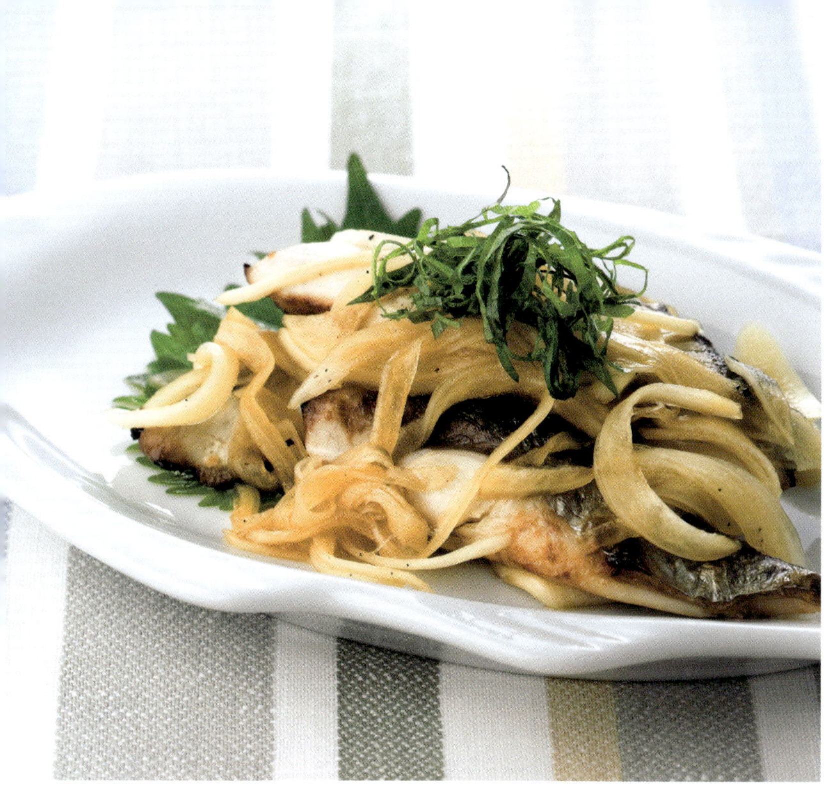

材料［1人分］

サワラ……1切れ（60g）
※
- 玉ねぎ……20g
- しょうゆ……小さじ1⅓
- 酢……小さじ1
- 夏みかんの搾り汁……大さじ1⅓

青じそ……2枚

※市販のポン酢しょうゆで代用可。

1 玉ねぎは薄く切り、しょうゆ、酢、夏みかんの搾り汁と合わせる。

2 サワラは4～6つに切る。グリルで両面を焼いて火を通す。

3 焼きたてを**1**にからめ、しばらくおいて味をなじませる。

4 皿に青じそ1枚を敷いて**3**を盛り、残りの青じそをせん切りにしてのせる。

1人分**129**kcal　塩分**1.3**g
ビタミンD**4.2**μg

おろし大根のイクラ添え

イクラはビタミン D が豊富な素材。
おろし大根にかけてさっぱりといただきます。

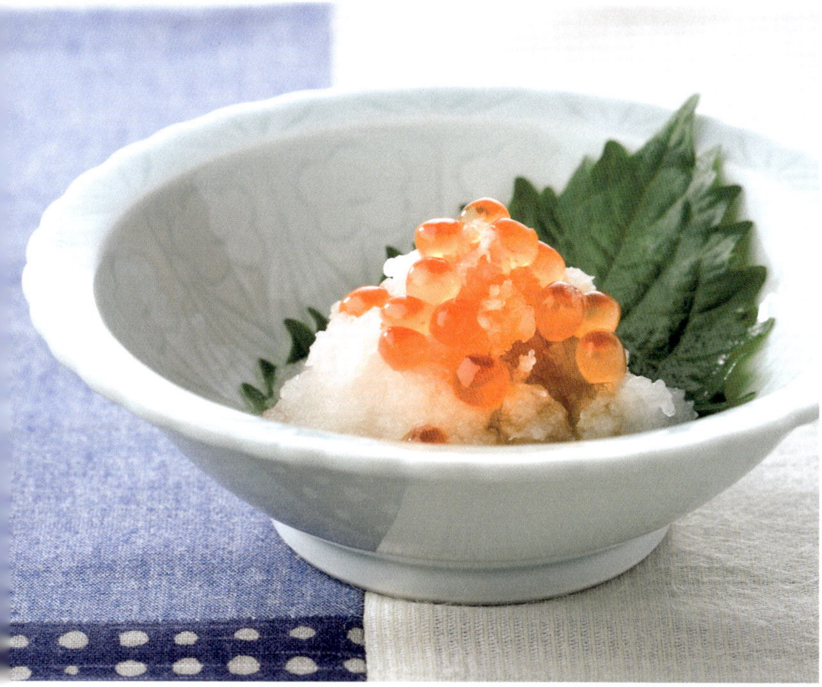

材料［1人分］

イクラ……10g
おろし大根……60g
しょうゆ……小さじ⅓
青じそ……1枚

1 おろし大根は汁けを軽くきる。

2 小鉢に青じそを敷き、おろし大根を盛ってイクラをのせ、しょうゆをまわしかける。

1人分**40**kcal　塩分**0.5**g
ビタミンD**4.4**μg

サバと里芋のグリル ポン酢しょうゆ風味

サバと里芋をグリルで香ばしく焼き、ポン酢しょうゆ風味で。
おろし大根が消化を助けます。

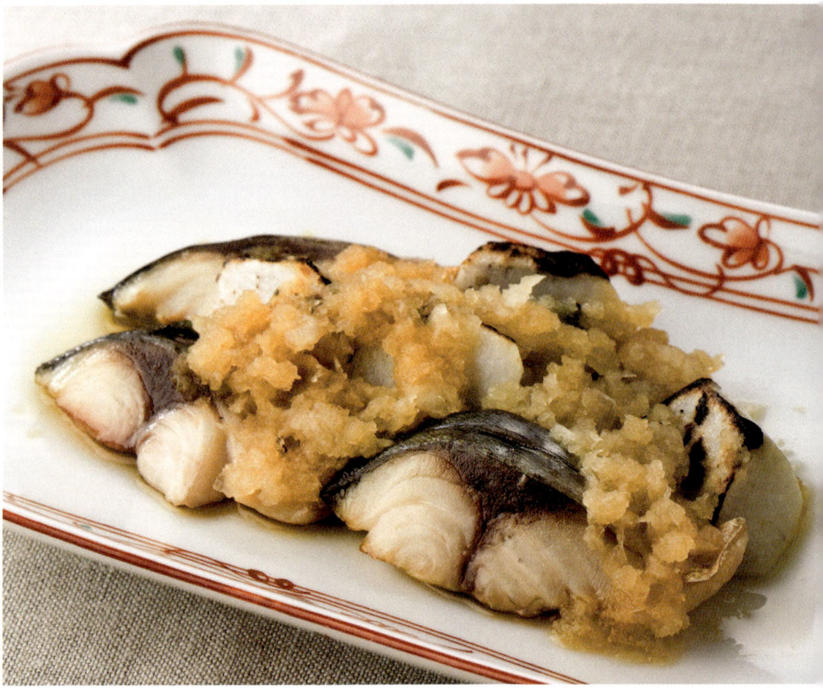

材料［1人分］

- サバ……1切れ（60g）
- 塩……ミニスプーン½
- 里芋……50g
- a
  - おろし大根……60g
  - だし……小さじ1½
  - しょうゆ……小さじ1弱
  - ゆずの搾り汁……小さじ½

1 サバは2cm厚さのそぎ切りにし、皮目に切り目を入れ、塩をふる。

2 里芋は皮を除き、半分に切る。耐熱容器に入れてラップをし、電子レンジ（500W）で1分30秒～2分加熱する。

3 グリルを熱してサバと里芋を入れ、両面を色よく焼いて火を通す。

4 大根は汁けを軽くきり、**a**のそのほかの材料を加え混ぜる。

5 皿にサバと里芋を盛り合わせて**4**をかける。

1人分**165**kcal　塩分**1.5**g
ビタミンD**6.6**μg

ギンダラの西京みそ漬け焼き

ギンダラにみその香味をうつしてこんがりと焼きます。
煮つけ、塩焼き、粕《かす》漬け焼きにしても美味。

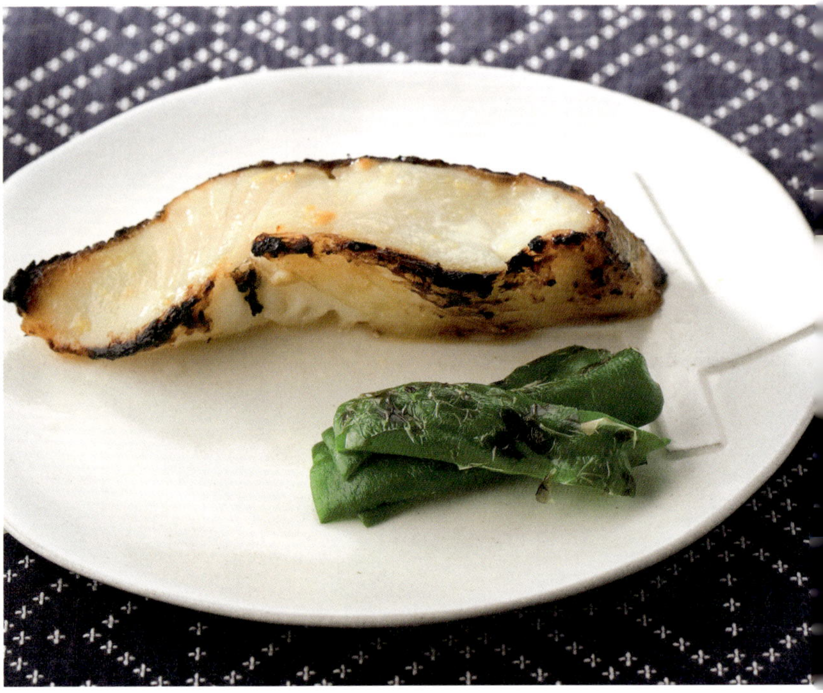

材料［1人分］

- ギンダラ……1切れ（60g）
- 甘みそ……小さじ1
- 酒……小さじ½
- ピーマン……大½個（20g）

1 みそと酒を混ぜ合わせ、ギンダラに塗って冷蔵庫に1～2日おく。

2 みそをぬぐいとり、グリルで両面を焼いて火を通す。途中でピーマンを入れて焼き目をつける。

3 皿にギンダラを盛り、ピーマンを縦に食べやすく切って添える。

1人分**153**kcal　塩分**0.5**g
ビタミンD**2.4**μg

VD

ビタミンDがとれる料理

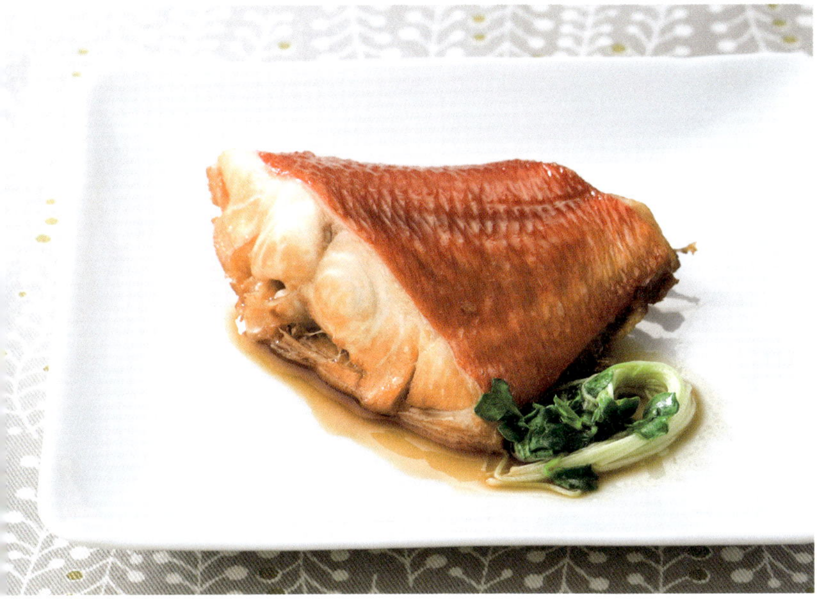

材料［1人分］

キンメダイ…………1切れ（80g）
貝割れ菜……………………5g
酒………………………小さじ2
みりん……………………小さじ½
しょうゆ…………………小さじ1⅔

1 なべに水¼カップ、酒、調味料を入れて煮立て、キンメダイを入れて落としぶたをし、ときどきスプーンで煮汁をかけながら弱火で7〜8分煮る。皿に盛る。

2 なべに残った煮汁に貝割れ菜を入れてさっと煮、キンメダイに盛り添える。

1人分**154**kcal　塩分**1.5**g
ビタミンD**1.6**μg

キンメダイの煮つけ

煮汁でふっくらと煮含めます。
キンメダイは肉質がやわらかいので、もたれ感なく食べられます。

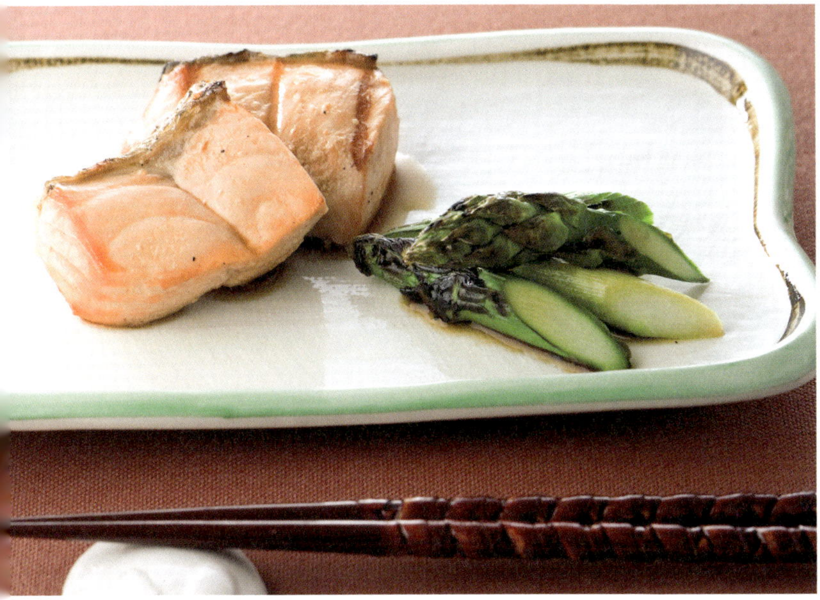

材料［1人分］

生ザケ………………1切れ（60g）
グリーンアスパラガス…1本（20g）
しょうゆ……………小さじ1弱
酒………………………小さじ½

1 しょうゆと酒は混ぜ合わせる。

2 サケは半分に切り、アスパラは根元のかたい皮を除く。

3 グリルを熱してサケの両面を焼き、途中でアスパラを加えて火を通す。

4 焼きたてを**1**にからめ、上下を返してしばらくおく。

1人分**91**kcal　塩分**0.8**g
ビタミンD**19.2**μg

サケの焼き漬け

サケは小さく切って味のしみ込みをよくします。
アスパラもいっしょに焼いて漬けます。

Fe 鉄がとれる料理

胃手術後の人も安心！

鉄がとれるおすすめ食品

● 肉類
豚レバー、鶏レバー、鶏ハツ、牛ヒレ肉、牛もも肉、牛ひき肉、豚ヒレ肉、豚もも肉

● 魚介類
カツオ、サンマ、マグロ、イワシ、カキ、アサリ、シジミ、ホタテガイ

● 大豆製品
豆乳、納豆、湯葉、がんもどき、きな粉、凍り豆腐、もめん豆腐

● 野菜
小松菜、菜の花、ほうれん草、そら豆

一口メモ

鉄補給に鉄なべ!?

鉄は、それを豊富に含む食品が少なく、不足しがちな栄養素です。
さまざまな食品から少しずつ摂取することが重要ですが、鉄製のなべやフライパンを使うのも一案です。なぜなら、なべやフライパンの鉄が料理にとけ出てくるからです。

ピーマンの肉詰め焼き

ピーマンの形を生かした一品。
ひき肉の中でも鉄を多く含む
牛肉を使います。

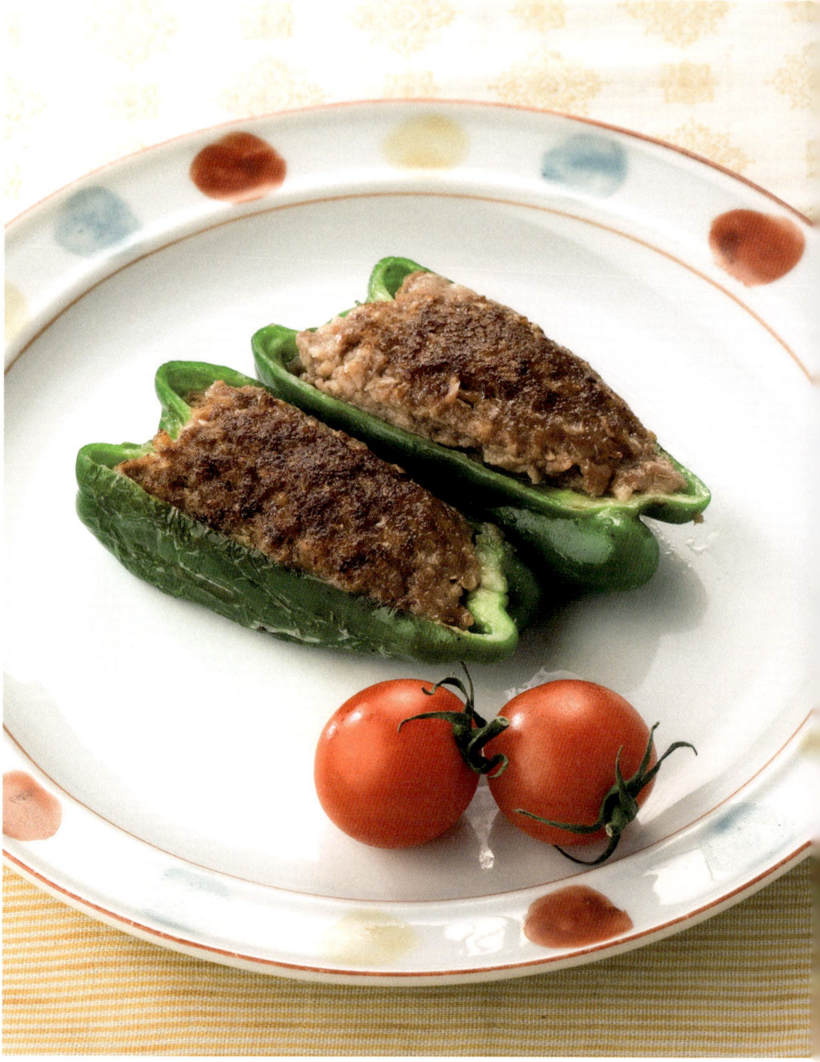

材料［1人分］

- ピーマン…………大1個（40g）
- かたくり粉……………小さじ⅔
- たね
  - 牛ひき肉…………………50g
  - ねぎ（みじん切り）………10g
  - しょうが（すりおろす）…小1かけ
  - 生パン粉………………大さじ1
  - しょうゆ………………小さじ½
  - 塩・こしょう………… 各少量
- 油…………………………小さじ½
- ミニトマト……………2個（30g）

1 ピーマンは縦に半分に切ってへたと種を除く。
2 パン粉は水小さじ1を加えてしとらせる。ボールにたねの材料を合わせ入れ、練り混ぜる。
3 ピーマンの内側にかたくり粉をまぶしつけ、たねを等分に詰める。
4 フライパンに油を熱し、肉を下にして並べ入れる。焼き色がついたら裏返し、ふたをして弱火で5～6分蒸し焼きにする。
5 皿に盛り、ミニトマトを添える。

1人分169kcal　塩分0.8g
鉄1.6mg

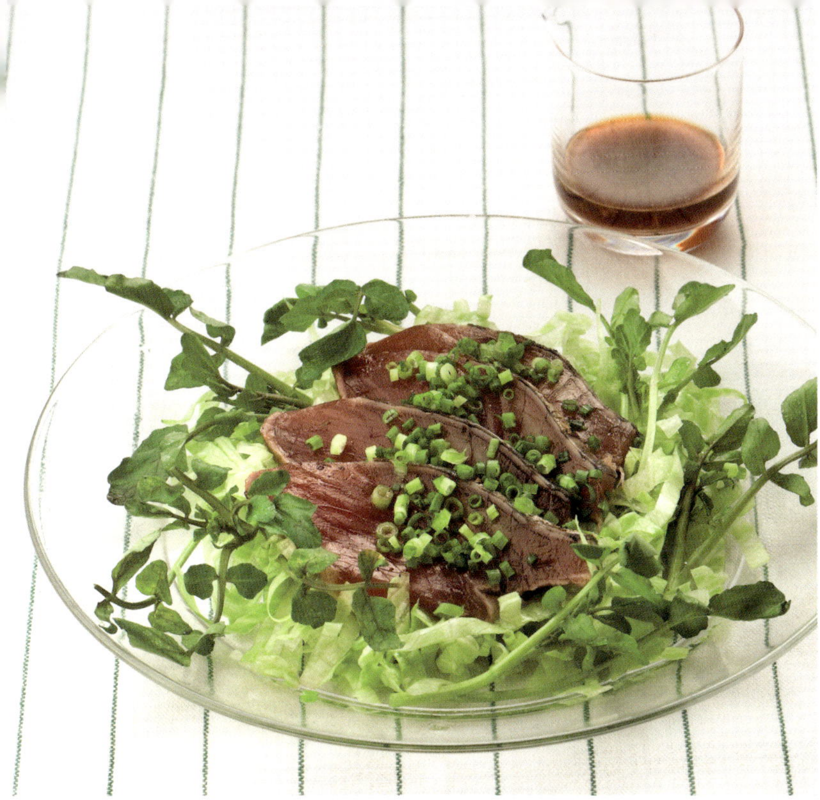

材料［1人分］
カツオ（刺し身用さく）…………60g
レタス…………………………30g
クレソン………………………10g
小ねぎ …………………………5g
a
しょうゆ………………小さじ1
レモンの搾り汁 ………小さじ½
しょうが（すりおろす）…小1かけ

1 焼き網を熱し、カツオを表面をさっと焼き、氷水にとる。水けをふきとり、5mm厚さに切る。

2 レタスはせん切りにし、小ねぎは小口切りにする。

3 皿にレタスとクレソンを敷き、カツオを盛って小ねぎを散らす。aを混ぜ合わせて添え、食べるときにまわしかける。

1人分81kcal　塩分1.0g
鉄1.5mg

カツオのたたきサラダ

カツオの表面をさっとあぶって香ばしく。
しょうがの香味いっぱいのかけ汁が合います。

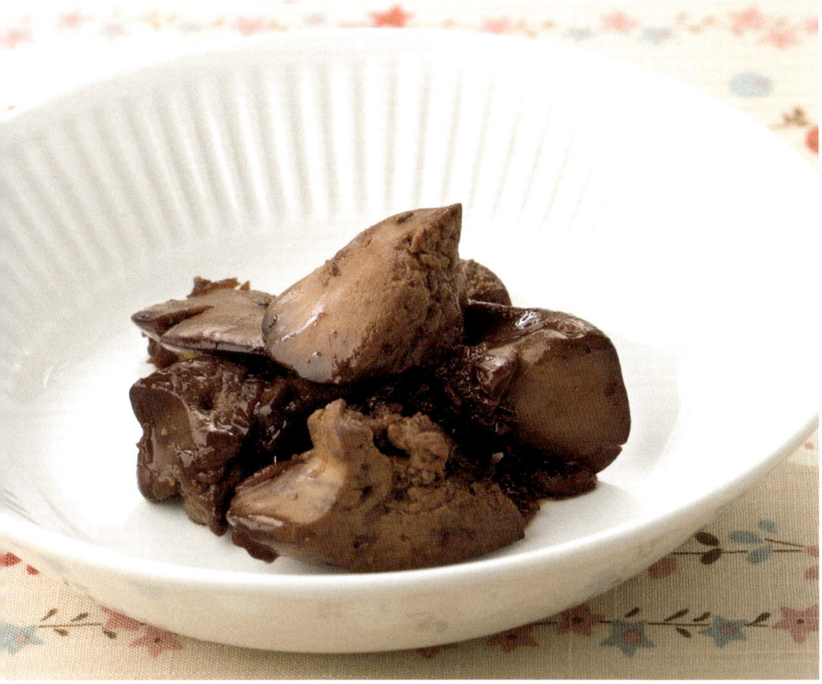

材料［1人分］
鶏レバー ……………………… 40g
しょうが（せん切り）…………小1かけ
酒…………………………… 小さじ2
しょうゆ…………………小さじ1弱
みりん…………………… 小さじ½

1 レバーは水に約10分浸して血抜きをする。水けをきり、脂肪や筋を除いて一口大に切る。

2 なべにしょうが、酒、しょうゆ、みりんを入れて煮立て、レバーを加えて落としぶたをし、弱火で約15分煮る。

1人分67kcal　塩分0.8g
鉄3.7mg

鶏レバーのしょうが煮

鶏レバーを甘辛くこっくりと煮上げます。
冷蔵庫で4～5日もつので、まとめ作りしても。

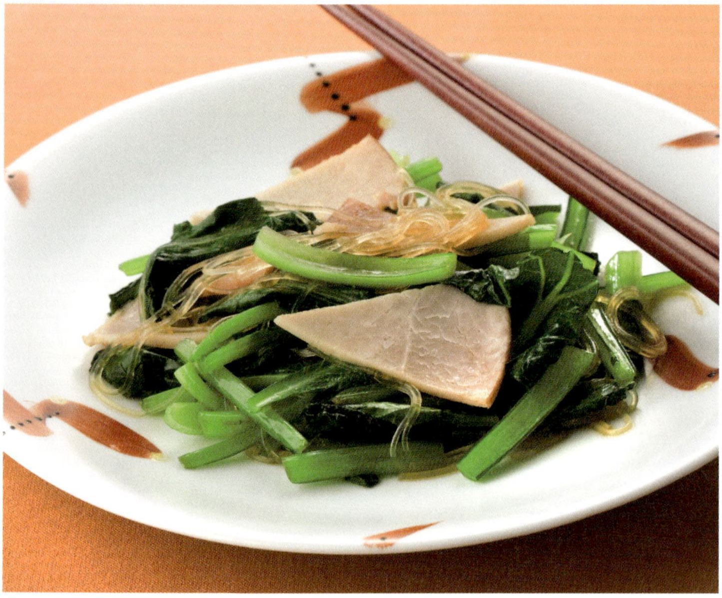

小松菜とはるさめのいため物

ごま油の香味をきかせて。
小松菜は歯ごたえを楽しみながらよく噛《か》みましょう。

材料［1人分］

小松菜……50g
ロースハムの薄切り……1枚（20g）
はるさめ……乾5g
ごま油……小さじ1/2
酒……小さじ1/2
しょうゆ……小さじ2/3

1 小松菜は3〜4cm長さに切る。ハムは放射状に6つに切る。
2 はるさめはたっぷりの湯でもどし、湯をきって食べやすく切る。
3 フライパンにごま油を熱して小松菜をいため、しんなりとなったらハムとはるさめを加えていため合わせ、酒としょうゆを加え混ぜる。

1人分**87**kcal　塩分**1.1**g
鉄**1.6**mg

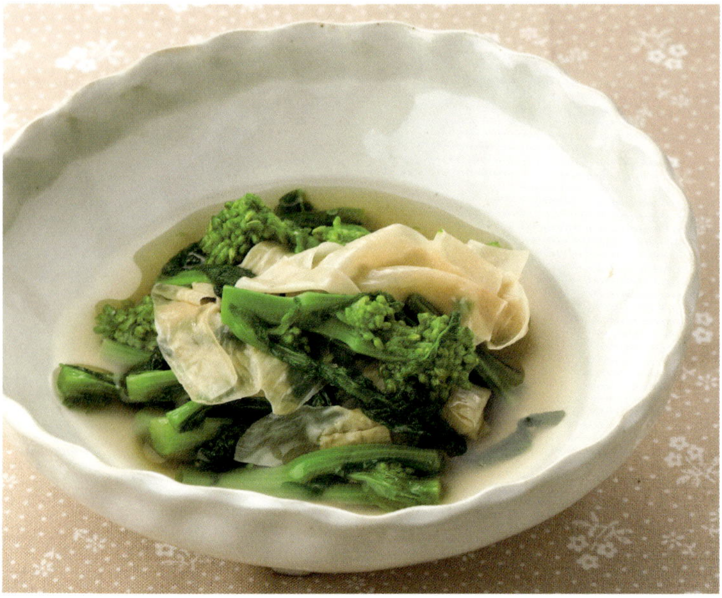

菜の花と湯葉のさっと煮

だしをきかせたうす味の煮汁で菜の花のほろ苦さを生かします。
湯葉の食感で変化をつけて。

材料［1人分］

菜の花……50g
湯葉……乾3g
だし……1/2カップ
うす口しょうゆ……小さじ1
みりん……小さじ1/2

1 菜の花は沸騰湯でゆでて水にとり、水けを絞って4cm長さに切る。
2 湯葉は水にさっと通し、水を充分に含ませたふきんに包んでしばらくおき、もどして1cm幅に切る。
3 なべにだし、しょうゆ、みりんを入れて煮立て、菜の花と湯葉を加えてさっと煮る。

1人分**45**kcal　塩分**1.1**g
鉄**1.8**mg

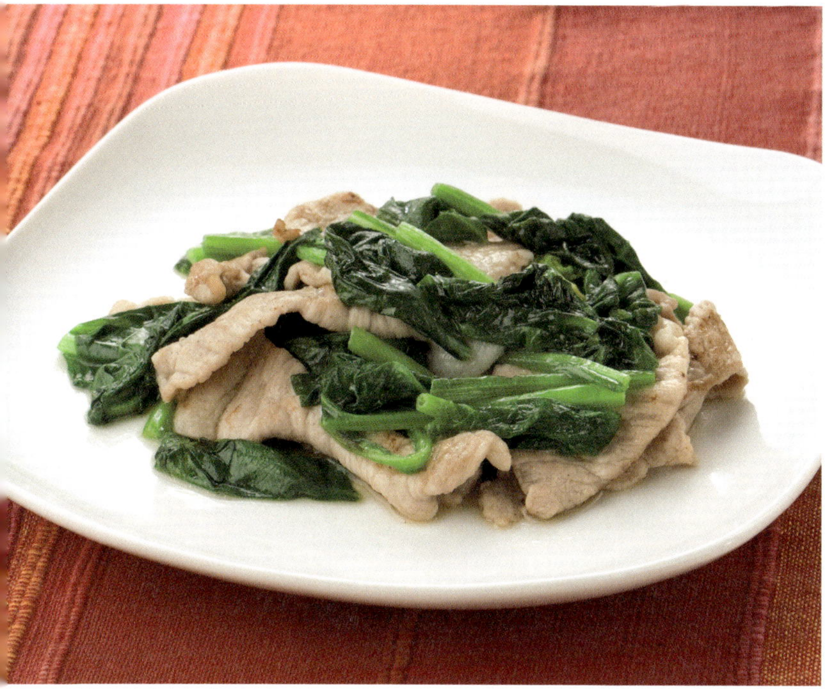

豚肉とほうれん草の中国風いため

ほうれん草と同様に、豚肉も鉄を豊富に含みます。
さまざまな素材から少しずつ、鉄の摂取を。

材料［1人分］

- 豚もも薄切り肉……60g
- a 塩・こしょう……各少量
- a 酒……小さじ½
- かたくり粉……小さじ⅔
- ほうれん草……50g
- 油……小さじ¾
- 中国風だし……大さじ2
- 酒……小さじ½
- 砂糖……小さじ⅓
- 塩・こしょう……各少量

1 豚肉は食べやすく切ってaをふり、かたくり粉をまぶしつける。

2 ほうれん草は3cm長さに切る。

3 フライパンに油の½量を熱してほうれん草をさっといため、だしを加えてしんなりとなるまでいため、とり出す。

4 残りの油を熱して豚肉をいためる。ほうれん草を戻し入れ、酒と調味料を加えていため合わせる。

1人分144kcal　塩分0.7g
鉄1.4mg

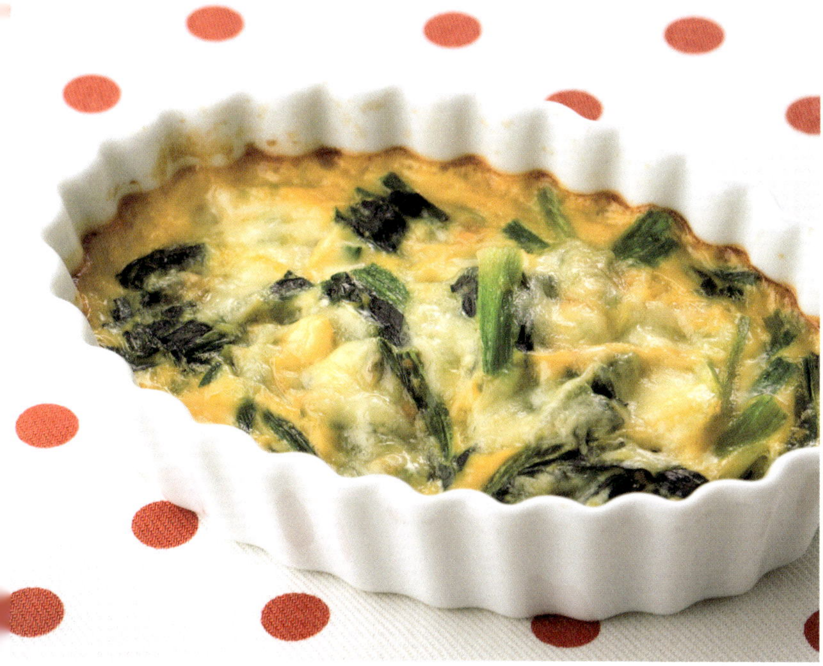

ほうれん草の和風キッシュ

みそ味が目新しいキッシュ。
生クリームのかわりに豆乳を使ってあっさりと。鉄もアップします。

材料［1人分］

- ほうれん草……40g
- 卵（ときほぐす）……½個
- 豆乳……15g
- みそ……小さじ1弱（5g）
- とろけるタイプのチーズ……5g

1 ほうれん草は沸騰湯でゆでて水にとり、水けを絞って2cm長さに切る。

2 卵、豆乳、みそを混ぜ合わせる。

3 耐熱容器にほうれん草を入れて2を流し入れ、チーズをちぎって散らす。

4 オーブントースターで焼き色がつくまで8〜10分焼く。

1人分79kcal　塩分0.9g
鉄1.6mg

Zn 亜鉛がとれる料理

胃手術後の人も安心！

亜鉛がとれるおすすめ食品

肉類

豚レバー、牛肩肉（赤身部分）、ラム肩肉、
牛もも肉（赤身部分）、牛ひき肉、牛ヒレ肉

魚介類

カキ、ホタテガイ、タイラガイ、たたみイワシ、
ズワイガニ（水煮缶詰め）、カラスミ、ウナギのかば焼き

その他

卵（卵黄）、胚芽精米ごはん、納豆、プロセスチーズ

一口メモ

動物性、植物性バランスよく

亜鉛は動物性食品に多く含まれます。植物性食品に偏った食事でなければ、普段の食事で不足することはないでしょう。
しかし、胃手術後の人は亜鉛の体内への吸収能力が落ちているので、動物性食品、植物性食品ともにバランスよく、毎日の食事で無理なく少しずつ摂取するようにしましょう。

カニたま

水煮缶詰めを使うと手軽にでき、
亜鉛もアップします。

材料［作りやすい分量］

- 卵……4個
- ズワイガニ（水煮缶詰め）……120g
- 小ねぎ（斜めに薄く切る）……40g
- 塩……ミニスプーン2
- 油……大さじ1⅓
- a
  - 中国風だし……⅗カップ（120g）
  - しょうゆ……小さじ1⅓
  - 酒……小さじ2½
  - 塩……ミニスプーン1強
- かたくり粉……小さじ2⅔
- 水……小さじ2½弱
- しょうが（すりおろす）……小1かけ

1 カニは軟骨を除いてほぐす。

2 ボールに卵をときほぐし、カニ、小ねぎ、塩を加えて混ぜ合わせる。

3 フライパンに油を熱して**2**を流し入れ、全体を大きくかき混ぜながら火を通す。半熟になったら丸くまとめ、裏返して焼く。

4 なべに**a**を入れて煮立て、水どきかたくり粉でとろみをつけ、しょうがを加え混ぜる（あん）。

5 卵を4等分にして皿に盛り、**4**のあんを等分にかける。

¼量分**150**kcal　塩分**1.8**g
亜鉛**2.1**mg

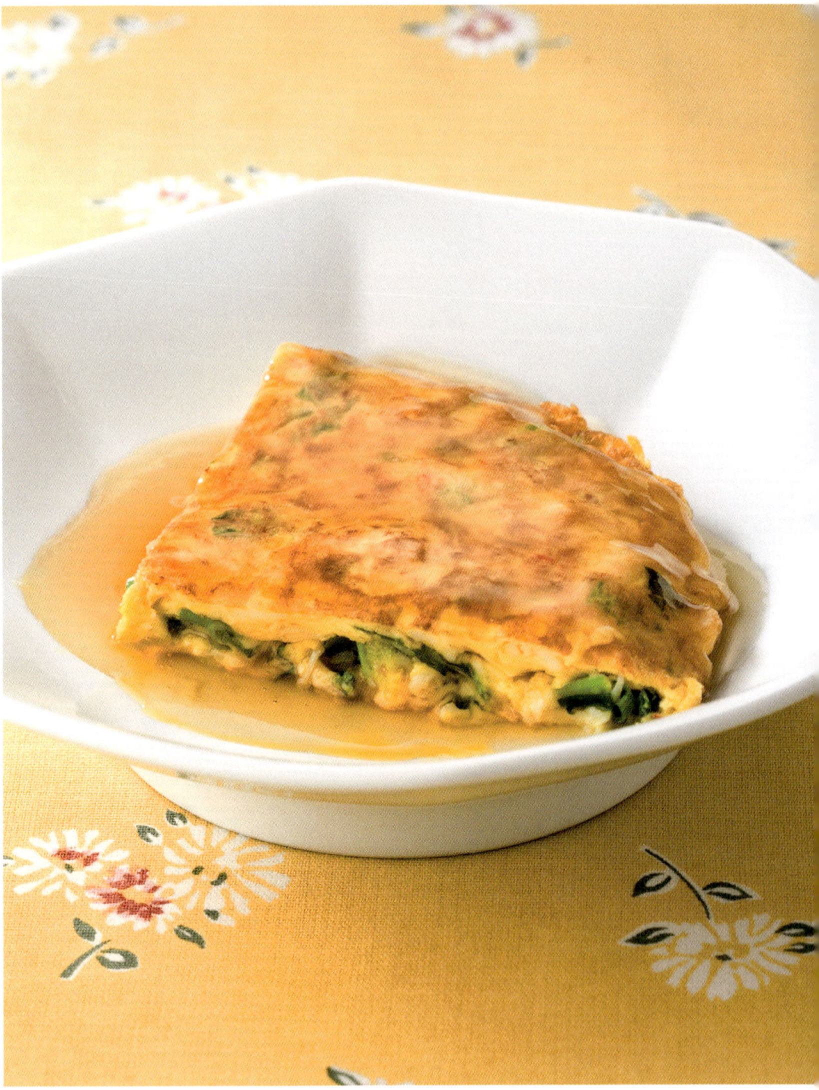

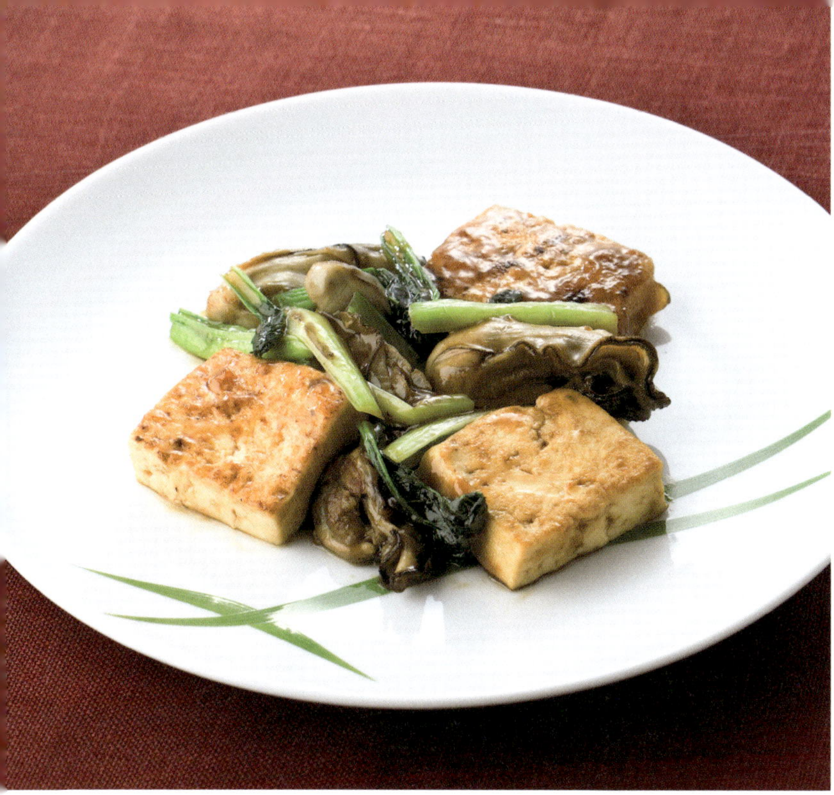

材料［1人分］

カキ・塌菜		各50g
もめん豆腐		60g
油		小さじ3/4
a	オイスターソース	小さじ1弱
	酒	小さじ1/2
	しょうゆ	小さじ1/2
	こしょう	少量
	かたくり粉	小さじ1

1 カキは洗って水けをふきとる。塌菜は沸騰湯でさっとゆでて湯をきり、3cm長さに切る。豆腐は1cm厚さに切る。

2 aと水大さじ1 1/3を合わせる。

3 フライパンに油を熱してカキをいため、豆腐と塌菜を加えてさっといため合わせる。

4 2を加え混ぜ、とろみがつくまでいためる。

1人分**125**kcal　塩分**1.7**g
亜鉛**7.3**mg

カキともめん豆腐のオイスターソースいため

カキは亜鉛を多く含み、貝類の中でも消化がいいのが利点です。
塌菜《たーつぁい》と豆腐でボリュームアップ。

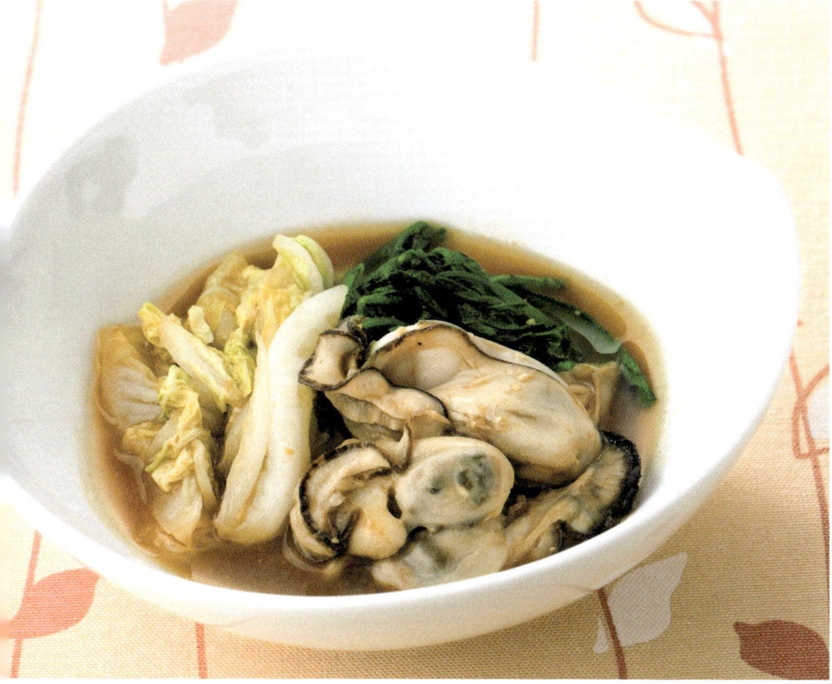

材料［1人分］

カキ	50g
白菜	40g
春菊	15g
だし	1/2カップ弱(80g)
みそ	小さじ2
みりん	小さじ1/2

1 カキは洗い、水けをふきとる。

2 白菜は軸と葉に切り分け、軸は繊維に沿って短冊切りにし、葉は食べやすく切る。春菊は葉を摘み、茎は3cm長さに切る。

3 なべにだし、みそ、みりんを合わせて煮立て、カキ、白菜、春菊の茎を入れて煮、春菊の葉を加えてさっと煮る。

1人分**71**kcal　塩分**2.3**g
亜鉛**6.8**mg

カキと白菜のみそ煮

カキのうま味、白菜の甘味、春菊の香味をみそ味で素朴にまとめて。
食が進む一品です。

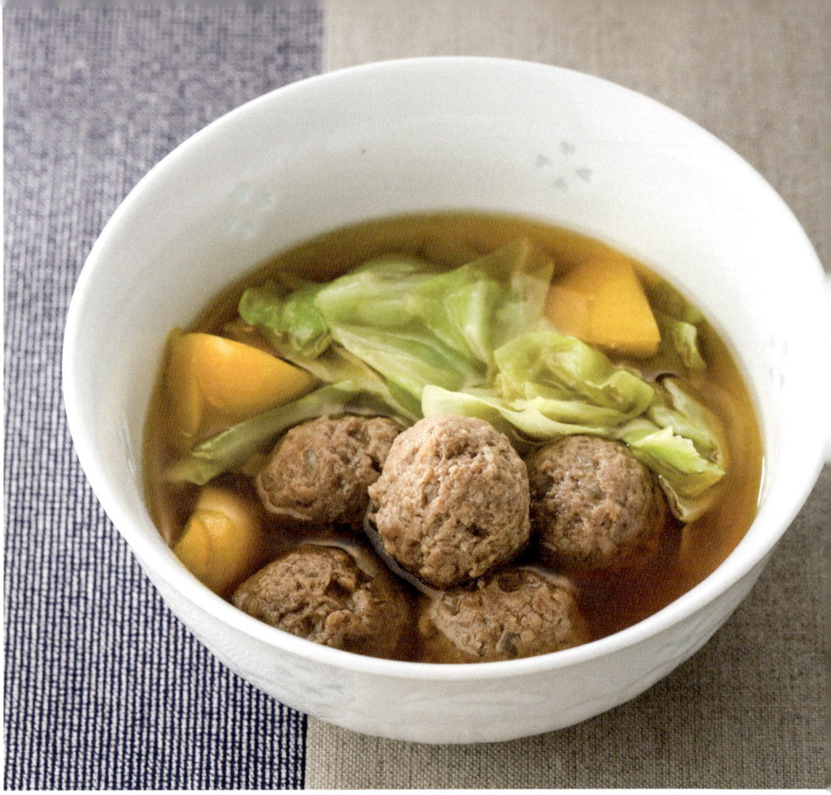

肉団子と野菜の和風スープ煮

スープ煮にした肉団子はふわっとやわらかな口あたりに。
野菜もかさが減って食べやすくなります。

材料［1人分］

肉団子
- 牛ひき肉……50g
- 玉ねぎ（みじん切り）……10g
- 塩・こしょう……各少量
- パン粉……大さじ1
- かたくり粉……小さじ2/3

キャベツ……40g
パプリカ（黄）……20g
だし……3/4カップ
しょうゆ……小さじ1強
酒……小さじ1/2

1 パン粉は水小さじ1を加えてしとらせる。肉団子のそのほかの材料と合わせて練り混ぜ、5等分にして丸める。

2 キャベツとパプリカはそれぞれ食べやすく切る。

3 なべにだしを入れて煮立て、**1**の肉団子を入れて煮る。野菜を加えてやわらかくなるまで煮、しょうゆと酒を加え混ぜてひと煮する。

1人分**160**kcal　塩分**1.5**g
亜鉛**2.4**mg

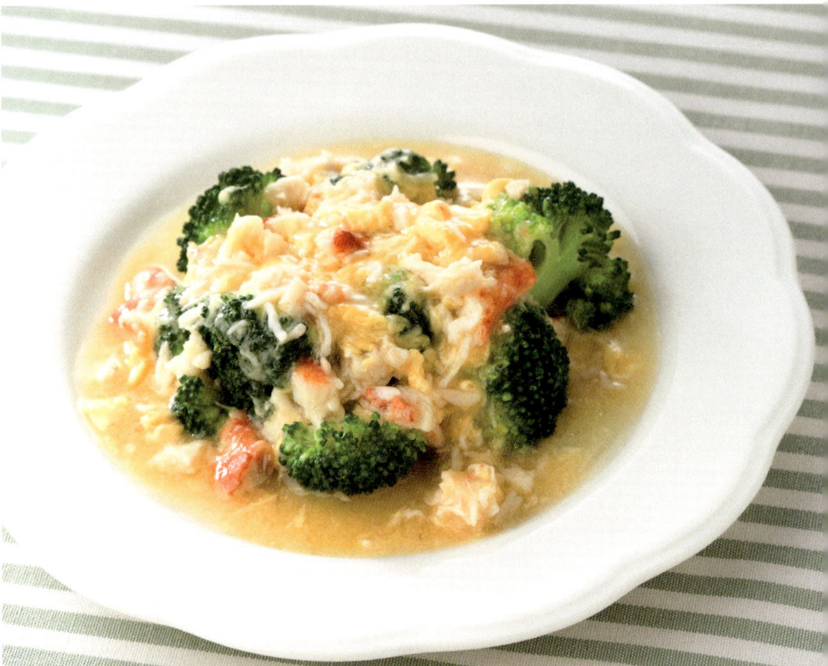

ブロッコリーのカニあんかけ

ズワイガニのうま味も亜鉛もたっぷりのあんを
ブロッコリーにかけます。

材料［1人分］

ブロッコリー……50g

- ズワイガニ（水煮缶詰め）……30g
- 卵（ときほぐす）……1/2個
- 中国風だし……1/3カップ
- 酒……小さじ1
- しょうゆ・砂糖……各小さじ1/3
- 塩……ミニスプーン1/2
- かたくり粉・水……各小さじ1
- しょうが（すりおろす）……小1かけ

ごま油……小さじ1/4

1 ブロッコリーは小房に分けて沸騰湯でゆで、湯をきる。

2 カニは軟骨を除いてほぐす。

3 なべにだしを入れて煮立て、カニ、酒、調味料を加えてひと煮する。卵をまわし入れ、水どきかたくり粉でとろみをつけてしょうがを加え混ぜる。

4 皿にブロッコリーを盛って**3**をかけ、ごま油を落とす。

1人分**106**kcal　塩分**1.5**g
亜鉛**1.9**mg

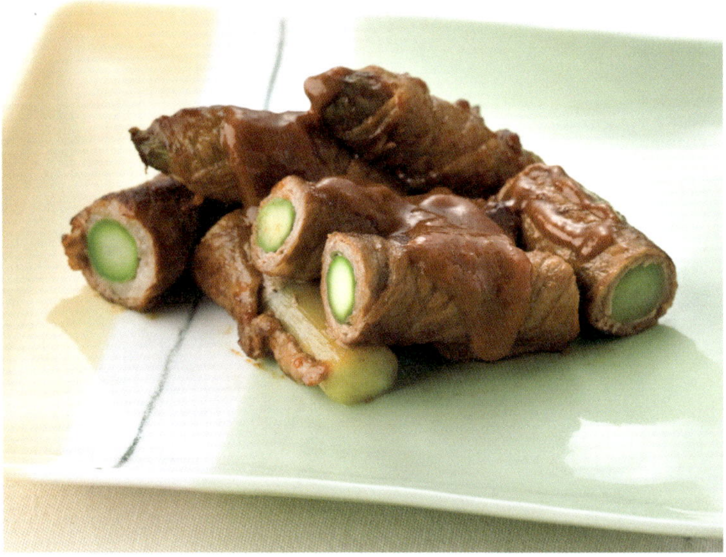

ビーフロール

牛薄切り肉でアスパラをクルクルと巻いて食べやすく。
お弁当のおかずにも向きます。

材料［1人分］

- 牛もも薄切り肉……2枚（50g）
- 塩・こしょう……各少量
- グリーンアスパラガス…2本（30g）
- 油……小さじ1/2
- a ドミグラスソース……15g
- a 赤ワイン……小さじ2

1 アスパラは根元のかたい皮を除き、沸騰湯でゆでて水にとり、水けをきる。

2 牛肉は1枚ずつ横長に広げて塩とこしょうをふり、手前側にアスパラを横長に置いて巻く。

3 フライパンに油を熱し、牛肉を巻き終わりを下にして並べ入れ、ころがしながら焼く。aを合わせて入れ、煮からめる。

4 食べやすく切り、皿に盛る。

1人分**171**kcal　塩分**0.7**g
亜鉛**2.2**mg

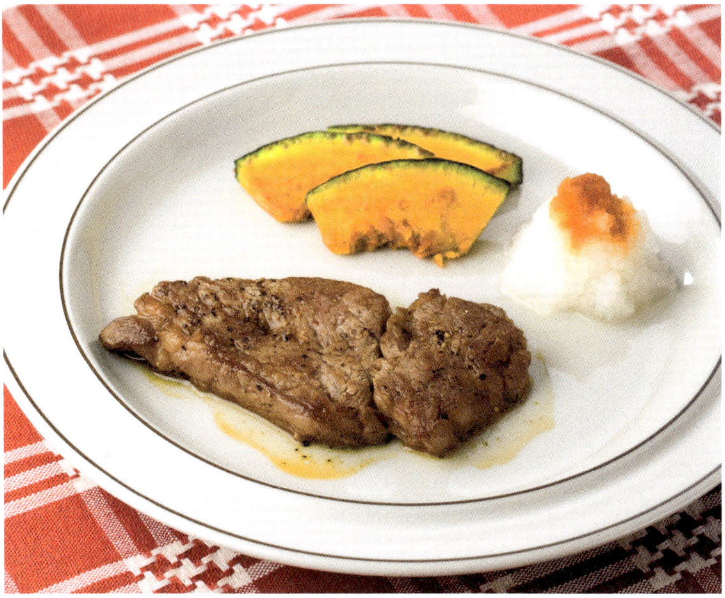

牛ヒレ肉のソテー かぼちゃ添え

牛ヒレ肉はきめが細かく、やわらかな部位です。
焼きすぎはかたくなるので要注意。

材料［1人分］

- 牛ヒレ肉（ステーキ用）……60g
- 塩・こしょう……各少量
- かぼちゃ……皮つきで40g
- バター……小さじ1
- 酒・しょうゆ……各小さじ1
- おろし大根……40g
- しょうゆ……小さじ1/3

1 牛肉は塩とこしょうをふる。

2 かぼちゃは8㎜厚さに切り、電子レンジ(500W)で50秒加熱する。

3 フライパンにバターをとかし、かぼちゃを両面を焼いてとり出す。同じフライパンで牛肉を両面を焼き、酒としょうゆをからめる。

4 皿に牛肉を盛ってかぼちゃを添え、おろし大根を汁けをきって置いてしょうゆをかける。

1人分**196**kcal　塩分**1.6**g
亜鉛**2.2**mg

ビタミンB_{12}がとれる料理

胃手術後の人も安心！

ビタミンB_{12}がとれる おすすめ食品

- **肉類**
  牛レバー、鶏レバー、豚レバー、牛ハツ
- **魚類**
  サンマ、丸干しイワシ、スジコ、サバ、サケ
- **貝類、卵類**
  ハマグリ、カキ、アサリ、イクラ
- **乳・乳製品**
  牛乳、チーズ

一口メモ

場合によっては薬が必要

ビタミンB_{12}は、一般には不足の心配はまずないとされるビタミンです。

しかし、ビタミンB_{12}の吸収には、胃壁から分泌されるたんぱく質の一種が必要です。胃を部分的に切除した人はこの分泌量が減り、ビタミンB_{12}が不足する恐れがあります。一方、胃を全摘した人は、ビタミンB_{12}が吸収できなくなるので、薬が必要になります。

いずれにしても医師や管理栄養士のアドバイスに従いましょう。

サケのマヨネーズ焼き

サケにマヨネーズを塗って焼き、まろやかな風味とエネルギーをプラスします。

材料［1人分］

- 生ザケ……1切れ（60g）
- 塩・こしょう……各少量
- マヨネーズ……小さじ1¼
- サラダ菜……1枚（5g）
- トマト……20g

1 サケは塩とこしょうをふる。
2 サケの汁けをふきとり、オーブントースターで3～4分焼く。上側にマヨネーズを塗り、さらに3～4分焼く。
3 皿にサラダ菜を敷いてサケを盛り、くし形に2つに切ったトマトを添える。

1人分**119**kcal　塩分**0.5**g
ビタミンB_{12}**3.5**μg

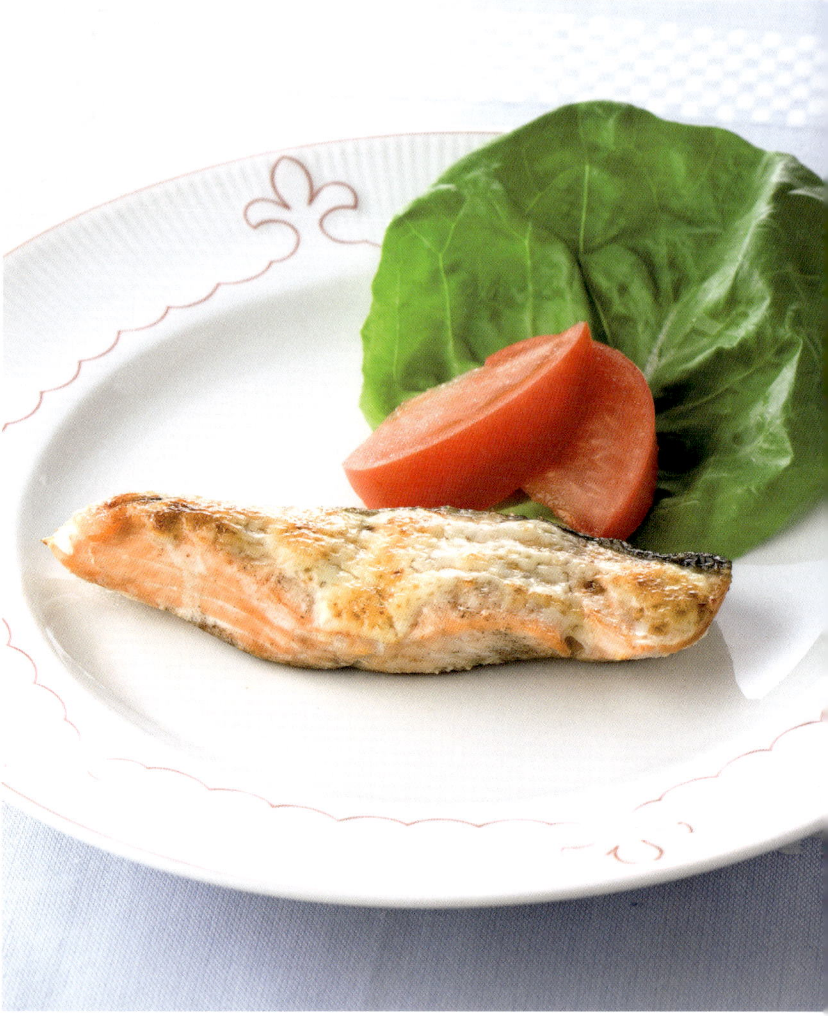

サンマの甘酢煮

脂がのったサンマに甘酢の味わいがよく合います。
さめても美味なので作りおきしても。

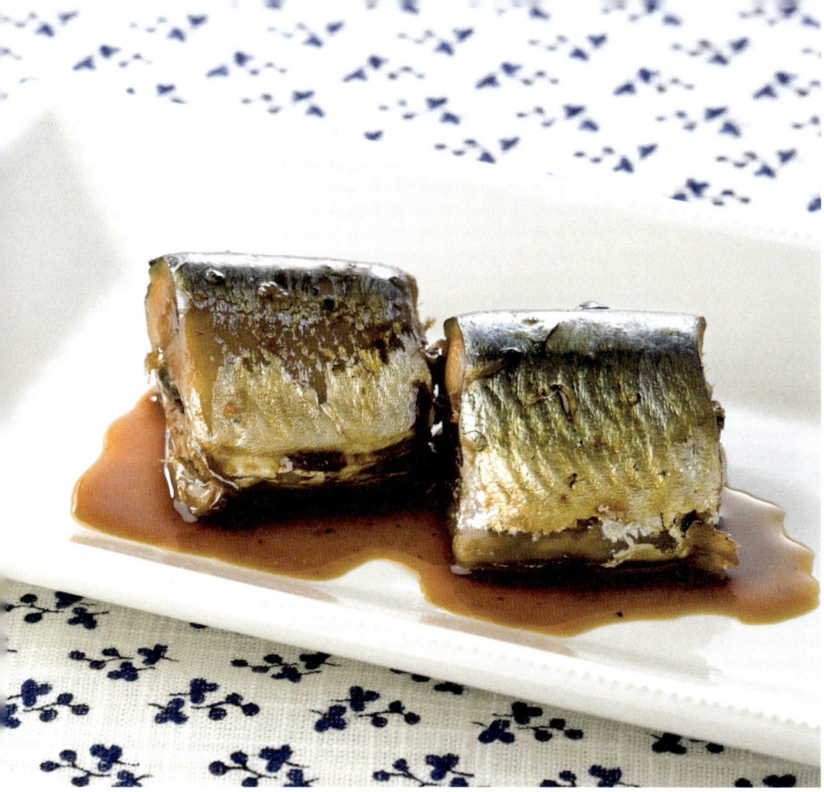

材料[1人分]

サンマ	60g
酢	大さじ1
しょうゆ	小さじ1 2/3
砂糖	小さじ1

1 サンマは2つに切ってなべに並べ入れ、水1/4カップと調味料を加えて火にかける。
2 落としぶたをし、煮汁が少なくなるまで弱火で約20分煮る。

1人分 **208**kcal 塩分 **1.6**g
ビタミンB₁₂ **10.6**μg

サバのみそ煮 ゆず風味

おなじみのみそ煮に、ゆずの香りを添えて季節を感じる一品に。
ねぎ、しょうが、木の芽も合います

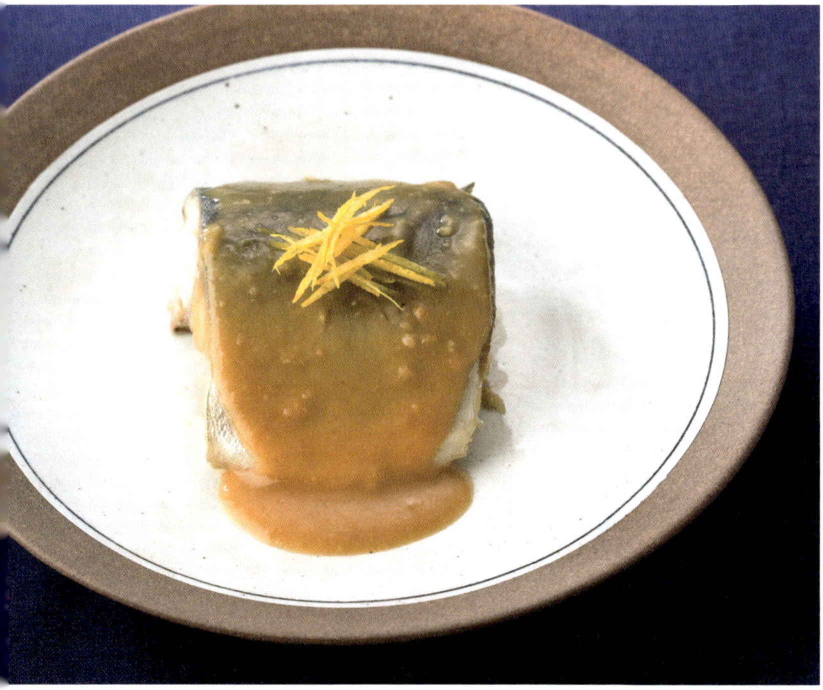

材料[1人分]

サバ	1切れ(60g)
みそ	小さじ1 2/3
酒	大さじ1
みりん	小さじ1/2
ゆずの皮(せん切り)	少量

1 なべに水1/2カップ弱(80g)、みそ、酒、みりんを合わせて煮立てる。
2 サバを皮目を上にして入れる。落としぶたをし、ときどきスプーンで煮汁をかけながら火が通るまで弱火で約10分煮る。
3 皿に盛って煮汁をかけ、ゆずの皮をのせる。

1人分 **165**kcal 塩分 **1.5**g
ビタミンB₁₂ **6.4**μg

5

退院後
2か月が
過ぎたら

退院
60日後

しっかり食べて吸収させる（体重減少に注意する）

少量でも高いエネルギーがとれる料理、
質の高いたんぱく質がとれる料理を紹介します。
また、おすすめしたい運動についても
アドバイスします（104ページ参照）。

たんぱく質の「質」を考えて

たんぱく質は、それを構成する9種類のアミノ酸のバランスによって「質が高い」「質が低い」と評価されます。
動物性たんぱく質（魚や肉や卵など）のほとんどは質が高く、植物性たんぱく質（大豆や大豆製品や米など）はやや低くなります。植物性たんぱく質は動物性たんぱく質といっしょに食べることで質が高くなります。
胃手術後の人は筋肉を減らしたくないので、なるべく「質の高い」たんぱく質を摂取するといいでしょう。

ちょうどよく食べて、しっかり栄養を吸収

胃手術後は胃が小さくなった分、食事量は少なくなりがちです。そのため、摂取エネルギー量が減るのもしかたがないことです。
手術後数か月は、体重を増やすことはむずかしいでしょう。「体重が減る」ことよりも、「どういった内容の減少なのか」が重要です。栄養上は問題とならない体重減少もあるので、不安なときは医師や管理栄養士に相談することをおすすめします。
軽い運動や日常の家事などで少しずつ運動量を増やすことで、体のエネルギー必要量も増加します。規則正しい食事と適度な間食を心がけて、必要なエネルギーや栄養素を体にとり込むようにしましょう。

少量でもエネルギーが高い料理を

一度に食べられる量が少ない場合は、同じ量でもエネルギーが高い食品や料理を選びましょう。無理なくエネルギーアップが可能になります。
たとえば、魚は淡泊な白身魚よりも油がのった青魚を選ぶ、肉は脂が多い部位を選ぶ、炭水化物が多い野菜や芋（かぼちゃ・そら豆・じゃが芋・里芋・さつま芋など）を使う、油やバターやマヨネーズを効果的に使った料理にする、などするといいでしょう。

体重減少について

骨量や筋肉量が減ってしまう「病的なやせ」に注意しましょう。
手術前に比べて3～5kgの体重減少はあったとしても、一日3食＋間食をきちんと食べていて、適度に体を動かしていて、体調がいいなら、ひと安心してもいいでしょう。

運動習慣をつける

適度な運動は、胃手術後の人にもたいせつなことです。適度に運動して筋肉を減らさない（できれば太らせる）ことが肝要。筋肉はグリコーゲンの貯蔵庫なので、食後の血糖値の急激な上昇を防ぎます。
また運動には、気分転換やストレス解消などの効果もあります。

少量で高エネルギーがとれる料理

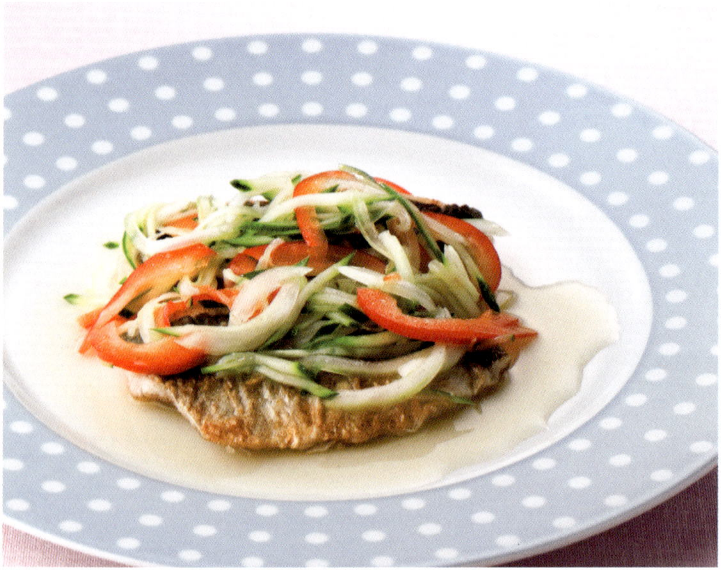

アジのソテー マリネ風

アジはソテーし、野菜のマリネをかけます。
エネルギーもボリュームもアップします。

材料 [1人分]

- アジ……1尾（60g）
- 塩・こしょう……各少量
- 小麦粉……小さじ1
- 油……小さじ¾
- a
  - きゅうり……20g
  - 玉ねぎ・赤ピーマン……各10g
  - 酢……小さじ2
  - オリーブ油……小さじ1¼
  - 塩……ミニスプーン½
  - こしょう……少量

1 きゅうり、玉ねぎ、ピーマンは細く切り、**a**を混ぜ合わせる。

2 アジは三枚におろし、塩とこしょうをふる。汁けをふきとり、小麦粉をまぶしつける。

3 フライパンに油を熱し、アジを両面を焼いて火を通す。皿に盛り、熱いうちに**1**をかける。

1人分**169**kcal　塩分**1.0**g

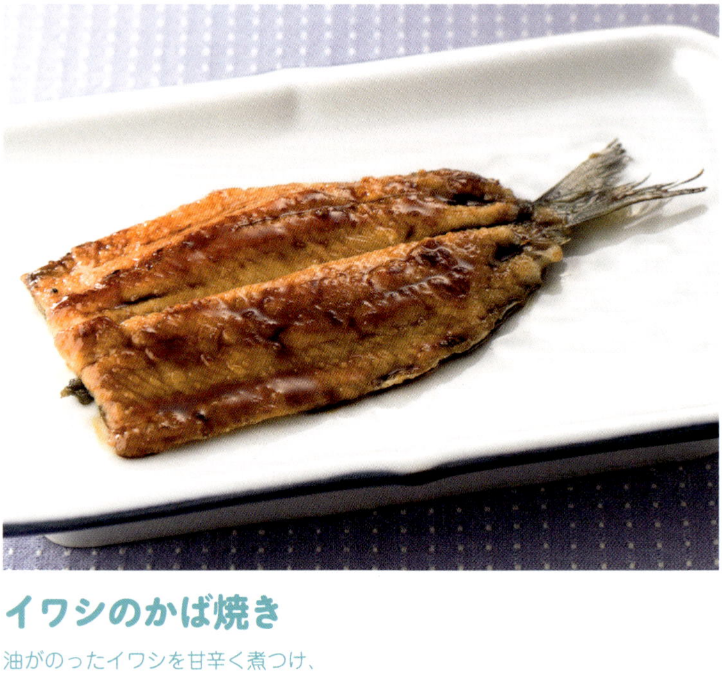

イワシのかば焼き

油がのったイワシを甘辛く煮つけ、
照りよくおいしくエネルギーをプラスします。

材料 [1人分]

- イワシ……1尾（50g）
- 塩……少量
- 小麦粉……小さじ1
- 油……小さじ½
- 酒・しょうゆ・砂糖……各小さじ1

1 イワシは頭を落とし、手開きにして中骨とはらわたを除き、塩をふる。汁けをふきとり、小麦粉をまぶしつける。

2 フライパンに油を熱し、イワシを両面を焼き、とり出す。

3 フライパンの汚れをふきとり、酒と調味料を入れて煮立て、イワシを戻し入れて煮からめる。

1人分**159**kcal　塩分**1.2**g

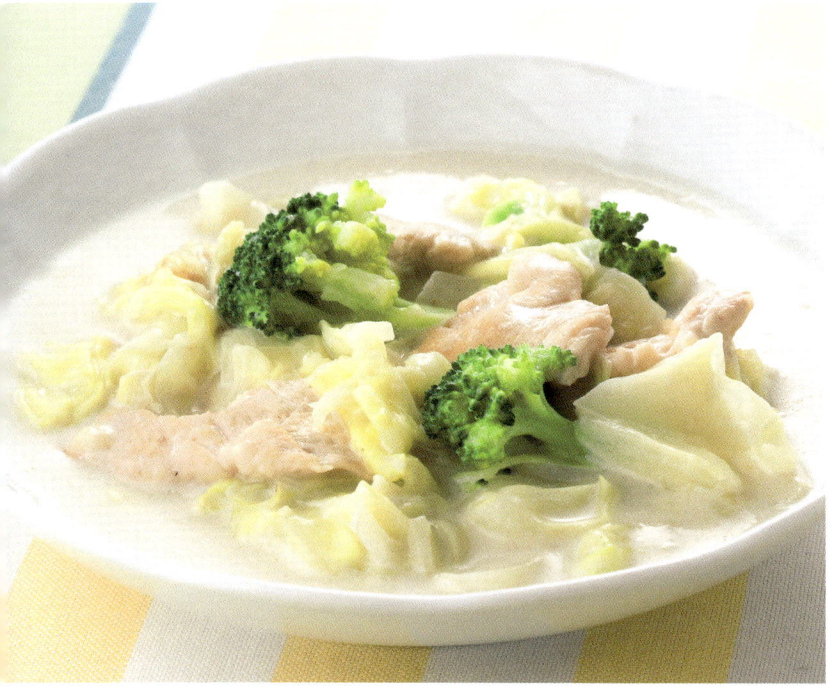

鶏肉とキャベツのクリーム煮

バターの香味を生かした簡単ホワイトクリームで
鶏肉とキャベツをやわらかく煮ます。

材料［1人分］

- 鶏胸肉（皮を除く）……60g
- 塩……少量
- キャベツ……100g
- ブロッコリー……20g
- 油……小さじ¾
- 顆粒ブイヨン……小さじ⅓
- 牛乳……100g
- 小麦粉……小さじ2⅔
- バター……小さじ1
- 塩……ミニスプーン½
- こしょう……少量

1 鶏肉は一口大のそぎ切りにして塩をふる。キャベツは一口大に切る。ブロッコリーは小房に分ける。
2 小麦粉とバターは混ぜる。
3 なべに油を熱して**1**をいため、水½カップとブイヨンを加え混ぜ、野菜がやわらかくなるまで煮る。
4 牛乳を注ぎ入れて**2**を加え混ぜ、とろみがつくまで煮る。塩とこしょうで味をととのえる。

1人分**251**kcal　塩分**1.5**g

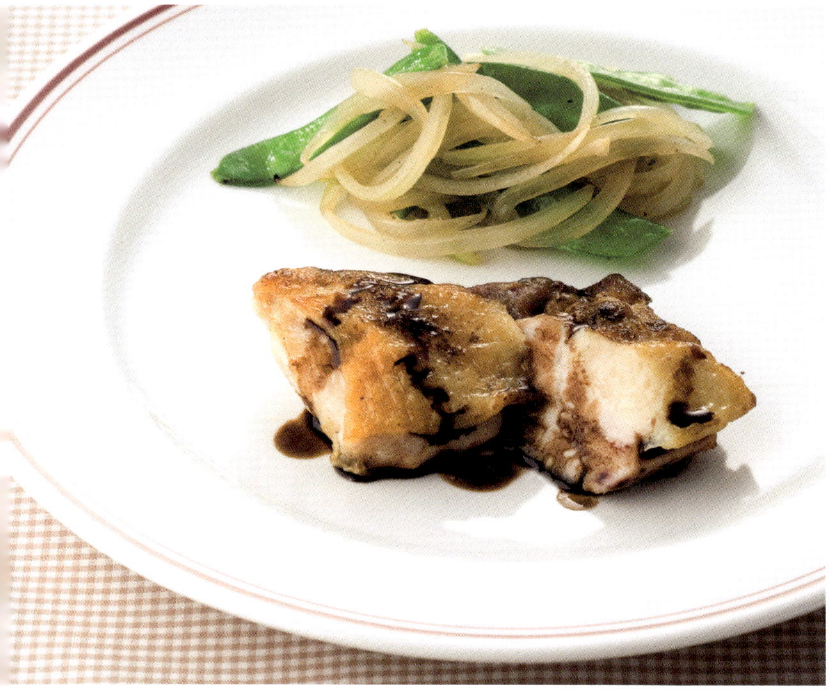

チキンソテー　バルサミコソース

鶏肉は皮つきのまましっとりと焼き上げます。
バルサミコ酢でコクと香りを添えて。

材料［1人分］

- 鶏もも肉……70g
- 塩……ミニスプーン½
- こしょう……少量
- バルサミコ酢……小さじ2
- 玉ねぎ……30g
- さやえんどう……15g
- 塩……少量
- 油……小さじ1

1 鶏肉は皮目をフォークで数か所刺し、塩とこしょうをふる。
2 玉ねぎは繊維に沿って5㎜幅に切り、さやえんどうは筋を除く。
3 フライパンに油の½量を熱して**2**をいため、塩をふって皿に盛る。
4 同じフライパンに残りの油を熱し、鶏肉を入れてペーパータオルで脂をふきとりながら両面を焼く。そぎ切りにし、**3**の皿に盛る。
5 フライパンの汚れをペーパータオルでふきとり、バルサミコ酢を入れて煮立て、鶏肉にかける。

1人分**230**kcal　塩分**0.8**g

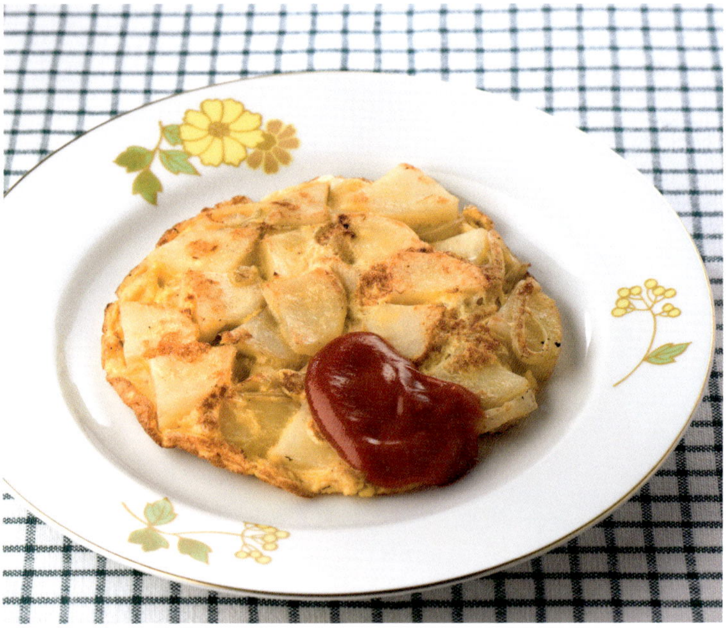

じゃが芋入り卵焼き

炭水化物が多いじゃが芋は主食がわりにもなる食品。
卵と合わせて焼き、食べごたえのある一品に。

材料［1人分］

卵……1個
じゃが芋……1個（100g）
玉ねぎ……30g
油……小さじ1¼
塩……ミニスプーン1
トマトケチャップ……大さじ1

1 じゃが芋は皮を除いて5㎜厚さのいちょう切りにし、電子レンジ（500W）で1分～1分30秒加熱する。玉ねぎは薄く切る。
2 フライパンに油の½量を熱して玉ねぎをいため、じゃが芋を加えてさっといため合わせる。
3 ボールに卵をときほぐし、**2**と塩を加え混ぜる。
4 フライパンに残りの油を熱して**3**を流し入れ、両面を焼く。
5 皿に盛り、ケチャップをかける。

1人分**227**kcal　塩分**1.7**g

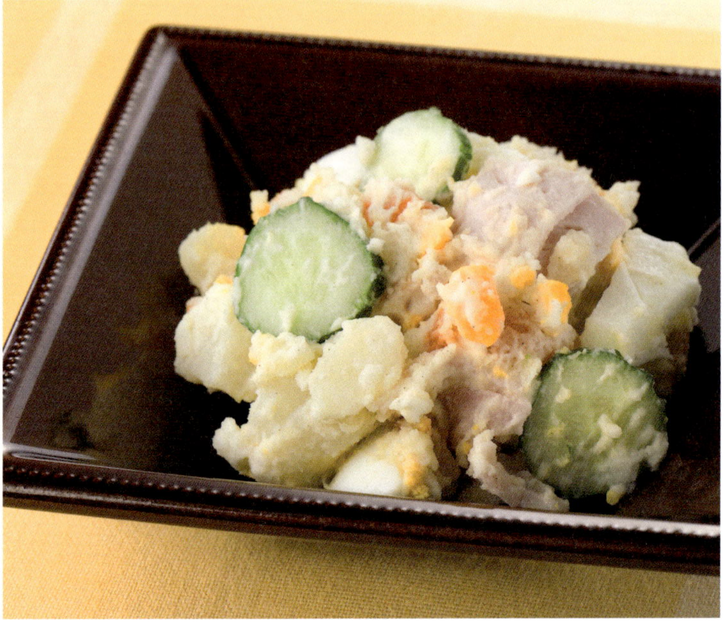

ポテトサラダ

じゃが芋をマヨネーズであえてエネルギーを高めた定番サラダ。
卵やハムでたんぱく質も補給します。

材料［1人分］

- じゃが芋……½個（50g）
- にんじん……5g
- 塩……少量
- 酢……小さじ½

ゆで卵……½個
ロースハムの薄切り……15g
きゅうり……10g
こしょう……少量
マヨネーズ……小さじ2½

1 じゃが芋は皮を除いて1㎝厚さに切る。にんじんは皮を除いて薄いいちょう切りにする。
2 **1**をやわらかくなるまでゆでて湯をきり、塩と酢をふる。
3 卵は細かく切り、ハムは色紙切りにする。きゅうりはフォークで縦に筋をつけ、薄く切る。
4 **2**、**3**を合わせてこしょうをふり、マヨネーズであえる。

1人分**179**kcal　塩分**0.9**g

たんぱく質の

「質」が高い料理

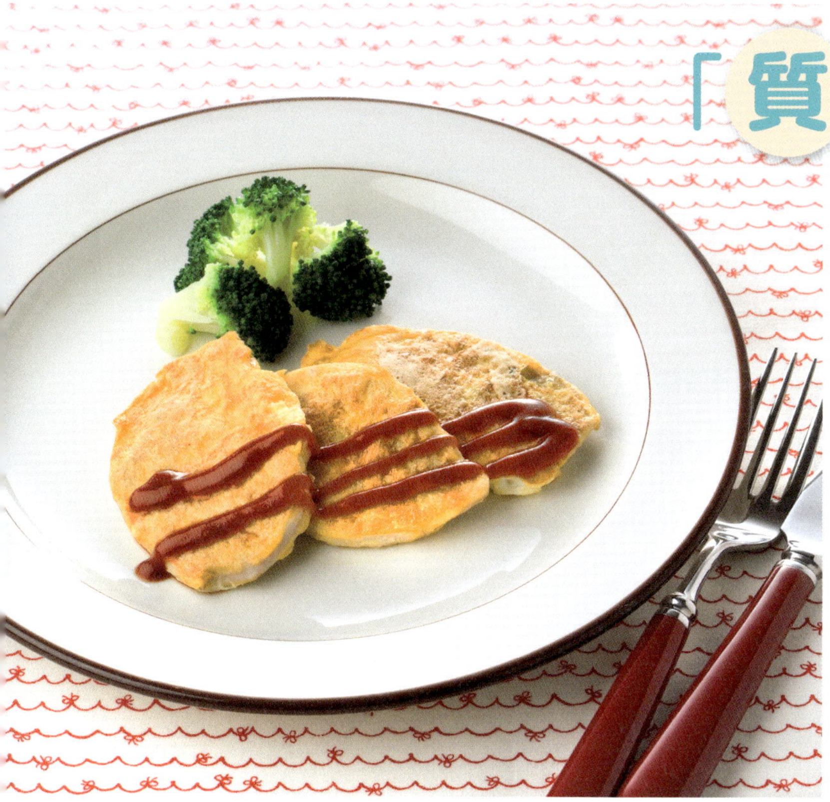

ポークピカタ

豚肉と卵の組み合わせで高たんぱく質に。
卵の衣が食感をソフトに仕上げます。

材料［1人分］

- 豚ももかたまり肉…………70g
- 塩・こしょう…………各少量
- 小麦粉…………小さじ1
- 卵（ときほぐす）…………小⅓個
- 油…………小さじ¾
- a トマトケチャップ…………小さじ1
- a ウスターソース…………小さじ½
- ブロッコリー…………20g

1 豚肉は食べやすい厚さに切って塩とこしょうをふる。

2 小麦粉をまぶしつけて卵にくぐらせ、油を熱したフライパンで1～2分、裏返して1～2分焼く。

3 ブロッコリーは小房に分けて沸騰湯でゆで、湯をきる。

4 皿に豚肉を盛って**a**を混ぜ合わせてかけ、**3**を添える。

1人分**179**kcal　塩分**0.9**g

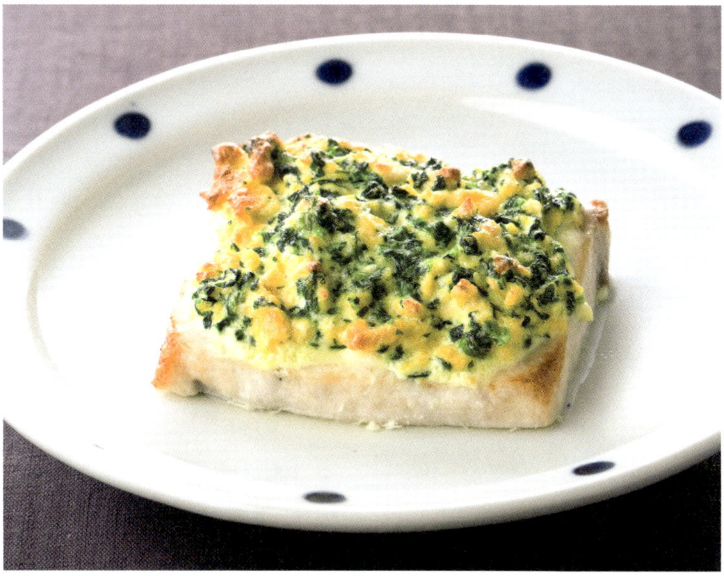

カジキの菜種焼き

カジキにたんぱく質が多い卵とコクを出すマヨネーズをのせ、
まろやかな味わいに焼き上げます。

材料［1人分］

- カジキ…………1切れ（60g）
- 塩…………ミニスプーン½
- ほうれん草…………10g
- 卵（ときほぐす）…………½個
- 塩…………少量
- マヨネーズ…………小さじ1¼

1 カジキは塩をふる。

2 卵と塩を混ぜ合わせ、電子レンジ（500W）で30秒加熱する。

3 ほうれん草はゆでて水にとり、水けを絞ってみじん切りにする。

4 ボールに**2**、**3**、マヨネーズを入れて混ぜる。

5 グリルを熱し、カジキを入れて約4～5分焼く。**4**をのせて焼き色がつくまでさらに焼く。

1人分**160**kcal　塩分**1.1**g

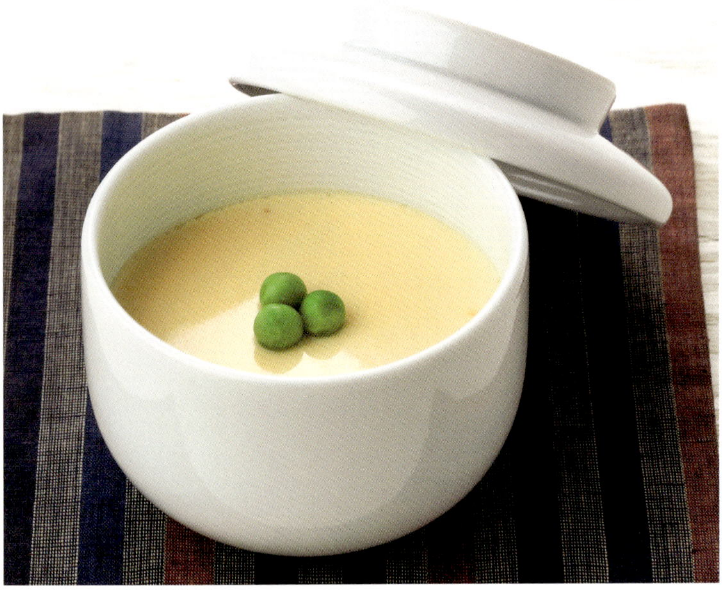

材料［1人分］
卵……………………………1個
豆乳…………………………100g
だし…………………………¼カップ
酒……………………………小さじ½
うす口しょうゆ……………小さじ⅓
塩……………………………ミニスプーン½
グリーンピース（冷凍）………3粒

1 卵はときほぐし、グリーンピース以外の材料を加え混ぜ、濾《こ》し器で濾しながら器に注ぎ入れる。
2 蒸気の上がった蒸し器に入れ、強火で1～2分、弱火にして10～12分蒸す。
3 蒸し上がる1～2分前にグリーンピースをのせる。

1人分127kcal　塩分1.1g

豆乳入り茶わん蒸し

卵に豆乳を加え混ぜて香味とたんぱく質を高めます。
ぷるるんとした食感も楽しい。

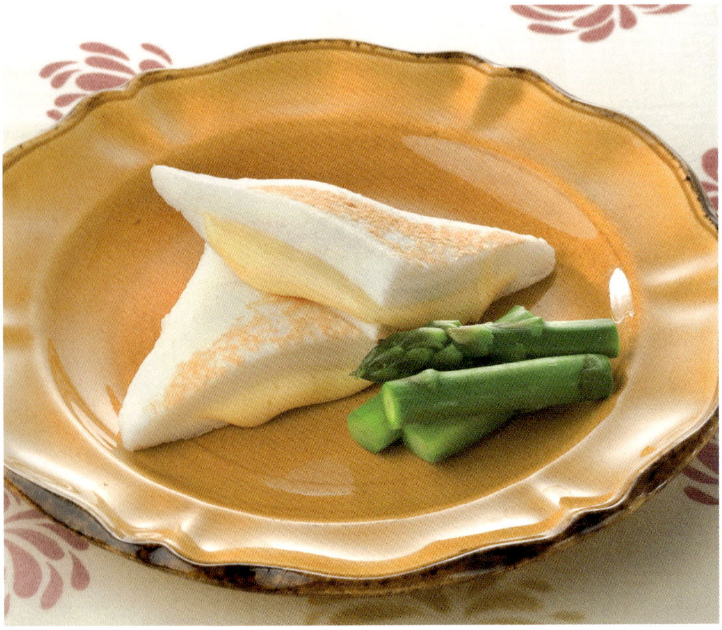

材料［1人分］
はんぺん……………大½枚（50g）
とろけるタイプのスライスチーズ
……………………………20g
油……………………………小さじ½
グリーンアスパラガス…1本（20g）

1 はんぺんは斜めに半分に切り、それぞれに厚みに深い切り目を入れる。チーズをはんぺんの形に合わせて切り、はさむ。
2 フライパンに油を熱し、はんぺんを両面を焼いて焼き色をつけ、皿に盛る。
3 アスパラは根元のかたい皮を除き、塩少量を加えた沸騰湯でゆで、湯をきる。食べやすい長さに切り、はんぺんに添える。

1人分138kcal　塩分1.5g

はんぺんのチーズ焼き

とろりととけたチーズとふわっとしたはんぺんの組み合わせ。
たんぱく質も高くなります。

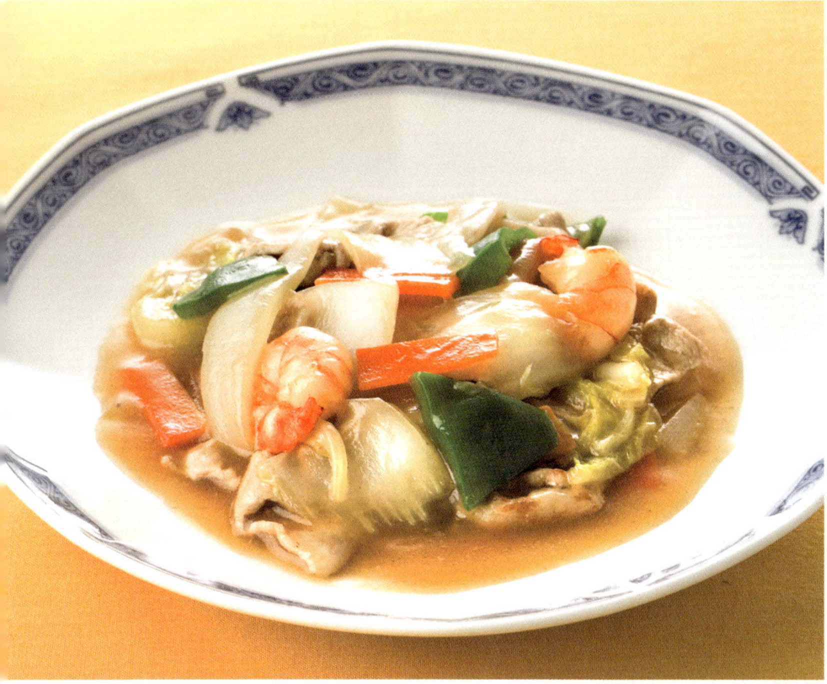

八宝菜

豚肉、エビ、野菜の具だくさんのいため物。
かたくり粉でうま味を閉じ込めます。

材料［1人分］

豚もも薄切り肉・白菜……各40g
シバエビ……30g　玉ねぎ……20g
にんじん・ピーマン……各10g
油……小さじ1　中国風だし……¼カップ

a
- 酒……小さじ½
- しょうゆ・砂糖……各小さじ⅓
- オイスターソース……ミニスプーン1
- 塩……ミニスプーン½
- しょうが（すりおろす）…小1かけ
- こしょう……少量

b かたくり粉・水……各小さじ1
ごま油……小さじ¼

1 豚肉は一口大に切る。エビは背わたと殻を除く。
2 白菜とピーマンは一口大に切る。玉ねぎはくし形切りに、にんじんは皮を除いて短冊切りにする。
3 油を熱して**1**をいため、**2**を加えていためる。だしを加えて2〜3分煮、**a**を合わせて加え混ぜる。
4 **b**を加え混ぜ、ごま油を加える。

1人分**167**kcal　塩分**1.2**g

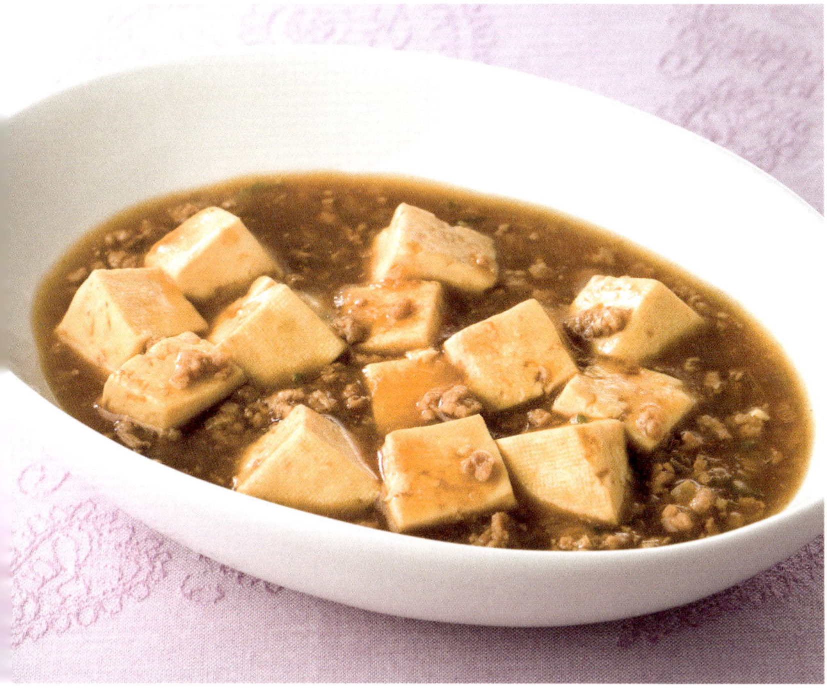

麻婆豆腐

もめん豆腐に豚ひき肉のうま味を加えて。
おなじみの一品はたんぱく質も◎です。

材料［1人分］

もめん豆腐……80g
豚ひき肉……30g
ねぎ（みじん切り）……10g
しょうが（みじん切り）……小1かけ
ごま油……小さじ½

a
- 酒……小さじ½
- しょうゆ・みそ……各小さじ⅔
- オイスターソース・砂糖……各小さじ⅓

中国風だし……½カップ弱（80g）
かたくり粉・水……各小さじ1

1 豆腐は1.5㎝角に切り、ペーパータオルにはさんで水けをきる。
2 **a**は混ぜ合わせる。
3 フライパンにごま油を熱してねぎとしょうがをいため、ひき肉を加えていため、**2**を加え混ぜる。
4 だしと豆腐を加え混ぜて1〜2分煮、水どきかたくり粉を加えてとろみがつくまで煮る。

1人分**178**kcal　塩分**1.5**g

体重の維持に――

advice

運動アドバイス

食事と運動で体重減少を防ぐ

胃手術後に95％の人は体重が減少します。そのうち、3名に2名は「やせ」と診断されているという報告もあります。

標準体重（10ページ参照）の維持には、食事によるエネルギー補給に加えて運動をすることがたいせつです。

運動の利点はほかにも、体力がつく、心臓や肺の機能を高める、気分転換になる、よりよい睡眠や排便を促す、などがあります。

どんな運動を行なえばよいか

乗り物を利用せずなるべく歩くようにする、掃除のときは体を大きく動かして行なうなど、まずは生活の中で体を動かすようにしましょう。そして、ウォーキングやストレッチなどの軽い運動をとり入れるといいでしょう。

また、スクワットやヒップエクステンション、腕立て伏せなどは筋肉をつけるのに効果的です。最初は数回を1セットとして2～3セット（無理をせず、できる程度でOK！）を行ないます。できれば毎日行なうのがよく、朝・昼・晩の一日3回できるとさらによいでしょう。

スクワット

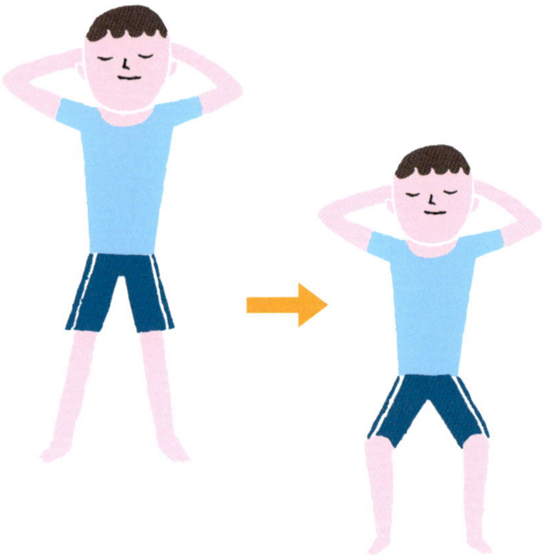

1 腕を頭のうしろで組み、肩幅よりやや広めに足を開く。背すじはまっすぐに伸ばす。

2 ゆっくりとひざを曲げながらできるところまで腰を下ろし、ゆっくりと元の姿勢に戻る。

ヒップエクステンション

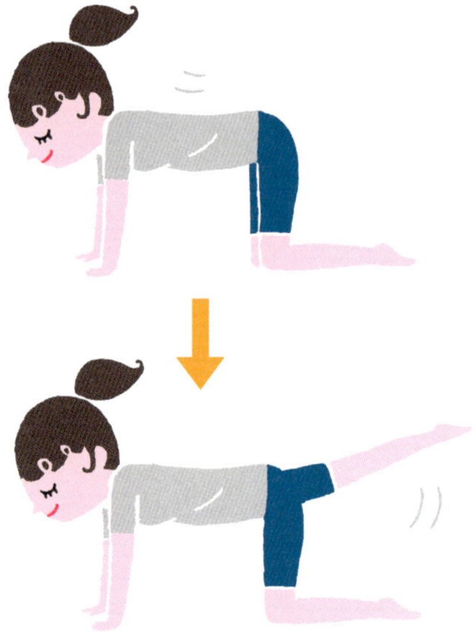

1 背すじを伸ばして四つんばいになる。

2 息を吐きながら、片足を後ろへ伸ばし、上げる。

3 足を上げた状態を10秒保つ（呼吸は止めない）。

1週間のエクササイズの目標量＝23Ex
（このうち、4Ex以上は「運動」が理想）

	1Ex分の生活活動量	1Ex分の運動量
20分	●歩行* ●部屋の掃除 ●洗車 ●日曜大工 ●ギターを弾く ●買い物	●軽い筋トレ ●バレーボール ●ボウリング
15分	●自転車 ●子どもと遊ぶ ●庭仕事 ●ペットと散歩 ●介護 ●畑仕事 ●ドラムをたたく	●ウォーキング ●体操 ●ゴルフ ●野球 ●バドミントン ●卓球 ●太極拳
10分	●家具の移動 ●雪かき	●軽いジョギング ●テニス ●スキー ●バスケットボール ●筋トレ（高強度） ●サッカー ●エアロビクス
7〜8分	●階段の上り ●重い荷物を運ぶ	●ランニング ●水泳 ●空手

強度：低 → 高

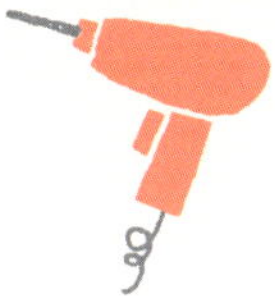
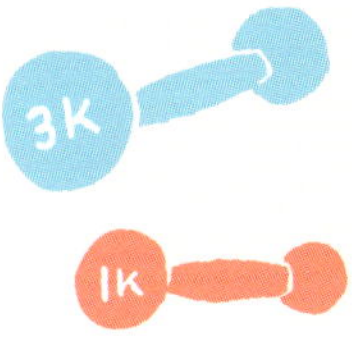

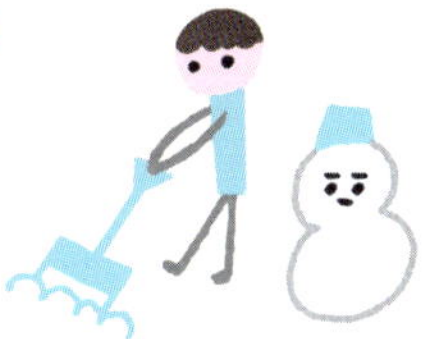
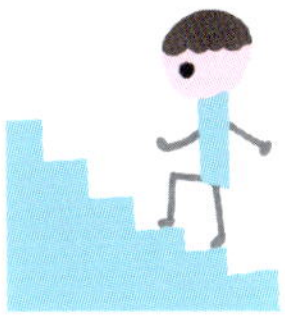
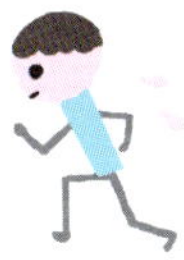

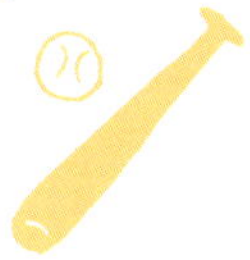

＊ 歩数計を利用する場合は、1000歩＝歩行10分とする。

「健康づくりのための運動指針2006（エクササイズガイド2006）」（厚生労働省）から改編

運動はどのくらいやればよいか

体を動かすのに慣れてきたら、厚生労働省が推奨する「1週間で23Exの生活活動、そのうち運動を4Ex以上」を意識しましょう。

Exとは活動の強さに活動時間をかけた「活動量」を表わす単位で、「エクササイズ」と読みます。4Ex分の運動は1週間のうちに何回かに分けて行なってもよいですし、週末などにまとめて行なってもよいのです。

1Ex分の生活活動量と運動量は上の一覧の通りです。

運動を長く続けるコツは？

朝、目が覚めたら、みなさんは背伸びをすると思います。これを、いすやテーブルの端などに左手でつかまって右腕と左足を精いっぱい伸ばして3秒間、次に右手でつかまって左腕と右足をしっかり伸ばして3秒間、次にスクワットをゆっくりと10回……というように、生活の中の「無意識の動作」を少し意識して「身体活動」につなげるようにしましょう。生活に組み込まれた習慣的動作がいちばん苦労なく続けられるエクササイズ（運動）です。

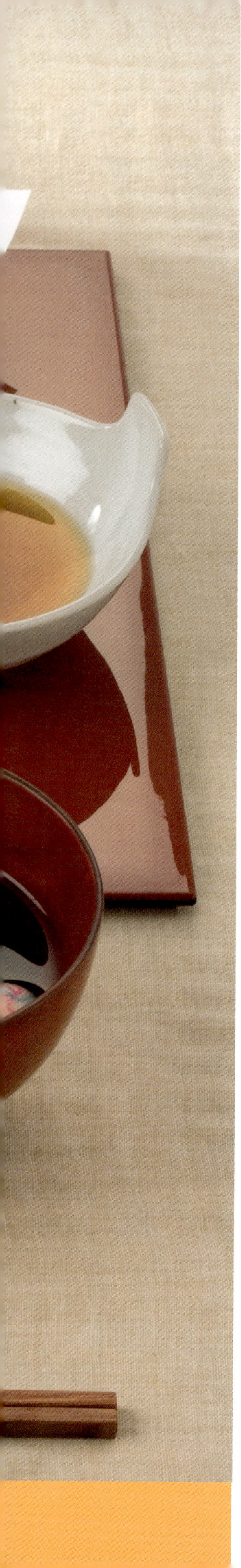

100日目の お祝い膳

おめでとうございます！

退院して100日が過ぎました。
日常生活にも慣れてきたころだと思います。
「今日を迎えた」ということは、
「胃手術後の不快感を起こさない食生活が
習慣になった」といえます。
これからも、この100日間の食生活を続けてください。
また今後は体調を見ながら、
食べられるものの範囲を広げていきましょう。

100日を迎えたお祝いの気持ちを込めて、「お祝い膳」をご紹介します。

●サケのちらしずし

イクラと錦糸卵で味わいも彩りも高めます。すしの場合はごはんをかためにしますが、胃手術後の人は普通のかたさか、少しやわらかく炊き上げてください。ごはんに混ぜる合わせ酢は、すし飯のもと（市販）を使ってもかまいません。

●天ぷら

天ぷらなどの揚げ物も、体調がよければ食べてもだいじょうぶ。少量ずつ、よく噛《か》むようにしましょう。おろし大根を添えてさっぱりといただきます。大根には消化を助ける酵素が含まれています。

●かぶと黄菊の酢の物

やわらかなかぶに黄菊を加えて香味を高めました。黄菊のしゃきしゃきとした歯ごたえも楽しい一品です。

●ほうれん草と手まり麩《ぶ》のすまし汁

かわいらしいお麩を使いました。

* お祝いの気持ちを込めた献立は、いつも食べている食事でかまいません。器をかえる、盛りつけをかえる、おめでたい食品やきれいな色彩の食品を少し使うなどのちょっとしたくふうで、食卓がぐんと華やかになります。

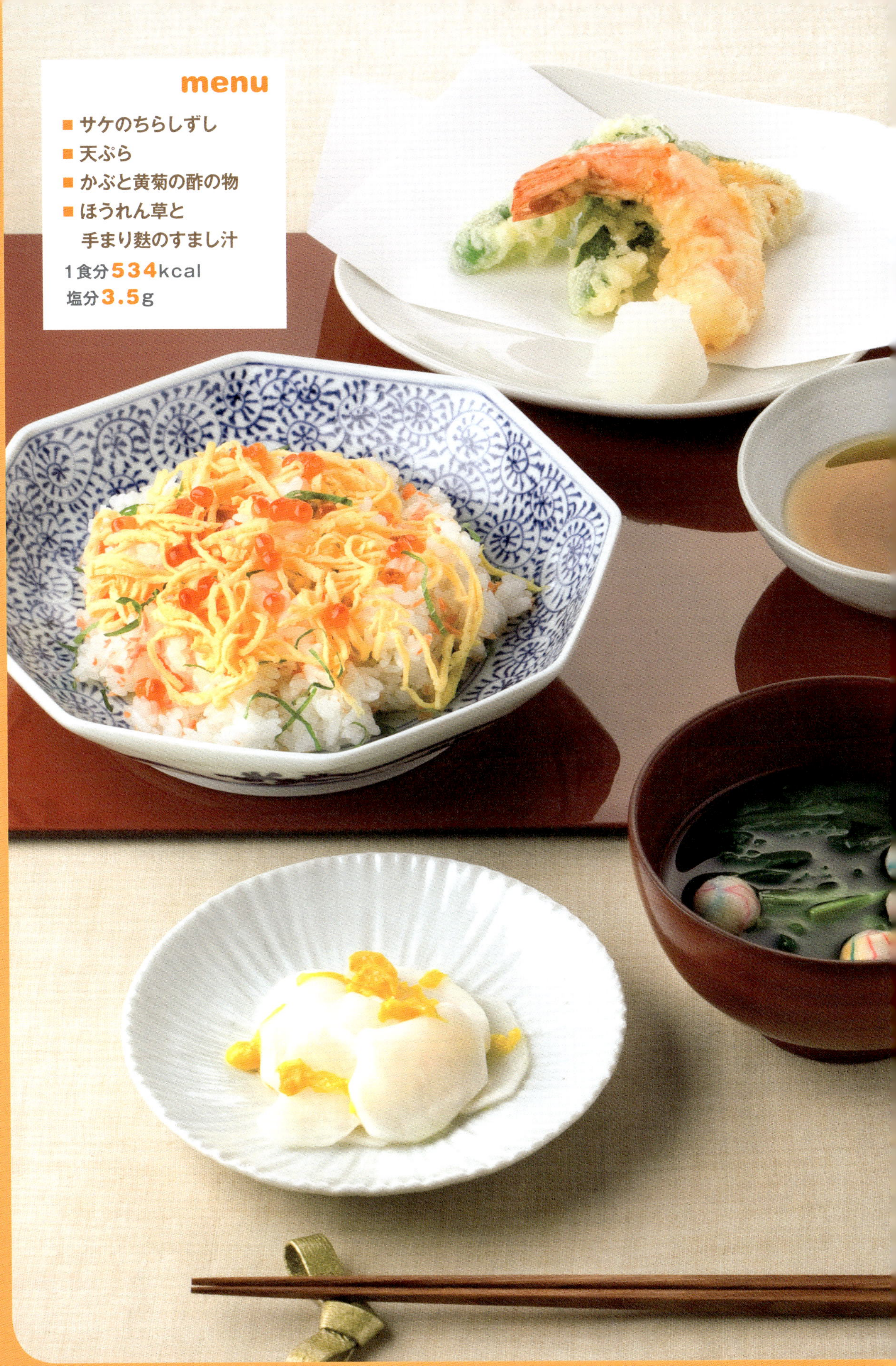

menu

- サケのちらしずし
- 天ぷら
- かぶと黄菊の酢の物
- ほうれん草と
  手まり麩のすまし汁

1食分**534**kcal
塩分**3.5**g

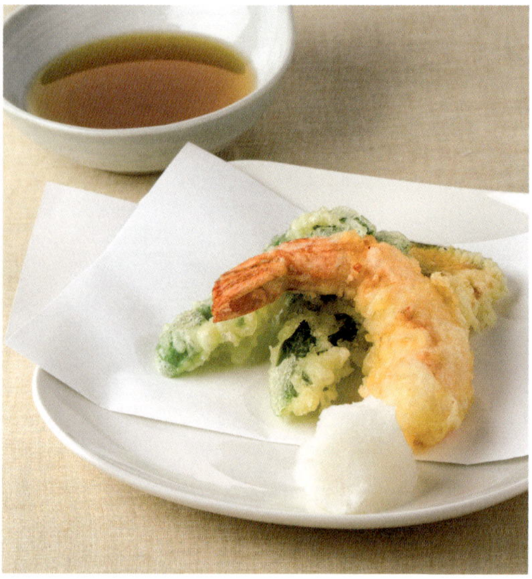

天ぷら

材料［1人分］

- タイショウエビ……1尾（20g）
- かぼちゃ……15g
- ピーマン……½個（15g）
- 天ぷら粉……大さじ1強
- 水……大さじ1
- 揚げ油
- 天つゆ
  - だし……大さじ2⅔
  - しょうゆ……小さじ1
  - みりん……小さじ⅓
- おろし大根……40g

1 なべに天つゆの材料を合わせて煮立て、さめるまでおく。大根は汁けを軽くきる。

2 エビは背わたを除き、尾を残して殻を除く。尾の先を切って包丁で中の水をしごき出し、腹側に包丁目を2、3か所入れる。

3 かぼちゃは皮を除いて7～8㎜厚さに切る。ピーマンは縦に半分に切る。

4 天ぷら粉に水を加え混ぜる（衣）。

5 揚げ油を170℃に熱し、エビ、かぼちゃ、ピーマンの順に衣をつけてカリッと揚げる。皿に盛り合わせておろし大根を置き、天つゆを添える。

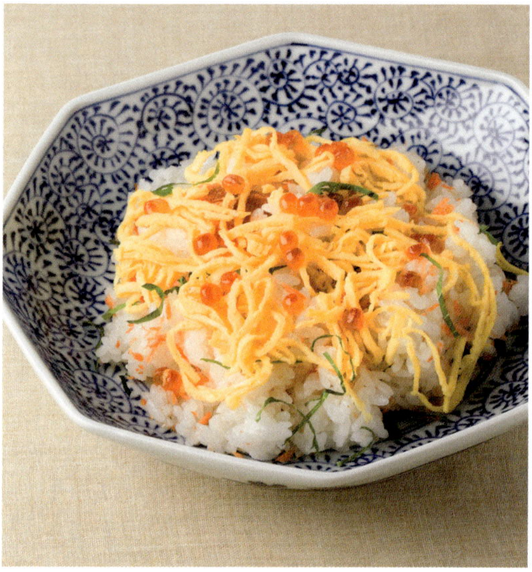

サケのちらしずし

材料［1人分］

- すし飯
  - 炊きたてのごはん……130g
  - a
    - 酢……小さじ1
    - 砂糖……小さじ1⅔
    - 塩……少量
- サケフレーク（市販品）……20g
- 青じそ……1枚
- 卵（ときほぐす）……小⅓個
- 塩……少量
- 油……小さじ¼
- イクラ……5g

1 aを混ぜ合わせてごはんに加え混ぜる（すし飯）。

2 サケフレークは細かくほぐす。青じそはせん切りにする。

3 卵に塩を加え混ぜ、油を熱した卵焼き器に流し入れて両面を焼く。ごく細く切る（錦糸卵）。

4 すし飯にサケと青じそをさっくりと混ぜ合わせる。皿に盛り、錦糸卵とイクラを散らす。

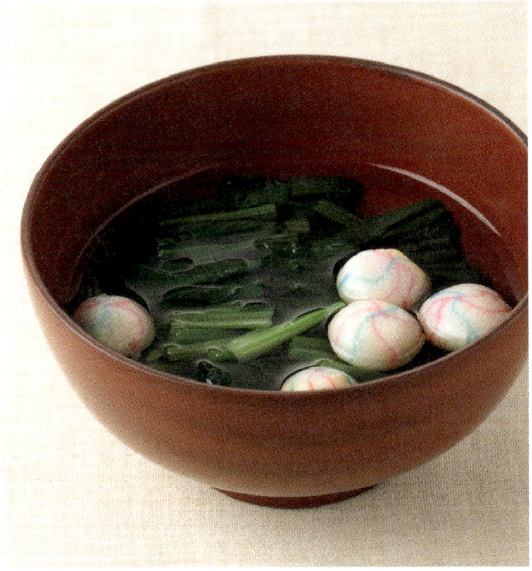

ほうれん草と手まり麩《ぶ》のすまし汁

材料［1人分］

ほうれん草……20g
手まり麩……5個
だし……3/4カップ
塩……ミニスプーン1/2
しょうゆ……小さじ1/3

1 ほうれん草は沸騰湯でゆでて水にとり、水けを絞って3cm長さに切る。
2 麩は袋の表示に従ってもどし、水けをきる。
3 なべにだし、塩、しょうゆを入れて煮立てる。
4 汁わんにほうれん草と麩を入れ、熱い汁を張る。

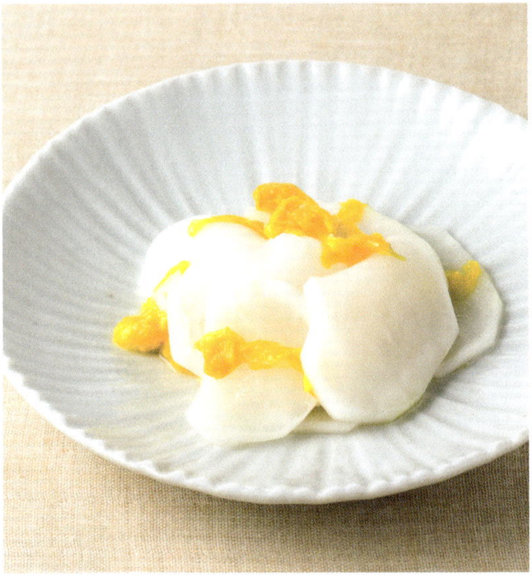

かぶと黄菊の酢の物

材料［1人分］

［かぶ……小1個（40g）
　塩……少量］
黄菊……5g
甘酢［酢・砂糖……各小さじ1
　　塩……少量］

1 かぶは皮を除いて薄く切り、塩をふってしんなりとなるまでおく。汁けを絞る。
2 黄菊は花びらを摘み、さっとゆでて水にとり、水けを絞る。
3 甘酢の材料を混ぜ合わせ、かぶと黄菊を合わせてあえる。

胃手術後の　退院100日後——まとめのページ——

トラブル予防の8か条

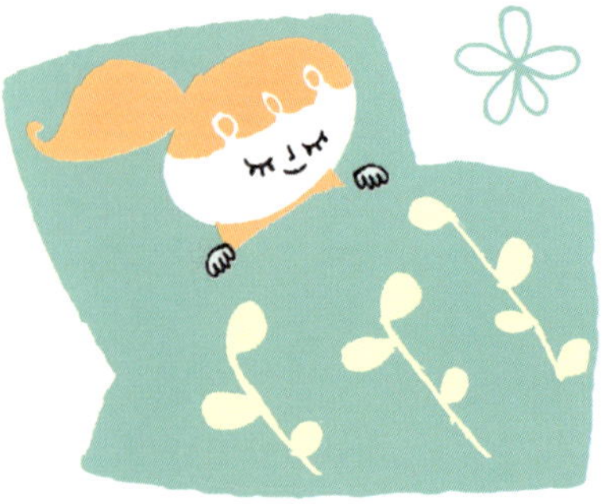

退院して100日が過ぎました。
胃手術後の食生活にも慣れたころでしょう。
ここで、「退院後の心得」について改めてまとめます。
これからの食生活に役立ててください。

胃手術後のトラブル予防——　覚えておきたい8か条

1. 胃が「ない」ことを自覚しよう。
2. 胃は「第2の脳」——おなかの司令塔です。
3. 口を胃の代役に！
4. 「よく噛《か》んで食べること」はリハビリの基本。
5. 腸は胃の代役にはならない。
6. 消化・吸収には消化酵素が不可欠です。
7. 運動、できれば筋トレをしよう。
8. 快便ありて快食、快眠。

1 胃が「ない」ことを自覚しよう。

「胃はなくてもよい臓器」ではないというあたり前のことをつい忘れてしまい、むちゃな食べ方をしたり、逆に食べなかったり……。

つらい目にあって思い出す、のくり返しでは胃手術後の食事のリハビリを遅らせてしまいます。よく噛んで食べるなどの食事のポイントを忘れずに。

2 胃は「第2の脳」——おなかの司令塔です。

食事のときは、脳からのさまざまな指令が胃に伝わります。さらにその指令を、胃が、膵《すい》臓や肝臓、胆嚢《たんのう》、小腸、大腸へと順序よくふり分けて伝達します。また、胃には食欲増進の信号を送るグレリンという食欲刺激ホルモンがあることがわかっています。グレリンの働きにより、胃から脳への情報のフィードバック（反映）が行なわれます。

この司令塔（胃）がなくなるということは、各臓器の消化・吸収の連携がうまくいかなくなるということです。それを補うためには「胃手術後に適した食べ方」を実践する必要があるのです。

3 口を胃の代役に！

食べ物が口に入ると、味覚が脳に信号となって送られ、それによって脳は咀嚼《そしゃく》や嚥《えん》下《げ》の必要性の程度を判断します。食事をすると、脳からの指令は「胃があるもの」として各臓器に伝えられます。そこへ、よく噛まなかったり暴飲暴食をしたりして未消化の食べ物がいきなり放り込まれると、さまざまなトラブル（113〜115ページ参照）や不快感が起こるのです。

しかし、ゆっくりとよく噛んで唾液をたくさん出すようにすると、各臓器は未消化の食べ物でも受け入れる準備をするようになります。さらに唾液のアミラーゼ（消化液）によって炭水化物が分解され、消化を助けます。

4 「よく噛んで食べること」はリハビリの基本。

胃のたいせつな働きのひとつは、食べ物をためて細かくするとともに消化液と混ぜ合わせ、適度な速度で十二指腸へ送り込むことです。

胃の代わりに、この働きができるのは口（＝よく噛むこと）です。そして、口の働きを監督したり指示したりできるのは、自分の脳であり「意志力」なのです。

5 腸は胃の代役にはならない。

「時間がたてば腸が胃の代わりをするようになる」というのは、本当ではありません。腸は、袋（貯留）の役目はできますが、食べ物を消化することはできません。

よく噛んだり、消化酵素薬などを使ったりして消化された形になって初めて、腸は本来の働き（＝吸収）ができることを認識しましょう。

6 消化・吸収には消化酵素が不可欠です。

胃切除術後は食べ物の流れ方が変わり、胃と十二指腸の間、胃と膵臓の間、胃と胆嚢の間などがシンクロナイズしない（連携がとりにくい）ため、胃液の不足のみならず消化酵素の分泌が不足します。消化酵素薬の常用をおすすめします。

7 運動、できれば筋トレをしよう。

腸から吸収されたエネルギーは肝臓に蓄えられますが、すぐに使われるエネルギーの大部分（炭水化物から合成させるグリコーゲン）は筋肉に蓄えられます。この「エネルギーの貯蔵庫」ともいえる筋肉の量を減らさないようにしましょう。

そのためには運動がたいせつです。筋肉を使っていると、その機能も大きさ（量）も維持できますが、使わないと萎縮《いしゅく》してしまいます。

グリコーゲンの貯蔵庫である筋肉を保つと、食後の急激な血糖値の上昇を防ぐという効果もあります。

8 快便ありて快食、快眠。

脳からの指令で、口が「咀嚼」という動作で胃の代役を果たし、消化や吸収がうまく行なわれてエネルギーや栄養素が筋肉や肝臓に蓄えられると、栄養素を搾り出した食べ物のかすは便となります。この一連の流れが関連し合うようになれば快便につながります。

快便はまた、快食や快眠を得ることにつながり、一石二鳥です。

東京慈恵会医科大学客員教授・医学博士
青木照明

胃の働き　病気

手術後のトラブルについて

青木照明
医学博士

胃は消化器の「もとじめ」

胃は、私たちの命の源である食べ物を受け入れ、消化・吸収するのに必要な臓器です。その大きな働きは、胃液（胃壁から分泌される強い酸性の消化液）の分泌と蠕動《ぜんどう》運動（胃の内部で、筋肉の連続的な運動によって食べ物を一定の方向に移動させること）の2つです。この2つの働きによって、食べ物の貯留、破砕、消化液との混和が行なわれ、十二指腸へ送られます。

　また、胃は消化器の「もとじめ」でもあります。なぜなら、脳と直結する多数のホルモンや神経伝達物質を駆使し、腸はもちろん、膵《すい》臓、肝臓、胆嚢《たんのう》などの働きをも統率し、栄養素の消化や吸収を行なっているからです。

　さらに、胃から分泌される「グレリン」という食欲刺激ホルモンは脳へ情報をフィードバック（反映）し、食欲の中枢をコントロールしていることが明らかになりました。これらの働きから、胃は、消化や吸収に関しては第2の「脳」であるともいえます。

胃から十二指腸へ——消化吸収のしくみ。

食べ物が食道から胃に送られるときは、食道の出口の筋肉と噴門《ふんもん》（胃の入り口）の筋肉がそれぞれゆるみ、食べ物は胃に移動します。このとき、胃全体も大きくゆるみ、500～１０００mlもの容積の食べ物を受け入れます。

　胃は、空腹時には大きく強い収縮運動を数分間連続させる「空腹期運動」を40～60分ごとにくり返していますが、食べ物が入ってくると胃壁をリズミカルに細かく収縮させる「食後期運動」に切りかえます。そして、食べ物を一時的にためる「袋」の役目を果たしながら破砕し、消化液と混和させます。胃酸によって食べ物の酸性化（おもに、たんぱく質がペプシンというたんぱく質分解酵素によって分解されてポリペプチドになる）がほどよく行なわれると幽門《ゆうもん》（胃の出口）の粘膜が反応し、食べ物を少しずつ十二指腸に送り出します。

　食べ物を十二指腸に送り出す少し前の段階で、胃からは、膵臓や肝臓、胆嚢、腸な

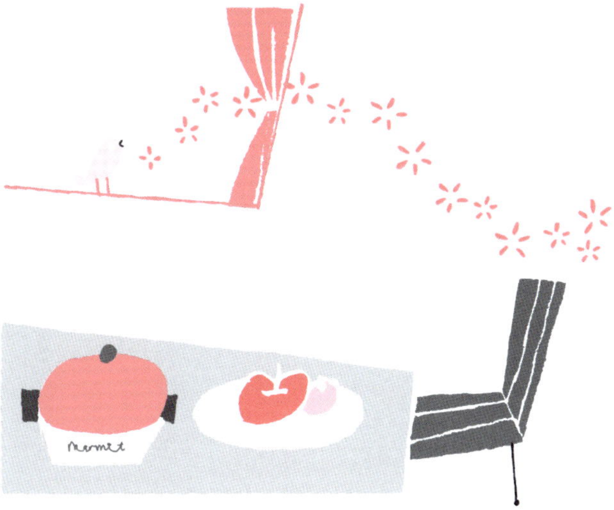

どにさまざまな情報が伝えられています。たとえば、酸性化した食べ物が十二指腸に入ると、消化を促すさまざまな腸管ホルモンが分泌されると同時に、膵臓からは膵液（たんぱく質、脂質、炭水化物を消化する消化液）が、肝臓からは胆汁（脂質を消化吸収しやすくかえる液体）が大量に分泌されます。これらの臓器がどの時点でなにを分泌し、食べ物をどのくらいのスピードで大腸まで運ぶかをコントロールするのが「胃」なのです。

　さらに胃は「胃・結腸反射」によって、排便を促す役割りもつかさどっています。胃・結腸反射とは、食べ物が胃の中に入ると、胃から大腸に信号が送られて大腸が反応し、便を直腸に送り出そうとする動きのことです。

胃を失うということは……

　胃にはさまざまな病気が起こりえます。しかし、日常知っておいたほうがよい病気は、それほど多くはありません。

　基本的に胃を切らなくてもよい病気には、おもに急性および慢性胃炎、胃十二指腸潰瘍《かいよう》、アニサキス虫症、噴門腺ポリープ、憩室《けいしつ》症、径10㎜以下の粘膜下腫瘍などがあります。

　胃の部分切除または全摘出手術が原則的に必要な病気には、胃がん、胃悪性リンパ腫、胃腸間質性腫瘍、胃肉腫、幽門狭窄症などがあります。年間、数万人の日本人が胃切除術を受けているという報告もあります。このうち、胃がんと胃悪性リンパ腫が胃切除術の90％以上を占めます。

　胃は第2の脳であり、消化や吸収のもとじめなので、これを失うということは消化や吸収に混乱を招き、活動するためのエネルギーを充分得られないことになりかねません。幸いにも胃がんは早期に発見されるようになり、外科手術も可能な限り胃の働きを温存する方向で行なわれるようになりましたが、まだ治療の主流は胃の全摘出手術です。

　胃を失うと、その直後には前述のすべての機能を失います。「グレリン」の分泌も、消失したり少なくなるために、食欲もなくなってしまいます。また、おもに胃壁の上部を失うことで、ビタミンB_{12}を消化する物質（たんぱく質の一種）が失われてしまいます。ビタミンB_{12}は肝臓に蓄えられていますが、5～6年で枯渇してしまいます。小腸の一部が多少はビタミンB_{12}の吸収を代役することは明らかになっていますが、残念ながらビタミンB_{12}を消化する機能は回復することはないので、薬の投与が必要になります。

その一方、胃を切除したあとでも回復が期待できる機能があります。たとえば腸の一部が胃の代役をして、食べ物をためる「袋」の働きをすることがあります。ただ110ページでも述べましたが、腸が胃の代役をするのには限界があります。

また、胃手術後に起こるさまざまな機能障害（トラブル）――ダンピング症候群、逆流性食道炎、栄養障害、骨粗鬆《そしょう》症、貧血（鉄欠乏性、ビタミンB_{12}欠乏性）、下痢、便秘、胆石症、腸閉塞、逆流性胃炎などにも注意が必要です。

胃手術後に起こりやすいトラブルの一例を左ページに示します。

胃の切除部位によって、失われる機能もトラブルもそれぞれですが、残念ながら現時点では、胃のこの部分を切除したらこの障害が起こるとか、このトラブルは絶対に起こらないと断言することはできません。胃を部分的に切除した場合も、全摘出によって失われる機能すべてに対処する心づもりで、退院後の100日間で自分の状態を認識し、本書で紹介した「食べ方リハビリ」を行なってほしいと思います。

胃手術後の食事と生活

まとめとして110ページの「胃手術後のトラブル予防の8か条」にも解説しましたが、胃手術後の自分の状態を知り、起こりうるトラブルを予防することがたいせつです。

「胃手術後でも、なんでも食べてよい」と指導を受けた人もいると思いますが、「なんでもよい」には、栄養バランスがよいメニューであること、よく噛んで食べること、場合によっては消化酵素薬を常用することなどが大前提なのです。

必要なエネルギーが摂取できているか、必要な栄養素が充分に消化・吸収されているか、補助的に消化を助ける「消化酵素薬」は必要ではないかなどを、定期的な検診などで主治医や管理栄養士に確認しましょう。疑問や不安があったらなんでも相談することがたいせつです。

さらに、運動や筋肉トレーニングを行なっているか、規則正しい食事や生活などの自己管理は充分かなどは、つねに意識するようにしましょう。

胃がないことを前向きにとらえ、だからこそおいしく栄養がとれる食事をくふうし、これからも健康な体づくりをするようにしましょう。

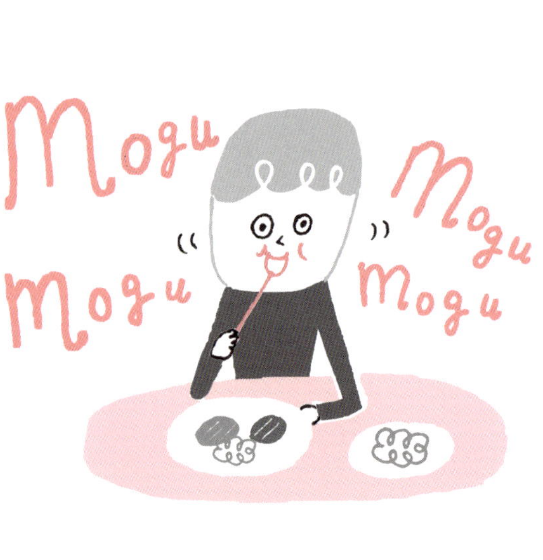

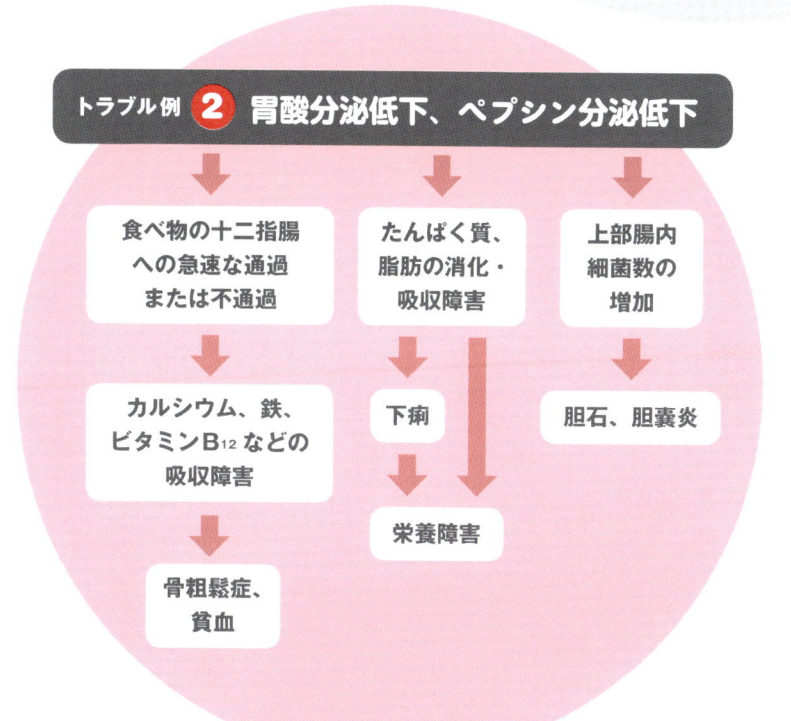

胃切除術後のトラブル（例）

トラブル例 1 貯留能低下・喪失

↓

食べ物の十二指腸への急速な通過または不通過
（逆流症・腸閉塞）

↓

腸管ホルモンの分泌不全

- ↓ 膵液の分泌不調
  - ↓ たんぱく質の消化・吸収障害 脂肪の消化・吸収障害 → ↓ 栄養障害
  - ↓ 胆嚢収縮障害 → ↓ 胆石・胆嚢炎
- ↓ 食べ物の小腸への急速流入
  - ↓ 早期ダンピング症候群 → ↓ 後期ダンピング症候群

トラブル例 2 胃酸分泌低下、ペプシン分泌低下

- ↓ 食べ物の十二指腸への急速な通過または不通過 → ↓ カルシウム、鉄、ビタミンB_{12}などの吸収障害 → ↓ 骨粗鬆症、貧血
- ↓ たんぱく質、脂肪の消化・吸収障害 → ↓ 下痢 → ↓ 栄養障害
  - たんぱく質、脂肪の消化・吸収障害 → ↓ 栄養障害
- ↓ 上部腸内細菌数の増加 → ↓ 胆石、胆嚢炎

胃手術後の

食生活Q&A

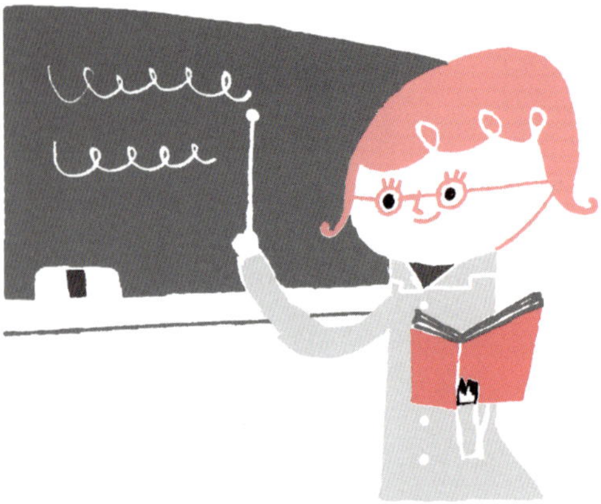

加藤チイ
管理栄養士

胃手術後は、なにを食べたらいいの？

Q 胃手術後の食事を用意するときに、栄養バランスまで考えるのがたいへんです。なにかくふうはありますか。

A 普通の食事と同様に、主食（ごはんやパンなど）、主菜（肉や魚などのたんぱく質食品のおかず）、副菜（緑黄色野菜、淡色野菜）をそろえます。

食事を用意しても量が食べられないときは主食と副菜だけでもいいのですが、間食に、プリンやチーズなどたんぱく質を含む食品を食べるようにしましょう。1食の中では少し偏っていても、一日の中で栄養のバランスがとれていればいいでしょう。

また、市販の加工食品にもたんぱく質が補給できるものがあります。たとえば、カツオの角煮、アミの佃煮《つくだに》、でんぶ、サケフレーク、小魚の甘露煮、牛肉のしぐれ煮、タラコ、ごまなど。これら「ごはんのお供」も活用しましょう。

Q 主治医から「なにを食べてもいいですよ」といわれました。豚カツやラーメンが好きで食べたいですし、おせんべいのようなかたいものも食べていいのでしょうか。

A 「なにを食べてもよい」というのは、食後の不快感やトラブルもなく体調のいいときのことです。また、「なにを食べてもよい」には「栄養バランスがよい食事をよく噛《か》んで食べる」という条件があることに注意しましょう。

退院後には、一日1600kcal程度の食事はとるようにしましょう（10ページ参照）。食欲がある人や体格が大きい人は、主食を2〜3割増やす、肉や魚のおかずをひとまわり大きくする、間食を増やすなど、必要に応じて調整してください。

また、揚げ物や焼きそばなどの市販のお総菜、ファストフードなどは油を多く使った料理が多く、健康な人でも胃もたれを起こす場合があるので、避けたほうがいいでしょう。めん類やせんべいはよく噛んで食べてください。食後に不快感があった食品は、しばらくは控えましょう。

Q

健康のために「野菜は一日350g以上」といいますが、胃手術後はあまり食べられなくなってしまいました……。

A

一日350g以上の野菜をとるようにすすめるのは、これくらいとれば、野菜に含まれるビタミンやミネラルが充分にとれる、血液中のコレステロールや中性脂肪の増加をおさえることができる、便秘になりにくいなどの効果が期待できるからです。

しかし、野菜を食べる量が一日350g以下になっても、すぐに欠乏症になることはありません。特に胃手術後は、一日150gでも250gでも、無理なく食後の不快感もなく食べられる量でいいのです。

野菜不足が気になるときは、かぼちゃ・にんじん・グリーンピースなどのポタージュや野菜ジュースでもいいのです。白菜の葉先や皮を除いたなすなどをやわらかく調理したものならば、50～60g程度なら食べられるでしょう。

食事量が徐々に増えてきたら、野菜の量も増やすようにしてください。

Q

便秘や下痢の予防に食物繊維がいいと聞きますが、食物繊維のとりすぎは腸閉塞《へいそく》の原因になるので控えましょうとも聞きます。どうしたらいいのでしょうか。

A

食物繊維には、下痢や便秘を改善してお通じをよくするなどの働きがあります。野菜やくだもの、芋類などを、よく噛んで食べるようにするといいでしょう。

ただ、こんぶ、わかめ、ひじき、きのこ、こんにゃくなどは消化がよくないので、できれば食べないほうがいいでしょう。ごぼうやれんこんなどのかたい根菜は繊維に垂直に短く切り、やわらかく煮るようにしてください。きんとき豆やいんげん豆などの皮は食べるときに除きます。

Q

胃手術後は、カレーやキムチ漬けなどを控えていますが、辛いものや刺激のあるものはこれからも食べないほうがいいでしょうか。

A

胃手術後でも、体調がいいなら食べてはいけないものは特にないといわれています。ただ、手術後しばらくはおなかにやさしい料理が多かったので、香辛料をたくさん使った料理は控えめにしましょう。

カレーは、エスニック料理の本格的なものより、市販のルーを使って野菜や肉を煮込むもののほうが栄養バランスはいいでしょう。わさびやからし、七味とうがらし、こしょうなどは、少量であれば料理をおいしくするために使ってもいいでしょう。またキムチなどの漬物は、せん切りにしたり繊維に垂直に切ったりして噛みきりやすくしてください。

食べたくなったら様子を見て、少しずつなら食べてもいいでしょう。ずっと食べてはいけないということはありません。

Q お酒やコーヒーは飲んでもいいのでしょうか。

A 胃の手術後に酒類を禁止する明確な根拠はありませんが、胃が小さくなったことで、①お酒と料理をいっしょにとると食事の量が減る、②胃の内容物が小腸に流入する時間が速くなる、などが考えられます。

アルコールの吸収速度は、胃に比べて小腸で速く、「胃の手術後は酔いが速い」といわれています。「適度」にとどめましょう。ビールならグラスで1杯（180ml）、日本酒なら100ml、ワインなら小さいグラスに1杯（100ml）程度が目安です。しばらく禁酒していた場合は体調と相談して様子を見ましょう。

コーヒーも同様に、一日1、2杯程度ならいいでしょう。空腹時は避け、食後の1杯にしましょう。

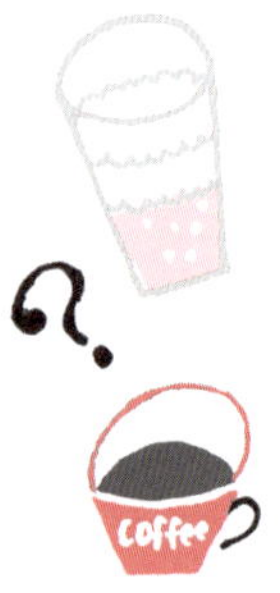

「不快感や体調不良を防ぐには……。」

Q 胸やけを防ぐにはどうしたらいいですか。また、げっぷやおならも気になります。食べ物で軽減することはできますか。

A 「胸やけ」は胃の中の内容物が胃液といっしょに食道に逆流することで起こります。食後は食べたものが自然に腸へ降りていくように座位の姿勢をとり、すぐに横にならないようにしましょう。

「げっぷ」は食事といっしょに飲み込んだ空気が原因です。緊張したり急いで食べたりすると空気を飲み込みやすいので、食事のときはゆっくりと、リラックスして食べるようにします。

「おなら」はごぼうなどのかたい根菜、豆類などの消化がよくない食品、芋類など食物繊維が多いものを食べたあとに出やすくなります。おならが気になるときはこれらの食品を控えます。また、大腸に悪玉菌（大腸菌やウェルシュ菌）が多いとおならのにおいが強いといわれるので、便秘をしないこと、腸内細菌の環境をととのえることなどがたいせつです。腸内細菌の環境を整えるために、ヨーグルトや乳酸菌飲料などの善玉菌（ビフィズス菌や乳酸菌など）を含む食品をふだんからとるようにしましょう。

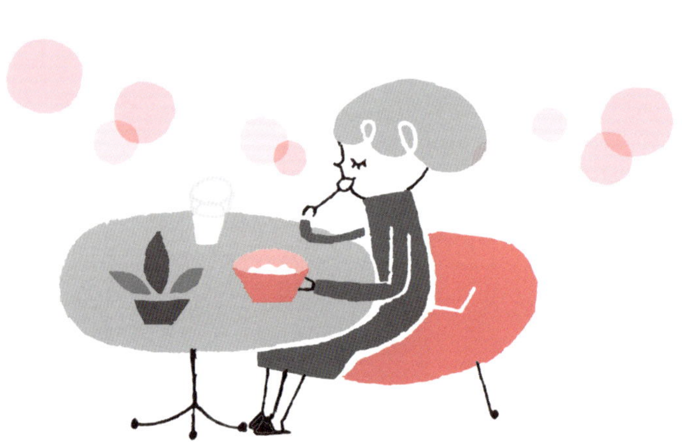

Q ダンピング症候群を予防するにはどうしたらいいですか。

A 主食、主菜、副菜がそろった栄養バランスのよい食事をとることで起こりにくくなる、とされます。また、一度に多量の食事をとると、食べ物が急に腸に送り込まれてダンピング症候群を起こしやすくなります。食事量は控え、ゆっくり食べるようにしましょう。

甘い食品をたくさん食べると、多くの糖分が体にとり込まれてダンピング症状を起こしやすくなるので要注意です。

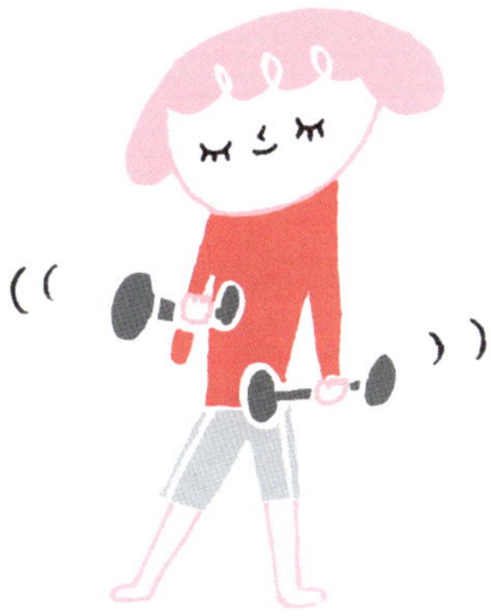

Q 胃手術後に体重が減ってしまい、なかなか増えません。食べる量をもっと増やして、早くもとの体重に戻したいのですが……。

A 食事だけでは限界があるかもしれません。少しずつ手術前の生活に戻して活動量が増えれば、エネルギーが必要になっておなかがすくようになるでしょう。

また、活動量が増えて筋肉がつけば、エネルギー必要量も増えます。病状が回復すれば少しずつ体重も増えますので、焦らずに気長に体調を管理しましょう。

Q 栄養指導に従って食事に気をつけていますが、思うようにいきません。

A 管理栄養士は患者さんとの面談の中で「この人にはこの食事がよいだろう」と判断してアドバイスしていますが、個々の食生活にはピッタリあてはまらない場合もあります。うまくいかないところや疑問点はなんでも相談してください。専門家としての管理栄養士のアドバイスと、患者さんが実際に食事をした様子とを話し合い、各自に合ったやり方を見つけましょう。

「食事のスタイルや食生活の悩みごと。」

Q 一日5、6回の食事は、いつまで続けたらいいのでしょうか。

A 胃を切除したあとは、食べた物をためておくスペースがその分小さくなるので、一日に数回に分けて食事をとることが必要です。体力が充分にあり、手術後の回復が速くて食事の量もしっかりとれる人は、手術後、数週間で通常の3回食ができる場合もありますし、1回の食事量が少ない人は一日5、6回の分食をしばらく続ける必要があるなど、個人差があります。

頻回の食事がおっくうな人は「一日に食

事を5、6回食べる」と構えずに、「一日3食＋10時と15時のおやつ」と考えてはいかがでしょうか。おやつには一日の栄養バランスをととのえる役目もあります。仕事や家事の小休止と考えて、食事でとらなかった芋類や乳製品、くだものなどをとりましょう。

1回の食事量が手術前と同じになるまでは、一日5、6回の食事を続けたほうがいいでしょう。

Q　職場では間食をとりにくいのですが……。

A　まずは、栄養補給も治療の一環で、そのために間食が必要なことを職場の人に理解してもらいましょう。

職場では、ラムネ菓子やマシュマロ、ゼリー、キャンディなど口どけのよい菓子、小袋包装の菓子など、携帯に便利でエネルギーが補給できるものがいいでしょう。また、クラッカーや小さなパンなどは軽食になりますし、パックタイプの栄養調整ゼリーなどは飲みやすいのでおすすめします。

Q　仕事時間が不規則できちんと食事がとれないときはどうしたらいいですか。

A　空腹時間が長いとエネルギー不足で疲れたり、おなかがすきすぎて調子をくずしたりすることもあります。パンやサンドイッチ、蒸しパンや肉まん、カップスープ、ヨーグルトドリンクなどの間食をおすすめします。

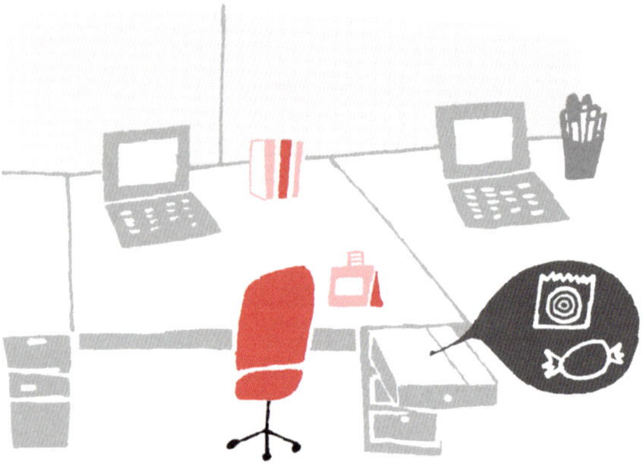

Q　料理が苦手なので、市販のお総菜や冷凍食品を使いたいのですが……。

A　お総菜や冷凍食品、缶詰め、レトルトなどの市販の加工食品でも消化のよいものはあります。煮物（里芋やにんじんなどの消化がよい食品を使ったもの）、お浸し（ほうれん草や菜の花などのやわらかな野菜を使ったもの）、煮魚・温泉卵・魚の水煮缶（しっとりとして食べやすいもの）、オムレツ・グラタン・ハンバーグ・シチュー・ポテトサラダ（少量で高エネルギーの料理）などがおすすめです。

ハンバーグやグラタンにはゆでたほうれん草やにんじん、サラダにはチーズやゆで卵、魚の缶詰めにはおろし大根、ギョーザやシューマイにはゆでた白菜などを加えると栄養のバランスがよくなります。

ただし、市販のおかゆは水分が多いので、おかゆは家庭で作るほうがいいでしょう。お米から炊くほか、ごはんに水を加えて煮ると簡単にでき上がります。

Q 疲れやすくなりました。栄養が偏っているのでしょうか。栄養ドリンクを飲むといいでしょうか。

A 成分にブドウ糖やカフェインを含む栄養ドリンクはおすすめしません。一時的に疲れがとれたような感がありますが、疲労回復にはバランスのよい食事とともに「休養」が必要です。

栄養成分を調整した、いわゆる栄養ドリンクを飲んで「すっきりした感じ」になったからといって、無理をしないようにしましょう。

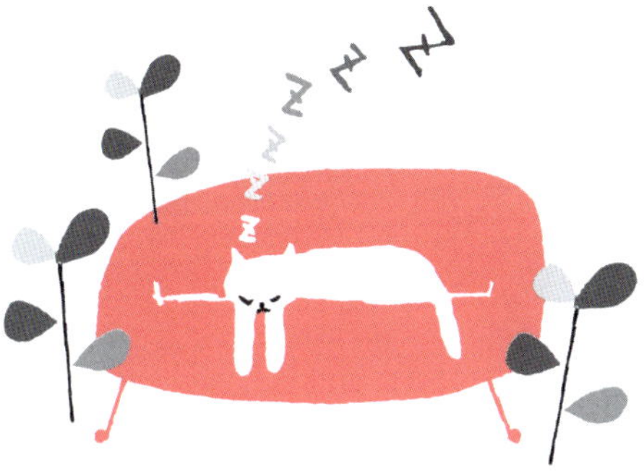

Q もともと食事には関心がありません、サプリメントを飲めばよいと思うのですが。

A サプリメントは「栄養を補助する食品」で、それさえ飲めばよいというものではありません。

主食、主菜、副菜がそろった食事をとり、乳製品やくだものを適度に食べたうえで栄養の不足や偏りが心配な場合は、医師や管理栄養士にサプリメントの使い方を相談してください。

Q 栄養剤を飲むようにすすめられましたが、味やにおいが受けつけられません。

A 栄養剤には、①薬品扱いで医師の処方箋《せん》が必要なもの、②食品として購入できるもの、の2つがあります。メーカーによってたくさんの種類があります。エネルギー、栄養成分の組成、容量などに違いもあります。また風味もさまざまで、バニラ味、いちご味、コーヒー味、バナナ味、ポタージュ味、あずき味などたくさんあります。

すすめられた栄養剤が飲みにくい場合は医師や管理栄養士に相談して、ほかの味や種類を紹介してもらい、試してみるのもいいでしょう。

どうしても飲めない場合には栄養剤にこだわらずに、牛乳や豆乳、ヨーグルトドリンク、ココアなどでエネルギーを補ってもよいでしょう。

Q 食事には気をつけていますが、栄養が体に吸収されているかどうかが不安です。

A 体重減少や、ひどい下痢・便秘もなく、食事がおいしく食べられて毎日の生活に大きな支障がなければ、栄養は吸収されていると考えていいと思います。

栄養状態をくわしく評価するには、体重、血液検査、食事内容、体調などを総合的に判断する必要があります。定期的な検査はきちんと受け、なにか不安や心配があるときは医師や管理栄養士になんでも相談するようにしましょう。

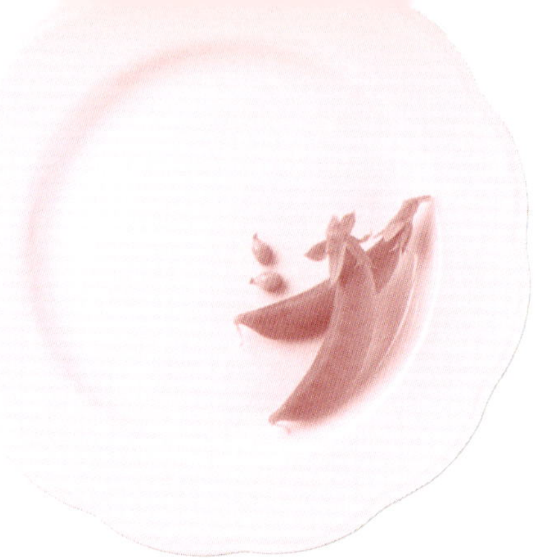

胃手術後の100日レシピ
栄養成分値一覧

『五訂増補日本食品標準成分表』（文部科学省）に基づいて算出しています。
同書に記載のない食品は、それに近い食品（代用品）の数値で算出しました。
1人分（1回分）あたりの成分値です。
市販品は、メーカーから公表された成分値のみを合計しています。

			掲載ページ	エネルギー	たんぱく質	脂質	炭水化物	ナトリウム	カルシウム	鉄	亜鉛	ビタミン						食物繊維	食塩相当量
												A（レチノール当量）	D	B_1	B_2	B_{12}	C		
				kcal	g	g	g	mg	mg	mg	mg	µg	µg	mg	mg	µg	mg	g	g
退院直後の献立	朝食	スクランブルエッグ	14	115	6.7	9.0	0.8	223	44	0.9	0.8	101	0.9	0.04	0.24	0.5	0	0	0.6
		ホワイトアスパラガスのサラダ	14	42	0.9	3.8	1.6	140	9	0.4	0.1	10	0	0.02	0.03	0	4	0.6	0.3
		トースト	14	106	3.7	1.8	18.7	200	12	0.2	0.3	0	0	0.03	0.02	0	0	0.9	0.5
		マーガリン	14	38	0	4.1	0.1	25	1	0	0	1	0	0	0	0	0	0	0.1
		牛乳	14	101	4.9	5.7	7.2	62	165	0	0.6	57	0.4	0.06	0.22	0.4	2	0	0.2
		朝食合計		402	16.2	24.4	28.4	650	231	1.5	1.8	169	1.3	0.15	0.51	0.9	6	1.5	1.7
	昼食	鶏肉団子とかぶの煮物	15	116	11.7	4.2	6.6	545	26	0.8	0.4	88	0	0.07	0.14	0.5	6	0.9	1.5
		トマト	15	10	0.3	0.1	2.4	2	4	0.1	0.1	23	0	0.03	0.01	0	8	0.5	0
		全がゆ	15	107	1.7	0.2	23.5	195	2	0	0.4	0	0	0.01	0	0	0	0.2	0.5
		アミの佃煮	15	10	1.0	0.1	1.8	135	25	0.4	0.1	9	0	0.01	0.01	0.4	0	0	0.3
		昼食合計		243	14.7	4.6	34.3	877	57	1.3	1.0	120	0	0.12	0.16	0.9	14	1.6	2.3
	夕食	アジの塩焼き	16	78	12.5	2.2	1.4	267	23	0.4	0.4	6	1.2	0.07	0.13	0.4	10	0.5	0.7
		里芋とにんじんの煮物	16	37	1.3	0	7.7	315	10	0.3	0.1	68	0	0.04	0.03	0.2	2	1.2	0.8
		菜果なます	16	40	0.3	0.1	9.5	49	13	0.2	0.1	5	0	0.02	0.01	0	8	0.8	0.1
		豆腐のすまし汁	16	26	2.6	1.2	1.5	356	23	0.3	0.2	2	0	0.05	0.03	0.4	0	0.2	0.9
		全がゆ	16	107	1.7	0.2	23.5	0	2	0	0.4	0	0	0.01	0	0	0	0.2	0
		夕食合計		288	18.4	3.7	43.6	987	71	1.2	1.2	81	1.2	0.19	0.20	1.0	20	2.9	2.5
	間食	バナナ	17	43	0.6	0.1	11.3	0	3	0.1	0.1	3	0	0.03	0.02	0	8	0.6	0
		乳酸菌飲料	17	38	0.3	0	9.1	12	11	0	0	0	0	0	0	0	0	0	0
		間食(10時)合計		81	0.9	0.1	20.4	12	14	0.1	0.1	3	0	0.03	0.02	0	8	0.6	0
		ココア	17	145	5.3	6.1	17.0	78	176	0.2	0.7	57	0.4	0.06	0.25	0.4	2	0.3	0.2
		ビスケット	17	103	1.1	5.5	12.5	44	4	0.1	0.1	30	0	0.01	0.01	0	0	0.3	0.1
		間食(15時)合計		248	6.4	11.6	29.5	12.2	180	0.3	0.8	87	0.4	0.07	0.26	0.4	2	0.6	0.3
		くず湯/間食(20時)	17	71	0	0	18.1	0	1	0.1	0	0	0	0	0	0	0	0	0
退院したその日から約2週間	スープ・汁物	じゃが芋のスープ	18	119	2.9	5.3	15.1	417	62	0.3	0.4	39	0.1	0.08	0.10	0.2	23	1.1	1.1
		トマトと青梗菜のかきたまスープ	18	54	3.8	2.7	3.8	340	67	1.1	0.5	145	0.5	0.06	0.15	0.2	20	1.1	0.9
		ホタテと春菊のワンタンスープ	19	100	7.8	0.4	15.2	575	32	0.6	0.7	76	0	0.04	0.07	0.6	7	1.2	1.5
		焼きアジ入り冷やし汁	19	80	8.8	3.3	4.0	577	67	1.0	0.6	18	0.6	0.07	0.10	0.7	3	1.3	1.5
	リゾット・かゆ・雑炊	トマト風味の即席リゾット	20	137	3.9	1.5	26.1	345	60	0.2	0.8	29	0	0.04	0.05	0.1	4	0.6	0.9
		さつま芋がゆ	21	146	2.0	0.2	33.0	196	14	0.2	0.5	1	0	0.05	0.01	0	9	0.8	0.5
		かぼちゃがゆ	21	134	2.2	0.2	29.7	117	6	0.1	0.5	99	0	0.04	0.03	0	13	1.2	0.3
		小松菜入りかゆ	22	109	2.0	0.2	24.0	120	36	0.6	0.5	52	0	0.03	0.03	0	8	0.5	0.5
		里芋と豚肉入りかゆ	22	154	6.5	1.3	27.8	212	9	0.4	1.0	7	0	0.24	0.05	0.1	5	0.9	0.5
		野菜と卵のあんかけがゆ	23	172	5.9	2.8	29.2	403	35	1.0	1.0	176	0.5	0.07	0.17	0.4	10	1.2	1.0
		五目雑炊	23	141	4.3	1.1	27.4	397	39	0.4	0.7	74	0	0.05	0.03	0.2	4	0.9	1.0

			掲載ページ	エネルギー	たんぱく質	脂質	炭水化物	ナトリウム	カルシウム	鉄	亜鉛	ビタミン A（レチノール当量）	ビタミン D	ビタミン B_1	ビタミン B_2	ビタミン B_{12}	ビタミン C	食物繊維	食塩相当量
				kcal	g	g	g	mg	mg	mg	mg	µg	µg	mg	mg	µg	mg	g	g
退院したその日から約2週間	たんぱく質のおかず	カレイの煮つけ	24	145	16.8	5.0	3.1	632	19	0.3	0.7	10	3.2	0.16	0.18	3.4	3	0	1.6
		マグロの山かけ	25	74	11.7	0.7	4.9	364	9	0.7	0.3	36	2.0	0.07	0.04	0.6	3	0.3	0.9
		サケ缶と野菜の煮物	25	90	9.6	3.5	4.4	495	113	0.5	0.5	108	3.2	0.10	0.09	2.6	14	1.3	1.3
		棒々鶏	26	138	14.5	5.9	6.9	477	133	1.3	1.0	25	0	0.12	0.10	0.1	10	1.9	1.2
		鶏肉の松風焼き	26	145	13.0	7.8	4.6	352	21	1.1	0.6	35	0.2	0.07	0.16	0.2	1	0.7	0.9
		牛肉の薬味おろしあえ	27	187	18.0	8.7	7.9	629	30	2.6	3.7	17	0	0.12	0.22	1.1	25	1.3	1.6
		豚肉とズッキーニのトマト煮	27	178	13.9	10.3	6.8	538	23	0.7	1.3	33	0.1	0.50	0.14	0.2	14	1.4	1.4
	野菜・芋料理	長芋とホタテのレモン風味マヨネーズあえ	28	90	6.8	2.5	10.2	98	16	0.4	0.7	7	0	0.06	0.04	0.6	6	0.7	0.2
		じゃが芋のソースいため	29	100	1.6	4.1	14.3	200	7	0.4	0.2	3	0	0.07	0.03	0.1	28	1.1	0.5
		とうがんのひき肉あんかけ	29	52	4.0	1.3	5.8	410	19	0.4	0.2	6	0	0.03	0.05	0.3	27	0.9	1.1
		キャベツのしょうがじょうゆあえ	30	12	0.7	0.1	2.6	185	18	0.2	0.1	2	0	0.02	0.02	0	18	0.7	0.4
		ほうれん草のピーナッツバターあえ	30	57	2.9	3.2	4.7	257	28	1.2	0.5	175	0	0.07	0.11	0	18	1.8	0.6
		そら豆の甘煮	31	81	5.5	0.1	14.7	79	11	1.1	0.7	10	0	0.15	0.10	0	12	1.3	0.2
		アスパラガスのお浸し	31	12	1.5	0.1	1.9	172	9	0.3	0.2	12	0	0.06	0.07	0	6	0.7	0.4
	間食	そば粉のクレープ　ハムとチーズ包み	32	142	7.6	8.4	8.2	278	96	0.6	0.9	64	0.5	0.13	0.16	0.6	5	0.4	0.7
		豆乳ゼリー　メープルシロップかけ	33	141	4.9	2.0	26.3	6	41	1.4	0.8	0	0	0.03	0.03	0	0	0.2	0
		バナナマフィン	33	247	3.4	10.0	35.2	46	33	0.4	0.2	99	0.3	0.05	0.07	0.1	3	0.7	0.1
		フルーツヨーグルト	34	154	5.2	4.0	25.8	64	163	0.3	0.6	43	0	0.08	0.21	0.2	30	1.3	0.1
		ピーチメルバ	34	179	2.4	7.3	25.9	50	80	0.2	0.4	60	0.1	0.04	0.12	0.2	1	0.9	0.1
		きぬかつぎ	35	90	2.3	1.7	16.9	171	47	0.8	0.5	0	0	0.09	0.03	0	6	2.7	0.4
		かぼちゃのカテージチーズあえ	35	143	8.6	7.8	9.4	423	30	0.3	0.5	148	0.1	0.13	0.12	0.5	25	1.4	1.1
	エンシュア・リキッドを使って	いちごのババロア	36	135	3.8	7.0	14.6	62	46	0.7	1.1	39	0.1	0.12	0.13	0.4	23	0.3	0.1
		チョコレートのムース	36	197	3.9	12.2	18.0	55	66	0.7	1.0	68	0.2	0.09	0.15	0.3	8	0.4	0.1
		ごまプリン	37	132	4.6	5.8	16.7	59	109	1.2	1.5	0	0	0.14	0.13	0.4	11	0.8	0.1
		いちごのムース	37	183	3.4	10.8	18.4	48	45	0.6	0.8	78	0.1	0.08	0.11	0.3	29	0.5	0.1
献立1日目	朝食	野菜のチーズスープ	40	128	8.8	8.0	5.1	713	141	0.3	0.9	154	0.1	0.16	0.13	0.7	29	1.3	1.8
		食パン	40	158	5.6	2.6	28.0	300	17	0.4	0.5	0	0	0.04	0.02	0	0	1.4	0.8
		あんずジャム	40	39	0	0	9.7	2	1	0	0	6	0	0	0	0	0	0.1	0
		バナナ	40	86	1.1	0.2	22.5	0	6	0.3	0.2	5	0	0.05	0.04	0	16	1.1	0
		朝食合計		411	15.5	10.8	65.3	1015	165	1.0	1.6	165	0.1	0.25	0.19	0.7	45	3.9	2.6
	間食	ココア	40	173	6.8	7.9	20.6	75	205	0.7	1.1	68	0.5	0.08	0.28	0.5	2	1.2	0.2
		ウエハース	40	91	1.5	2.7	15.1	96	4	0.1	0.1	3	0	0.01	0.02	0	0	0.2	0.2
		間食（10時）合計		264	8.3	10.6	35.7	171	209	0.8	1.2	71	0.5	0.09	0.30	0.5	2	1.4	0.4
	昼食	そら豆の卵とじ	41	138	12.2	5.4	9.0	312	39	2.0	1.4	85	0.9	0.19	0.33	0.7	12	1.3	0.9
		トマトのサラダ	41	45	0.5	3.9	2.7	37	7	0.2	0.1	33	0	0.03	0.02	0	9	0.6	0.1
		鶏がゆ	41	151	10.9	0.5	23.7	208	3	0.1	0.6	2	0	0.05	0.04	0	1	0.2	0.5
		昼食合計		334	23.6	9.8	35.4	557	49	2.3	2.1	120	0.9	0.27	0.39	0.7	22	2.1	1.5
	間食	ロールパン、いちごジャム・ホイップクリーム	42	150	3.2	6.5	19.6	149	18	0.2	0.2	33	0	0.03	0.03	0	0	0.7	0.4
		紅茶	42	2	0.2	0	0.2	2	2	0	0	0	0	0	0.01	0	0	0	0
		間食（15時）合計		152	3.4	6.5	19.8	151	20	0.2	0.2	33	0	0.03	0.04	0	0	0.7	0.4
	夕食	白身魚のかぶら蒸し	42	149	15.5	6.6	5.9	560	25	0.4	0.4	40	4.8	0.23	0.15	0.8	17	1.2	1.4
		白菜とりんごのサラダ	42	72	0.2	6.0	4.2	119	12	0.1	0.1	2	0	0.01	0.01	0	6	0.6	0.3
		湯葉のすまし汁	42	24	2.6	0.9	1.5	555	22	0.6	0.2	70	0	0.04	0.05	0.4	7	0.7	1.5
		全がゆ	42	142	2.2	0.2	31.4	0	2	0	0.6	0	0	0.02	0	0	0	0.2	0
		柴漬け	42	3	0.1	0	0.7	160	3	0.2	0	5	0	0	0	0	0	0.4	0.3
		オレンジゼリー	42	56	1.8	0	12.2	6	2	0.1	0	1	0	0.02	0	0	6	0.1	0
		夕食合計		446	22.4	13.7	55.9	1400	66	1.4	1.3	118	4.8	0.32	0.21	1.2	36	3.2	3.5

献立	区分	料理名	掲載ページ	エネルギー kcal	たんぱく質 g	脂質 g	炭水化物 g	ナトリウム mg	カルシウム mg	鉄 mg	亜鉛 mg	ビタミン A（レチノール当量） μg	ビタミン D μg	ビタミン B_1 mg	ビタミン B_2 mg	ビタミン B_{12} μg	ビタミン C mg	食物繊維 g	食塩相当量 g
献立2日目	朝食	カマスの塩焼き	44	99	11.7	4.4	2.3	390	38	0.3	0.4	7	6.6	0.03	0.09	1.4	6	0.7	1.0
		キャベツとちくわのおかかいため	44	58	3.4	2.5	6.0	343	21	0.4	0.2	72	0.2	0.02	0.04	0.3	20	1.0	0.8
		とろろこんぶと梅干しのすまし汁	44	9	1.0	0.2	1.3	619	13	0.1	0	1	0	0.01	0.01	0.6	0	0.5	1.7
		全がゆ	44	142	2.2	0.2	31.4	0	2	0	0.6	0	0	0.02	0	0	0	0.2	0
		キウイフルーツ	44	27	0.5	0.1	6.8	1	17	0.1	0.1	3	0	0.01	0.01	0	35	1.3	0
		朝食合計		335	18.8	7.4	47.8	1353	91	0.9	1.3	83	6.8	0.09	0.15	2.3	61	3.7	3.5
	間食	わらびもち	45	97	0.7	0.3	22.8	7	7	0.1	0	0	0	0	0	0	0	0	0.1
		煎茶	45	3	0.3	0	0.3	4	4	0.3	0	0	0	0	0.07	0	8	0	0
		間食(10時)合計		100	1.0	0.3	23.1	11	11	0.4	0	0	0	0	0.07	0	8	0	0.1
	昼食	豆腐とアスパラのカニあんがらめ	45	122	9.7	5.2	7.9	551	69	1.1	1.5	6	0	0.28	0.11	0	3	0.7	1.5
		レタスのオイスターソースいため	45	28	0.4	2.0	1.6	208	9	0.1	0.1	8	0	0.02	0.01	0	2	0.4	0.5
		さつま芋のオレンジ煮	45	122	1.0	0.2	30.1	3	25	0.4	0.2	3	0	0.10	0.02	0	40	1.2	0
		全がゆ	45	142	2.2	0.2	31.4	0	2	0	0.6	0	0	0.02	0	0	0	0.2	0
		昼食合計		414	13.3	7.6	71.0	762	105	1.6	2.4	17	0	0.42	0.14	0	45	2.5	2.0
	間食	ホットケーキ　りんごのソテー添え	46	245	4.6	6.9	41.7	143	84	0.4	0.6	54	0.3	0.06	0.11	0.2	3	1.0	0.4
		紅茶	46	2	0.2	0	0.2	2	2	0	0	0	0	0	0.01	0	0	0	0
		間食(15時)合計		247	4.8	6.9	41.9	145	86	0.4	0.6	54	0.3	0.06	0.12	0.2	3	1.0	0.4
	夕食	鶏肉とかぶのクリームシチュー	46	246	16.3	11.7	18.1	483	140	0.7	1.9	202	0.3	0.16	0.32	0.5	18	2.2	1.2
		カリフラワーのピクルス風	46	27	1.5	0.1	5.8	82	13	0.3	0.3	4	0	0.03	0.06	0	42	1.5	0.2
		ロールパン	46	190	6.1	5.4	29.2	294	26	0.4	0.5	1	0.1	0.06	0.04	0	0	1.2	0.7
		バター	46	75	0.1	8.1	0	75	2	0	0	51	0.1	0	0	0	0	0	0.2
		夕食合計		538	24.0	25.3	53.1	934	181	1.4	2.7	258	0.5	0.25	0.42	0.5	60	4.9	2.3
献立3日目	朝食	ハムとレタスのサラダ	48	105	5.3	8.4	2.2	420	12	0.3	0.3	10	0.2	0.20	0.06	0.1	19	0.4	1.1
		ロールパン	48	190	6.1	5.4	29.2	294	26	0.4	0.5	1	0.1	0.06	0.04	0	0	1.2	0.7
		マーマレード	48	30	0	0	7.2	1	3	0	0	1	0	0	0	0	1	0.2	0
		牛乳	48	121	5.9	6.8	8.6	74	198	0	0.7	68	0.5	0.07	0.27	0.5	2	0	0.2
		黄桃	48	43	0.3	0.1	10.3	2	2	0.1	0.1	0	0	0.01	0.01	0	1	0.7	0
		朝食合計		489	17.6	20.7	57.5	791	241	0.8	1.6	80	0.8	0.34	0.38	0.6	23	2.5	2.0
	間食	ブラマンジェ いちごのせ/間食(10時)	48	158	3.4	3.9	27.9	41	113	0	0.4	38	0.3	0.04	0.15	0.3	10	0.2	0.1
	昼食	けんちんうどん	49	262	9.5	6.2	39.5	911	98	1.4	0.7	68	0	0.09	0.06	0.8	3	2.5	2.4
		ゆでブロッコリー　マヨネーズ添え	49	45	1.4	3.9	1.8	41	11	0.3	0.2	21	0	0.04	0.06	0	36	1.3	0.1
		りんご	49	27	0.1	0.1	7.3	0	2	0	0	1	0	0.01	0.01	0	2	0.8	0
		昼食合計		334	11.0	10.2	48.6	952	111	1.7	0.9	90	0	0.14	0.13	0.8	41	4.6	2.5
	間食	ロールサンド	50	225	9.0	10.8	22.5	449	90	0.4	0.8	73	0.1	0.09	0.11	0.3	6	1.1	1.2
		オレンジジュース	50	63	1.0	0.2	16.0	2	14	0.2	0.2	6	0	0.11	0.03	0	63	0.3	0
		間食(15時)合計		288	10.0	11.0	38.5	451	104	0.6	1.0	79	0.1	0.20	0.14	0.3	69	1.4	1.2
	夕食	メカジキのムニエル	50	140	13.4	7.2	4.1	339	16	0.5	0.6	61	7.7	0.05	0.08	1.3	8	0.8	0.8
		凍り豆腐と大根の煮物	50	45	3.5	1.8	3.5	425	46	0.3	0.3	70	0	0.02	0.02	0.3	5	0.9	1.2
		キャベツときゅうりの浅漬け	50	5	0.4	0	1.3	118	12	0.1	0	4	0	0.01	0.01	0	9	0.5	0.3
		小松菜のみそ汁	50	28	2.5	0.9	2.9	525	64	1.2	0.2	78	0	0.04	0.06	0.6	12	1.1	1.4
		全がゆ	50	142	2.2	0.2	31.4	0	2	0	0.6	0	0	0.02	0	0	0	0.2	0
		夕食合計		360	22.0	10.1	43.2	1407	140	2.1	1.7	213	7.7	0.14	0.17	2.2	34	3.5	3.7
献立4日目	朝食	ギンザケのみそ漬け焼き	52	125	11.1	6.8	3.5	318	16	0.4	0.5	24	7.5	0.10	0.11	2.6	4	0.7	0.8
		青梗菜の煮浸し	52	14	0.9	0.2	2.3	254	52	0.7	0.1	85	0	0.02	0.06	0.2	12	0.6	0.7
		全がゆ	52	142	2.2	0.2	31.4	0	2	0	0.6	0	0	0.02	0	0	0	0.2	0
		梅干し	52	9	0.2	0.1	2.1	300	3	0.2	0	0	0	0	0	0	0	0.3	0.7
		グレープフルーツのはちみつかけ	52	40	0.5	0.1	10.4	1	8	0.1	0.1	0	0	0.04	0.01	0	18	0.3	0
		朝食合計		330	14.9	7.4	49.7	873	81	1.4	1.3	109	7.5	0.18	0.18	2.8	34	2.1	2.2

			掲載ページ	エネルギー	たんぱく質	脂質	炭水化物	ナトリウム	カルシウム	鉄	亜鉛	ビタミン						食物繊維	食塩相当量
												A（レチノール当量）	D	B_1	B_2	B_{12}	C		
				kcal	g	g	g	mg	mg	mg	mg	µg	µg	mg	mg	µg	mg	g	g
献立4日目	間食	マドレーヌ	52	178	2.2	10.2	19.1	96	10	0.3	0.2	72	0.4	0.02	0.05	0.1	0	0.3	0.1
		牛乳	52	101	4.9	5.7	7.2	62	165	0	0.6	57	0.4	0.06	0.22	0.4	2	0	0.2
		間食(10時)合計		279	7.1	15.9	26.3	158	175	0.3	0.8	129	0.8	0.08	0.27	0.5	2	0.3	0.3
	昼食	ホタテ貝柱のトマト煮	53	171	12.9	5.4	16.4	750	31	1.1	1.5	118	0	0.12	0.12	1.2	31	2.8	2.0
		野菜のホットサラダ	53	54	1.6	4.1	3.3	45	26	0.3	0.1	85	0	0.04	0.06	0	32	1.6	0.1
		ロールパン	53	190	6.1	5.4	29.2	294	26	0.4	0.5	1	0.1	0.06	0.04	0	0	1.2	0.7
		マーガリン	53	76	0	8.2	0.1	49	1	0	0	2	0	0	0	0	0	0	0.1
		乳酸菌飲料	53	65	2.9	0.5	12.2	50	110	0.1	0	5	0	0.01	0.12	0.2	0	0	0.1
		昼食合計		556	23.5	23.6	61.2	1188	194	1.9	2.1	211	0.1	0.23	0.34	1.4	63	5.6	3.0
	間食	芋ようかん	54	72	0.5	0.1	17.6	2	16	0.3	0.1	1	0	0.04	0.01	0	12	0.9	0
		ほうじ茶	54	0	0	0	0.1	1	3	0	0	0	0	0	0.03	0	0	0	0
		間食(15時)合計		72	0.5	0.1	17.7	3	19	0.3	0.1	1	0	0.04	0.04	0	12	0.9	0
	夕食	チキンソテー　ラタトゥイユ添え	54	134	14.0	5.8	6.0	441	18	0.8	1.6	38	0	0.11	0.17	0.3	14	1.4	1.1
		焼き野菜のサラダ	54	70	1.0	5.0	5.4	118	19	0.5	0.3	53	0	0.05	0.07	0	76	1.3	0.3
		卵豆腐のスープ	54	17	1.4	1.0	0.9	361	8	0.3	0.1	6	0	0.01	0.04	0.1	1	0.1	0.9
		ごはん	54	202	3.0	0.4	44.5	1	4	0.1	0.7	0	0	0.02	0.01	0	0	0.4	0
		夕食合計		423	19.4	12.2	56.8	921	49	1.7	2.7	97	0	0.19	0.29	0.4	91	3.2	2.3
献立5日目	朝食	フレンチトースト / メープルシロップ	56	299	10.3	11.0	39.1	355	74	0.9	1.2	96	0.6	0.07	0.19	0.4	0	1.4	0.9
		ブロッコリーとトマトのサラダ	56	51	1.6	3.9	3.2	42	13	0.4	0.2	35	0	0.05	0.07	0	41	1.6	0.1
		牛乳	56	121	5.9	6.8	8.6	74	198	0	0.7	68	0.5	0.07	0.27	0.5	2	0	0.2
		メロン	56	21	0.5	0.1	5.2	3	3	0.1	0.1	6	0	0.03	0.01	0	13	0.3	0
		朝食合計		492	18.3	21.8	56.1	474	288	1.4	2.2	205	1.1	0.22	0.54	0.9	56	3.3	1.2
	間食	フランスパンのサバラン風	56	112	2.1	2.2	21.4	125	8	0.2	0.2	18	0	0.03	0.01	0	6	0.6	0.3
		紅茶	56	2	0.2	0	0.2	2	2	0	0	0	0	0	0.01	0	0	0	0
		間食(10時)合計		114	2.3	2.2	21.6	127	10	0.2	0.2	18	0	0.03	0.02	0	6	0.6	0.3
	昼食	ほうとう風	57	413	19.2	4.5	70.6	2047	71	1.6	1.5	239	0	0.54	0.21	0.9	22	4.3	5.2
		りんごとキウイのみぞれあえ	57	47	0.3	0.1	11.4	87	17	0.1	0.1	1	0	0.01	0.01	0	17	1.3	0.2
		乳酸菌飲料	57	38	0.3	0	9.1	12	11	0	0	0	0	0	0	0	0	0	0
		昼食合計		498	19.8	4.6	91.1	2146	99	1.7	1.6	240	0	0.55	0.22	0.9	39	5.6	5.4
	間食	ガスパチョ	58	54	1.4	2.2	8.0	558	14	0.3	0.1	41	0	0.05	0.04	0	19	1.5	1.4
		クラッカー	58	49	0.9	2.3	6.4	61	18	0.1	0.1	0	0	0.01	0	0	0	0.2	0.2
		間食(15時)合計		103	2.3	4.5	14.4	619	32	0.4	0.2	41	0	0.06	0.04	0	19	1.7	1.6
	夕食	エビと卵のいため物	58	192	16.3	8.4	9.4	477	61	1.7	1.2	82	0.9	0.09	0.27	1.1	4	0.5	1.2
		なすの酢じょうゆあえ	58	12	0.8	0.1	2.9	171	10	0.2	0.1	4	0	0.03	0.04	0	2	1.1	0.4
		とうがんのスープ	58	45	4.5	1.2	3.3	234	15	0.3	0.1	6	0	0.23	0.07	0	16	0.5	0.7
		ごはん	58	252	3.8	0.4	55.7	2	5	0.2	0.9	0	0	0.03	0.01	0	0	0.4	0
		夕食合計		501	25.4	10.1	71.3	884	91	2.4	2.3	92	0.9	0.38	0.39	1.1	22	2.5	2.3
献立6日目	朝食	だし巻き卵	60	114	6.7	8.3	2.3	391	39	1.0	0.8	75	0.9	0.04	0.23	0.6	6	0.7	1.0
		ほうれん草のお浸し	60	20	1.7	0.7	2.3	294	38	1.2	0.4	175	0	0.06	0.11	0	18	1.5	0.8
		キャベツのみそ汁	60	30	2.5	0.9	3.8	522	26	0.5	0.2	1	0	0.02	0.03	0.6	12	1.0	1.4
		全がゆ	60	142	2.2	0.2	31.4	0	2	0	0.6	0	0	0.02	0	0	0	0.2	0
		アミの佃煮	60	12	1.0	0.1	1.8	135	25	0.4	0.1	9	0	0.01	0.01	0.4	0	0	0.3
		いちご	60	17	0.5	0.1	4.3	0	9	0.1	0.1	1	0	0.01	0.01	0	31	0.7	0
		朝食合計		335	14.6	10.3	45.9	1342	139	3.2	2.2	261	0.9	0.16	0.39	1.6	67	4.1	3.5
	間食	クリームパン	61	122	4.1	4.4	16.6	140	21	0.4	0.4	19	0.4	0.04	0.07	0.1	0	0.5	0.4
		牛乳	61	101	4.9	5.7	7.2	62	165	0	0.6	57	0.4	0.06	0.22	0.4	2	0	0.2
		間食(10時)合計		223	9.0	10.1	23.8	202	186	0.4	1.0	76	0.8	0.10	0.29	0.5	2	0.5	0.6

			掲載ページ	エネルギー	たんぱく質	脂質	炭水化物	ナトリウム	カルシウム	鉄	亜鉛	ビタミン						食物繊維	食塩相当量
												A（レチノール当量）	D	B_1	B_2	B_{12}	C		
				kcal	g	g	g	mg	mg	mg	mg	µg	µg	mg	mg	µg	mg	g	g
献立6日目	昼食	じゃが芋とトマトのチーズ焼き	61	193	6.5	9.4	20.8	651	135	0.6	0.9	104	0	0.13	0.12	0.6	51	2.0	1.7
		サケ缶とキャベツのスープ	61	77	9.0	3.5	2.0	264	89	0.3	0.4	1	3.2	0.07	0.06	2.4	12	0.5	0.6
		ヨーグルト	61	67	4.3	0.2	11.9	60	120	0.1	0.4	0	0	0.03	0.15	0.3	0	0	0.2
		昼食合計		337	19.8	13.1	34.7	975	344	1.0	1.7	105	3.2	0.23	0.33	3.3	63	2.5	2.5
	間食	お好み焼き	62	168	7.3	4.7	23.4	363	110	1.5	0.6	50	0.4	0.08	0.15	0.9	11	1.5	0.9
		ほうじ茶	62	0	0	0	0.1	1	3	0	0	0	0	0	0.03	0	0	0	0
		間食（15時）合計		168	7.3	4.7	23.5	364	113	1.5	0.6	50	0.4	0.08	0.18	0.9	11	1.5	0.9
	夕食	ビーフシチュー	62	337	15.2	22.3	15.0	606	22	1.0	2.7	139	0.1	0.10	0.19	0.8	9	1.8	2.1
		きゅうりのサラダ	62	10	0.4	0	2.3	117	10	0.1	0.1	11	0	0.01	0.01	0	6	0.4	0.3
		ロールパン	62	190	6.1	5.4	29.2	294	26	0.4	0.5	1	0.1	0.06	0.04	0	0	1.2	0.7
		バター	62	75	0.1	8.1	0	75	2	0	0	51	0.1	0	0	0	0	0	0.2
		夕食合計		612	21.8	35.8	46.5	1092	60	1.5	3.3	202	0.3	0.17	0.24	0.8	15	3.4	3.3
献立7日目	朝食	さつま揚げと野菜のいため物	64	80	4.7	3.2	8.8	395	39	0.4	0.2	69	0.3	0.03	0.05	0.4	14	1.1	1.0
		白菜の柚香あえ	64	4	0.2	0	1.0	79	10	0.1	0	2	0	0.01	0.01	0	8	0.4	0.2
		落とし卵のみそ汁	64	102	8.5	6.0	2.6	592	44	1.5	0.9	110	0.9	0.05	0.26	1.1	4	0.8	1.6
		全がゆ	64	142	2.2	0.2	31.4	0	2	0	0.6	0	0	0.02	0	0	0	0.2	0
		ヨーグルト	64	67	4.3	0.2	11.9	60	120	0.1	0.4	0	0	0.03	0.15	0.3	0	0	0.2
		朝食合計		395	19.9	9.6	55.7	1126	215	2.1	2.1	181	1.2	0.14	0.47	1.8	26	2.5	3.0
	間食	**カスタードプリン/間食（10時）**	65	101	4.4	4.0	11.8	54	65	0.5	0.5	62	0	0.04	0.21	0.3	0	0	0.2
	昼食	キスのエスカベーシュ	65	138	8.3	8.3	6.6	283	21	0.1	0.2	19	3.6	0.04	0.02	1.6	28	0.8	0.7
		じゃが芋のスープ煮	65	47	1.1	0.1	11.1	171	9	0.3	0.1	6	0	0.05	0.01	0	21	1.1	0.4
		食パン	65	158	5.6	2.6	28.0	300	17	0.4	0.5	0	0	0.04	0.02	0	0	1.4	0.8
		バター	65	75	0.1	8.1	0	75	2	0	0	51	0.1	0	0	0	0	0	0.2
		オレンジ	65	37	0.7	0.1	9.4	1	19	0.2	0.1	9	0	0.06	0.03	0	48	0.8	0
		昼食合計		455	15.8	19.2	55.1	830	68	1	0.9	85	3.7	0.19	0.08	1.6	97	4.1	2.1
	間食	クリームサンドのビスケット	66	104	1.1	5.5	12.5	44	4	0.1	0.1	30	0	0.01	0.01	0	0	0.3	0.1
		牛乳	66	101	4.9	5.7	7.2	62	165	0	0.6	57	0.4	0.06	0.22	0.4	2	0	0.2
		間食（15時）合計		205	6.0	11.2	19.7	106	169	0.1	0.7	87	0.4	0.07	0.23	0.4	2	0.3	0.3
	夕食	ギョーザなべ	66	214	12.0	8.6	20.5	720	62	1.6	1.4	49	0.1	0.31	0.16	0.1	15	1.8	1.8
		かぶときゅうりの浅漬け	66	8	0.3	0	1.9	210	14	0.1	0	6	0	0.02	0.02	0	7	0.6	0.5
		ごはん	66	202	3.0	0.4	44.5	1	4	0.1	0.7	0	0	0.02	0.01	0	0	0.4	0
		牛乳かん	66	98	2.4	2.7	16.4	30	79	0.1	0.3	34	0.2	0.04	0.11	0.2	4	0.1	0.1
		夕食合計		522	17.7	11.7	83.3	961	159	1.9	2.4	89	0.3	0.39	0.30	0.3	26	2.9	2.4
不快感を防ぐ		トマトのオリーブ油かけ	74	52	0.6	4.1	3.8	119	6	0.2	0.1	37	0	0.04	0.02	0	12	0.8	0.3
		白菜と鶏ひき肉のやわらか煮	74	89	5.5	3.8	7.8	342	53	0.6	0.4	152	0	0.06	0.09	0.2	20	1.8	0.9
		じゃが芋と菜の花のグラタン	75	247	11.9	10.4	27.7	548	255	2.2	1.4	153	0.4	0.30	0.38	0.4	109	3.9	1.4
		かぼちゃのポタージュ	75	171	3.2	9.8	17.3	420	75	0.3	0.4	276	0.2	0.07	0.13	0.1	29	2.4	1.1
栄養バランスを考えて	カルシウム料理	タラとかぶのグラタン	78	194	16.3	7.5	14.6	465	190	0.2	1.0	69	0.9	0.13	0.26	1.2	14	1.3	1.2
		小松菜と凍り豆腐の卵とじ	79	131	11.1	7.9	2.7	422	148	2.6	1.2	179	0.9	0.07	0.28	0.7	16	0.9	1.1
		ブロッコリーのごまじょうゆあえ	79	51	3.6	3.0	4.1	353	81	1.1	0.7	34	0	0.10	0.12	0	60	2.8	0.9
		ほうれん草とカマンベールチーズの和風あえ	80	73	5.1	5.1	1.7	338	113	0.9	0.9	188	0	0.05	0.18	0.3	14	1.1	0.8
		菜の花のお浸し	80	20	2.7	0.1	3.2	180	81	1.5	0.4	90	0	0.08	0.15	0.1	65	2.1	0.4
		サクラエビ入り卵焼き	81	104	8.2	7.3	0.2	226	86	1.0	0.8	75	0.9	0.04	0.22	0.8	0	0	0.6
		春菊とにんじんの白あえ	81	91	5.8	5.0	6.8	372	172	1.5	0.7	244	0	0.09	0.07	0	2	2.6	0.9

			掲載ページ	エネルギー	たんぱく質	脂質	炭水化物	ナトリウム	カルシウム	鉄	亜鉛	ビタミン						食物繊維	食塩相当量
												A（レチノール当量）	D	B_1	B_2	B_{12}	C		
				kcal	g	g	g	mg	mg	mg	mg	μg	μg	mg	mg	μg	mg	g	g
栄養バランスを考えて	ビタミンD料理	スズキのムニエル	82	171	16.7	7.1	8.8	353	19	0.3	0.5	156	8.0	0.05	0.18	1.6	23	1.0	0.9
		サワラの和風マリネ	83	129	13.1	5.9	4.9	495	22	0.7	0.8	26	4.2	0.08	0.24	3.2	10	0.7	1.3
		おろし大根のイクラ添え	83	40	3.7	1.6	2.8	215	26	0.4	0.3	42	4.4	0.06	0.07	4.7	7	0.9	0.5
		サバと里芋のグリル　ポン酢しょうゆ風味	84	165	13.9	7.4	9.9	576	27	1.1	0.9	14	6.6	0.14	0.19	6.4	11	1.9	1.5
		ギンダラの西京みそ漬け焼き	84	153	8.6	10.7	3.4	186	15	0.5	0.3	667	2.4	0.04	0.07	1.7	15	0.8	0.5
		キンメダイの煮つけ	85	154	15.2	7.2	3.0	617	31	0.4	0.4	58	1.6	0.03	0.06	0.9	3	0.1	1.5
		サケの焼き漬け	85	91	14.3	2.5	1.5	325	14	0.5	0.4	13	19.2	0.12	0.16	3.5	4	0.4	0.8
	鉄料理	ピーマンの肉詰め焼き	86	169	10.8	9.8	8.7	337	15	1.6	2.4	39	0.1	0.08	0.14	0.8	44	1.6	0.8
		カツオのたたきサラダ	87	81	16.5	0.4	2.5	383	31	1.5	0.6	42	2.4	0.11	0.15	5.0	10	0.7	1.0
		鶏レバーのしょうが煮	87	67	8.0	1.2	2.7	319	4	3.7	1.4	5600	0.1	0.16	0.73	17.8	8	0	0.8
		小松菜とはるさめのいため物	88	87	4.4	4.9	6.2	437	89	1.6	0.4	130	0.1	0.17	0.10	0.1	30	1.1	1.1
		菜の花と湯葉のさっと煮	88	45	4.6	1.0	4.9	406	90	1.8	0.5	90	0	0.10	0.16	0.4	65	2.2	1.1
		豚肉とほうれん草の中国風いため	89	144	14.2	6.8	4.5	277	28	1.4	1.6	177	0.1	0.66	0.24	0.2	19	1.4	0.7
		ほうれん草の和風キッシュ	89	79	6.3	4.6	2.9	341	71	1.6	0.9	191	0.5	0.07	0.21	0.4	14	1.4	0.9
	亜鉛料理	カニたま	90	150	11.6	9.3	3.0	703	53	1.2	2.1	90	0.9	0.08	0.25	0.5	3	0.3	1.8
		カキともめん豆腐の オイスターソースいため	91	125	8.5	6.3	7.4	679	178	2.0	7.3	101	0	0.09	0.14	14.2	17	1.2	1.7
		カキと白菜のみそ煮	91	71	6.0	1.5	8.1	905	97	1.8	6.8	71	0	0.05	0.12	14.5	13	1.5	2.3
		肉団子と野菜の和風スープ煮	92	160	12.0	8.0	8.9	587	29	1.5	2.4	7	0.1	0.09	0.15	1.4	48	1.3	1.5
		ブロッコリーのカニあんかけ	92	106	10.5	3.9	6.3	578	53	1.0	1.9	70	0.5	0.15	0.19	0.3	29	1.9	1.5
		ビーフロール	93	171	10.4	11.8	3.0	266	9	0.8	2.2	12	0	0.09	0.15	0.6	5	0.6	0.7
		牛ヒレ肉のソテー　かぼちゃ添え	93	196	14.4	9.3	11.3	638	21	1.7	2.2	154	0	0.11	0.19	1.1	22	1.9	1.6
	VB_{12}料理	サケのマヨネーズ焼き	94	119	13.7	6.3	1.3	193	13	0.5	0.3	25	19.2	0.10	0.14	3.5	4	0.3	0.5
		サンマの甘酢煮	95	208	11.9	14.8	4.4	649	22	1.0	0.6	8	11.4	0.01	0.17	10.6	0	0	1.6
		サバのみそ煮　ゆず風味	95	165	13.8	7.9	4.5	574	16	1.1	0.7	14	6.6	0.09	0.18	6.4	0	0.5	1.5
	高エネルギー	アジのソテー　マリネ風	98	169	13.1	10.2	4.8	385	25	0.6	0.5	21	1.2	0.08	0.14	0.4	21	0.6	1.0
		イワシのかば焼き	98	159	10.6	9.1	6.4	480	38	1.0	0.7	20	5.0	0.01	0.19	4.8	0	0.1	1.2
		鶏肉とキャベツのクリーム煮	99	251	19.6	11.4	17.5	587	166	0.7	1.2	81	0.3	0.17	0.29	0.4	68	2.9	1.5
		チキンソテー　バルサミコソース	99	230	12.9	17.4	3.8	303	17	0.8	1.3	40	0.1	0.08	0.18	0.4	12	0.9	0.8
		じゃが芋入り卵焼き	100	227	8.4	10.3	24.4	657	38	1.5	1.0	83	0.9	0.14	0.26	0.5	38	2.1	1.7
		ポテトサラダ	100	179	6.7	12.3	10.4	334	22	0.8	0.6	77	0.6	0.14	0.15	0.3	27	0.9	0.9
	高たんぱく質	ポークピカタ	101	179	18.4	8.4	6.0	356	22	1.2	2.0	42	0.4	0.75	0.26	0.3	25	1.1	0.9
		カジキの菜種焼き	101	160	14.4	10.4	0.7	420	20	1.0	0.8	105	7.1	0.06	0.18	1.4	4	0.3	1.1
		豆乳入り茶わん蒸し	102	127	10.1	7.2	3.8	411	43	2.1	1.0	75	0.9	0.07	0.24	0.6	0	0.3	1.1
		はんぺんのチーズ焼き	102	138	10.0	7.7	6.7	593	137	0.4	0.8	58	0	0.03	0.11	0.8	3	0.4	1.5
		八宝菜	103	167	15.7	7.3	8.6	464	47	1.0	1.4	81	0	0.51	0.14	0.5	18	1.4	1.2
		麻婆豆腐	103	178	12.7	10.1	7.3	569	111	1.4	1.4	4	0.1	0.40	0.14	0.2	2	0.7	1.5
100日目お祝い膳		サケのちらしずし	108	315	11.3	4.9	53.5	425	24	0.7	1.2	48	6.7	0.09	0.15	3.7	1	0.5	1.1
		天ぷら	108	180	6.3	10.3	14.7	411	27	0.4	0.5	56	0	0.05	0.05	0.5	22	1.6	1.0
		かぶと黄菊の酢の物	109	23	0.3	0	5.3	197	11	0.1	0.1	0	0	0.02	0.02	0	8	0.7	0.5
		ほうれん草と手まり麩のすまし汁	109	16	1.6	0.1	2.4	363	16	0.5	0.2	70	0	0.04	0.06	0.5	7	0.6	0.9
		お祝い膳合計		534	19.5	15.3	75.9	1396	78	1.7	2.0	174	6.7	0.20	0.28	4.7	38	3.4	3.5

著者プロフィール

■ 監修

青木照明

東京慈恵会医科大学客員教授、医学博士。
胃を切った人 友の会「アルファ・クラブ」会長。
東北大学医学部卒業。東京慈恵会医科大学大学院博士課程を修了後、同大学教授、同大学理事、米国ウィスコンシン大学客員教授などを歴任。
専門分野は消化器外科一般で、消化性潰瘍の治療と発がん、逆流性食道炎の病態と外科治療、胃切除術後の機能障害などの研究を重ねる。監修書・著書に『最新 胃を切った人の後遺症』(協和企画)、『胃を失ったあとの後遺症を防ぐ! 胃がん手術後の安心ごはん』(女子栄養大学出版部)ほか。

■ 栄養指導・レシピ作成・栄養価計算

加藤チイ

元実践女子大学生活科学部食生活科学科准教授、
東京有明医療大学看護学部非常勤講師、管理栄養士。
実践女子大学家政学部食物栄養学科を卒業後、北里大学病院栄養部主任、東京大学医学部附属病院栄養管理室副室長などを歴任。モットーは「わかりやすい栄養相談」。

■ 料理作成

斉藤君江

女子栄養大学生涯学習講師、料理研究家。
女子栄養大学の母体である香川栄養学園にて副料理長を、御殿場石川病院栄養管理室にて調理係長などを歴任。和洋中料理、菓子やパンなど各分野の著名人に師事し、現在は「おいしくて合理的で記憶に残る料理」を目指し、企業や自治体などで活躍中。

撮影 ■ 国井美奈子
アートディレクション ■ 大薮胤美(フレーズ)
デザイン ■ 木村陽子(フレーズ)
イラスト ■ Haco
編集協力 ■ 佐々木迪子
校閲 ■ 佐藤美津子

100日レシピシリーズ
胃手術後の100日レシピ
退院後の食事プラン

2010年3月2日 初版第1刷発行
2025年1月15日 初版第12刷発行

著者 ■ 青木照明、加藤チイ、斉藤君江
発行者 ■ 香川明夫
発行所 ■ 女子栄養大学出版部
〒170-8481 東京都豊島区駒込3-24-3
電話 ■ 03-3918-5411(営業)
03-3918-5301(編集)
ホームページ ■ https://eiyo21.com/
印刷所 ■ TOPPANクロレ株式会社

ISBN978-4-7895-1431-6